U0392077

给国人的医学减重指南

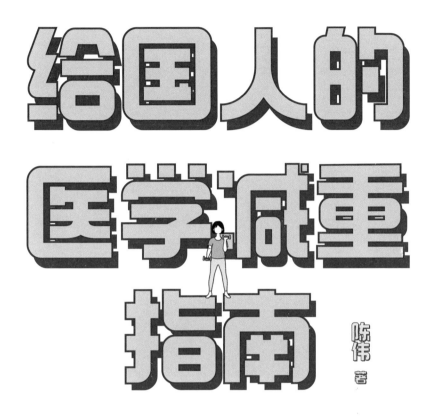

陈伟 著

中信出版集团 | 北京

图书在版编目（CIP）数据

给国人的医学减重指南 / 陈伟著 . --北京：中信
出版社，2023.8（2025.3重印）
ISBN 978-7-5217-5066-9

I. ①给… II. ①陈… III. ①减肥—指南 IV.
①R161-62

中国版本图书馆 CIP 数据核字（2022）第 236870 号

给国人的医学减重指南
著者： 陈伟
出版发行：中信出版集团股份有限公司
（北京市朝阳区东三环北路 27 号嘉铭中心 邮编 100020）
承印者： 北京启航东方印刷有限公司

开本：787mm×1092mm 1/16 印张：21.75 字数：278 千字
版次：2023 年 8 月第 1 版 印次：2025年3月第 8 次印刷
书号：ISBN 978-7-5217-5066-9
定价：88.00 元

第三章

医学减重改变生活：21天减8斤，人人能做到！

第四章

相亲相爱的胖胖一家人

第五章

减重十八宗罪：教你如何躲

第六章

奇奇怪怪的减肥"神话"

第七章

医学减重不反弹

第八章

医学减重的未来之路

肥胖已经成为全球性的公共卫生问题，肥胖是多种慢性非传染性疾病的危险因素，肥胖影响寿命……面对我国日益壮大的"肥胖大军"，实施科学、有效、安全和可持续的减重策略已成为医学界的重大课题。

然而，减肥并不是一件容易的事情，目前尚缺乏针对防治肥胖的立体化系统，市场上也充斥着各种各样"神奇"的减肥"魔法"、减肥产品和减肥误区，让人眼花缭乱，难辨真假。有些方法甚至会对身体造成伤害，带来体重反弹、营养不良、代谢紊乱等后果。因此，我们需要一个权威、专业、科学、实用、综合的肥胖解决方案，指导人们正确地减重。

《给国人的医学减重指南》就是这样一本书！陈伟教授基于最新的国际和国内的循证医学证据及权威理论，并结合多年的临床经验和科研成果，系统地介绍了肥胖的原因、危害、评估和防治方法。既有深入浅出的理论知识，又有简单明了的实践操作。既有丰富而生动的案例分析，又有直观有趣的图片呈现。既有权威而温暖的专家指导，又有贴心的陪伴式记录。不仅能让你了解为何会胖、如何能减肥成功，还能让你享受减肥过程中的乐趣和成就感。

作为一名中国营养科技工作者，我想给普通读者和专业人士分别提出一些阅读建议：

对于普通读者和专业人士来说，应该注意以下几个问题：首先，应有一个正确的减重观念，不要盲目追求减重速度，而是要注重减重安全，遵循医学减重的原则和方法，根据自己的实际情况制定合理的减重目标和计划，避开不科学的减重方式和误区。

其次，要有一个积极的减肥态度，不要轻易放弃或气馁，而要坚持不懈和乐观自信，克服各种困难和挑战。调整好自己的心理和情绪，利用这本书提供的各种资源和工具，寻求必要的帮助和支持。

再次，要有一个立体的减肥视角，不要片面地追求体重下降，而要关注体成分的改善，定期检测和评估减重效果和健康状况，及时调整和优化属于自己的减重方案。

最后，要有一个长期的减肥目标，不应满足于短期成果，而要着眼于长久维持，借机养成良好的生活习惯和饮食运动规律，防止体重反弹和复重，长久保持理想体形，享受美好生活。

这是一本具有创新性、实用性和普及性的优秀著作，值得广大关心自己健康的肥胖者与从事或关注肥胖防治工作的人阅读与收藏。我衷心地希望这本书能够帮助广大肥胖者找到适合自己的医学减重方案，实现健康、美丽、幸福的生活目标。同时，我也对未来的肥胖防治工作充满信心与期待，愿意与所有从事或关注肥胖防治工作的人一起努力奋斗，为实现"健康中国"和"健康世界"的美好愿景贡献自己的一份力量。

我希望大家能够以一颗热爱生命、热爱健康、热爱事业的心，共同努力、共同奋斗、共同进步，为打造一个无肥胖、有健康、有幸福的美丽社会而不懈努力！

中国工程院院士

2023 年 6 月 1 日

最近十年，是我从美国约翰斯·霍普金斯医院访问学习归来的十年，其间我的工作兴趣和职业方向发生了转变。在此之前，我重点研究"如何把瘦子变成胖子"，即解决营养不良的难题，现在则专心研究"如何让胖子变成瘦子"。

我经常会慨叹：到了美国才知道什么叫作真正的"巨胖"！我曾经在麻省总医院、哈佛大学医学院附属布莱根妇女医院的减重代谢中心观摩减重代谢外科手术（俗称"缩胃手术"）的围术期管理，即使是见过"世面"的医生，也会惊诧于它针对"人山肉海"的神奇减重效果。与此同时，我心存侥幸，与这些"巨胖"相比，国内的胖子还不算胖！然而回国后，当我在自己狭小的诊室内一次接待 3 名 150 千克以上的"胖友"时，才悚然发现，中国的胖子无论是数量还是重量一点不比美国差，胖得各有千秋。其实肥胖每天就近在眼前！

2016 年，闻名世界的《柳叶刀》杂志公布了全球流行病学特征，称全球胖人人数第一次超过了瘦人，而中国的肥胖总人口数已经超过美国，居首位。当时的中国已经拥有8960 万肥胖人士，重度肥胖者达到 1100 万，肥胖已经成为影响国人健康的重大挑战。为此，各级政府、医疗机构以及社会各界纷纷关注肥胖问题的防治，还涌现各种肥胖防治书籍，减重达人秀节目也充斥各大电视媒体。然而让我沮丧的是，肥胖者似乎非但没有越来越少，反而如雨后春笋般越来越多。2016 年国务院发布《"健康中国 2030"规划纲要》并提出"三减三健"全民健康生活方式，将健康体重纳入国家战略。我也在这一年将工作与科研重点从治疗瘦人转移到治疗胖人上来，而这一转身也许就是一生。

从 2011 年到 2022 年，我写了不少有关肥胖问题防治的书，有给专科医生看的《中国超重/肥胖医学营养治疗指南（2021）》，也有给一线医生看的《营养与疾病预防：医学减重管理手册》，当然，更多的还是给胖友们看的《肥胖症营养与膳食指导》和《协和专家医学减肥处方完全执行手册》这类科普书籍。但这些似乎都不是我最想向大众读者表达、倡导以及示范的内容。

我想写出一本**权威**的减肥书，要写出巨大的科学价值和专业的医学属性。

随着信息传播的强势发展，自媒体、融媒体等新媒体形式层出不穷，人们获取知识的成本越来越低，与之相对的却是知识爆炸带来的信息填塞。很多来门诊部就医的胖友都拥有许多神迹式减肥秘籍，并且对那些秘籍深信不疑到难以自拔，甚至每天都在修炼新秘籍，妄图一举减肥成功。

在解释之余，我也只能严肃地说："不就是因为这些方法都没有用你才来找我，既然来了，你还是听我的，好吗？"

摒除一切杂念，只相信可信的，坚持下去就一定能够减肥成功！而我写这本书，就是为了让你"知"与"信"！采用当前极具科学实证的减肥方法，结合《中国居民膳食指南（2022）》和《中国超重/肥胖医学营养治疗指南（2021）》的最新证据及权威理论，这本书将明确告诉你什么是对的，你不需要另寻他途。用句广告语说就是"相信我，没错的"！

我想写出一本**可操作性极强**的减肥书，要"拿来就能用，用了真有效"。

几乎每一位胖友来看门诊时，都会追求"最简单、最有效""别让我饿""别让我烦"。我也总是会说："除了遗传的胖子，绝大多数胖友都有一些不想约束自己的懒思想。""嫌麻烦"是现代快节奏生活下人们的通病，食物的获取成本越来越低，自己烹调的机会越来越少，很多人都吃得不知所谓，懵懵懂懂就让高能量密度、高盐、高糖、高油脂的食物在"不麻烦"的掩护下，源源不断地刺激自己的味蕾，充斥自己的生活。

德国哲学家约翰·费希特说过："行动，只有行动，才能决定价值。"我也将手把手教会大家三种最简洁，且久经考验、行之有效的减重生活方式。你根据自己的"画像"按图索骥，按要求吃饭、运动和生活，这就成了！为了减少胖友们的视觉疲劳，力求简明易懂，我特意把这本书中艰深晦涩的部分，用简单有趣的图片呈现，做到了内容和形式的极简。

方法越简单越不容易有偏差，学习曲线越短越容易执行。那些总是把"等我完成这个项目，我一定好好减肥""等过完节，我一定好好减肥""等夏天来了，该穿裙子了，我一定好好减肥"挂在嘴边的人一般很难成功减重！

所以大家要放手去做，就在当下，不在明朝！

我想写出一本**陪伴**的减肥书，希望借这本书陪伴数以千万计的胖友减重成功。

我曾经与全国多家医疗机构共商"减重一万斤"计划，当时的我非常好奇多久能够完成这一任务，结果 10 余家机构仅用 3 个月就在门诊部完成了这项壮举。当下是减肥事业热火朝天的时代，仅我们一家医院一个科室每年就有接近 2 万人次在门诊接受减重治疗，所以我发宏愿要陪伴全国 1 000 万名胖友一起减重！

何谓"陪伴"？就是通过本书，营造一种居家减肥的生活场景，从清晨起床到白日运动到定时睡眠，我都将借助充满趣味的卡通形象，陪伴你，监督你，鼓励你达成人生减肥目标，让减肥生活中的你不再孤单。这一次减肥有陈医生，更有 1 000 万名胖友与你同行。配合功能强大的融媒体，除了文字与图片，在你最需要帮助的时候，当你坚持不下去的时候，还有我的声音在你的减肥生活中相伴。

我想写出一本**答疑解惑**的减肥书，解答胖友们在漫漫减肥路上的万千疑惑。

电影《流浪地球》中有句话："道路千万条，安全第一条，行车不规范，亲人两行泪。"莞尔一笑之余，我也想到我的胖友们，大多数人只看到了减肥成功的快乐而忽略了过程的艰辛与痛苦。很多商家也利用了大家的速成心理：无论用什么方法，无论你如何挨饿，反正你是找我减肥的，我让你把体重减下来就行，至于是否影响健康和我没有关系。

但作为一名医生，作为一名倡导在医学监督下进行健康减重的呼吁者，我仍要郑重提醒所有胖友："减肥有风险，开始需谨慎！"

你是在与已经习惯了"肥胖生活"的大脑乃至全身的新陈代谢系统博弈。别忘了，人类最大的敌人是自己！即便是在医生的监督之下，我们每天也都会面临减重中的不良反应，更别说只靠一腔孤勇与肥胖在斗争了。减重过程中出现的头晕乃至晕厥、贫血、"大姨妈"延迟、泌尿系统结石、痛风发作、脱发、乏力、脾气暴躁等都可能是减重的不良反应，只要弄清楚可能的原因，完全可以治愈甚至避免以上不良症状。而我的任务就是告诉你可能会出现哪些不舒服的情况、为什么会出现、能不能预防，以及如何治疗。正所谓手里有粮，心就不慌，有了可依靠的知识，你就能一往无前地投入减肥生活了。

我想写出一本**有温度**的减肥书，用温暖的文字和有亲和力的笔调打动读者，让大家都欣然开启自己的减重生活。

很多网友经常留言说喜欢我的自媒体风格，也欣赏我的微笑，感觉离得很近。虽然因为工作繁忙没有时间回复，但我感动于网友们的认可。

如何将这种风格延续到一本书中，延续那种亲近的感觉，也确实需要下一番功夫。从丰富而生动的卡通形象陈医生着手，将你在生活中面临的方方面面的问题用卡通或图片描述出来，以一个胖友的家庭、工作、学习、生活为背景，用与陈医生对话的形式导入，让各种类型的胖友在书中找到对应的自己和相应的解决方案。以小贴士的形式呈现最重要的观点及要求，用最常见的食材、最简单的烹调方法将一日三餐制作出来供你享用，配合温暖的语音或视频让你身临其境，减重生活从此不再冰冷与枯燥！

因此，按照一个慢性病的管理常规，我需要你借助本书做到知、信、行。知——全方位了解科学减重知识全貌，不偏听；信——相信我个人也相信临床证据，排除万难，坚定信念；行——用最简单明确的生活咬牙坚持减肥的每一条要求，不犯错也没有欺骗餐，你需要的只是坚持。剩下的就是等待"效"了，长久维持减重效果并让失去的健康重现。

将《流浪地球》那句台词修改几个字："减肥道路千万条，安全健康第一条，饿减躺瘦不规范，储脂反弹两行泪！"谨作为呼吁你坚定行动，改变生活的口号吧！

如何阅读本书

想做成一本既好看又好玩的减重书离不开一个好的出版团队，感谢中信出版集团曹萌瑶团队用扎实的文学功底以及全新的出版视角给了我这样的信心。

这本书的各个章节既可以独立成文，也可以互联互通。你可以从头到尾以一个减肥小白的身份一天天、一篇篇走过，最终得偿所愿；也可以带着问题直击核心主题，通过解决问题获得理想身材。本书也可以作为一本典藏书，供你查阅各种减肥方法与误区，以防不小心掉入"减肥陷阱"。

你可以从书中相亲相爱的胖胖一家人中，找到自己或家人的影子，依托减重基础理论，解决独特的个体化难题。

第一章重点描述的是个人对肥胖的评价，以及如何找出自己肥胖的可能原因，更重要的是在其中寻找以下问题的答案："我到底胖不胖，胖在哪里？""为什么只能靠减重获得健康？"虽然你也可以跳过，但是本章能帮你了解未来靠什么指标评价减重的成果。

有人说："宜将剩勇甩肥肉，不叫三高伴余生。"这句话就强调了减重的最大健康益处，可以强化你的减肥动机。

第二章则围绕"医学减重"这样一个以健康为核心的新理念，为你提供所需要的权威的循证依据。我将全书最具"知识性"的内容呈现于此，各种减肥新技术、新药物、新方法层出不穷，同时针对实施医学减重方案的各种物品准备、行为准备、心理准备提出要求。最后请你问一下自己："我准备好了吗？"

第三章就是真刀真枪开始行动！我将呈现最真实、最简单、最标准化、最优效的实施方案！在我们临床的实施效果中，3个月完成15~20千克减重的人占比高达85%，别人都行，你也一定能做到！你需要的就是执行！学会怎样选择食物、怎样称量、怎样烹调、怎样运动、怎样保持心态，每日坚持记录与打卡，你的目标体重一定会不期而至。

第四章设定了相亲相爱的胖胖一家人。在这个我为大家构建的肥胖大家庭中，每个胖友都能找到自己的影子。既然对上了，就跟着做吧！找到自己肥胖的独特性，也就拿到了打开宝藏的金钥匙。

第五、六章罗列了减肥中的"十八宗罪"以及常见的减肥陷阱，为你描述减重中可能出现的不良反应以及相应的解决方案。在医生的监督下安全减重，有助于长久维持！

最后，我为你准备了一小本手册，这是一个医学减重的便携工具箱，每天吃饭的时候不知道什么该吃、什么不该吃，就拿出来对照一下；如果出现不舒服的情况，最后的表格里也许能找到一些蛛丝马迹，在书中找找解决方案能帮你战胜这些不舒服。所以，这也是一本减重执行手册，希望你能对照里面的饮食原则，建构适合自己的减重生活。每天给自己生活的点点滴滴打个卡，点个赞。即使出现不舒服，也要记录，在书中找找解决方案也许能帮你战胜这些不舒服。所以，这也是一本疗愈手册。

写至此，我突然忆起宋代词人姜夔的《扬州慢》："二十四桥仍在，波心荡、冷月无声。念桥边红药，年年知为谁生。"虽不应景，却在此夏日有一股清凉之意，胖友们常常被形容为"热血质"，愿凭此书为天下胖友们平添一阵清风，祝大家瘦成一道道闪电。

最重要的是，愿你不再屡战屡败，年年胖年年减，而是一步到位，健康终生！

2023年2月

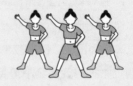

　　2020 年 12 月中国居民营养与健康数据显示，中国成年人超重和肥胖者比例已经超过 50%，儿童和青少年中也已经达到 19% 的"世界发达国家水平"，我们已成为世界上腰围增长最快的国家。

　　俗话说，一胖生百病。在医院就诊的熙熙攘攘的人群中，超过 80% 的慢性病都与肥胖有关，或者说很多是肥胖症的受害者。肥胖甚至还与 17 种癌症的发生密切相关。因此，肥胖已经成为全人类的公敌。

　　然而，肥胖又可防可治，仅仅减重 5%~10% 就已经能让多种慢性病不敢近身，同时能够减少大量的社会经济损耗，那么身为胖友的我们何乐而不为呢？

　　然而，减肥难，难于上青天！很多人并不是不想减，而是真的减不动！

　　这是因为确实存在天生的胖子，预计 40%~70% 的肥胖与遗传相关！也许你会因此而沮丧，可实际上还有 40%~60% 的因素与后天努力相关。所以，胖友们千万别泄气，即使是天生的胖子，也有机会瘦下来，前提是遵从科学，采用医学减重方法。

　　此外，不良的生活习惯、较低的基础代谢率甚至较差的心理素质更是后天肥胖的主因，只有真正了解自己的"胖因"，才能做到有的放矢，直击肥胖痛点。改变不良的生活习惯，精细地调节自己的基础代谢率，塑造强大的心理调节能力等都能帮你找到最适合自己的减重方案。

　　与 20 世纪的人类相比，现代新新人类的审美观已经发生了巨大变化，"以瘦为美"的观念正占主流，很多人特别是女孩儿对自己的体重要求极度严苛，在门诊中几乎每天都有不需要减重的小女生们对比着明星照片，要求达到自己从未达到的体重指标。那么，什么才是我们医生所定义的胖呢？哪些人才真正需要减肥呢？我将在这一章告诉你。

第一章

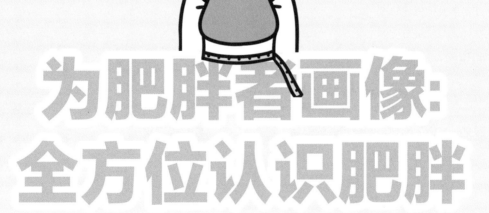

为肥胖者画像：
全方位认识肥胖

1 用医学定义肥胖：
你真的胖吗？

在门诊部，我常常会看到形形色色的胖友，于是发现了一个很有趣的现象：一些我们觉得体形很好的人却闹着要减肥。我说："你不胖呀！"她却说："我很藏肉，一肚子油呢！"等检查完以后，确实发现有些人虽然体重不重，但脂肪总量高达 35% 以上，属于"柔软的胖子"。也有些人膀大腰圆，可是他们觉得自己体形还行，因为感觉自己的身体很"硬"、很结实。

所以，我们需要在减重前先确定一下自己是否肥胖、是否需要减重，以及到底减多少合适。毕竟有目标才能开始行动！从医生的视角理解的"肥"和你自己感觉的"胖"其实不太一样呢！

医生眼中的肥胖

在医院进行检查时，采用的肥胖判断标准，常常不是凭肉眼感觉，而是基于体重达到某一数值后出现与肥胖相关的疾病。到底胖不胖，疾病说了算！

当前医学上有三种常规的评判肥胖的方法：

体重指数法

体重指数（BMI）又称体质指数，使用一个身高体重秤就能获得，是最常用的判断体重是否健康的指标。它的计算方式是：

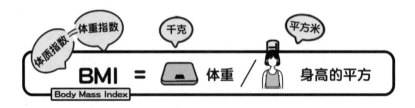

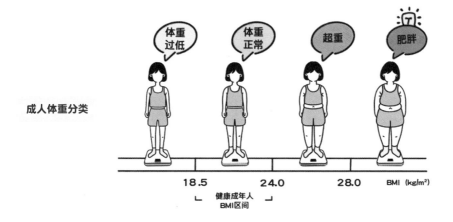

成人体重分类

体重过低　　体重正常　　超重　　肥胖

18.5　24.0　28.0　BMI（kg/m²）

健康成年人 BMI区间

我国健康成年人（18 ～ 64 岁）的体重指数应在 18.5 ～ 23.9kg/m²[①]。

但是体重指数也有局限性，对肌肉很发达的运动员或水肿型肥胖者来说，体重指数可能过高地估计了其肥胖程度；此外，老年人的肌肉组织少，体重指数可能会低估了其肥胖程度；体重指数也没有分男女，同样体重指数的女性体脂率一般会高于男性。

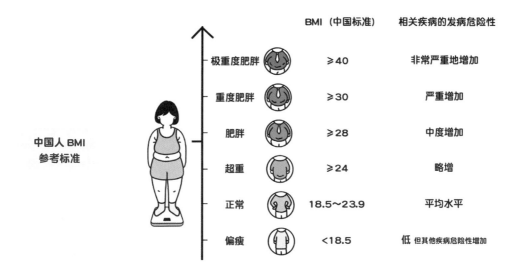

中国人 BMI 参考标准

	BMI（中国标准）	相关疾病的发病危险性
极重度肥胖	≥40	非常严重地增加
重度肥胖	≥30	严重增加
肥胖	≥28	中度增加
超重	≥24	略增
正常	18.5～23.9	平均水平
偏瘦	<18.5	低 但其他疾病危险性增加

---

① 体重指数（BMI）单位为kg/m²，为简便起见，后文涉及体重指数时省略了单位。

已经有大量的研究证实，高体重指数（即便 BMI 只超过 24）与糖尿病、冠心病、脑卒中等绝大多数慢性病的发生存在正相关的共患风险，甚至与人见人怕的恶性肿瘤的发生密切相关——人越胖，肿瘤离你越近！

为了远离疾病，抓紧时间，动动小手指，来算算自己的体重指数吧！

测量方法

❶ 受试者直立

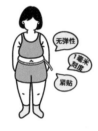

❷ 两脚分开 30～40厘米

❸ 软尺放在右腋中线 髂骨上缘和第12 肋骨下缘连线中点， 水平方向环绕一圈

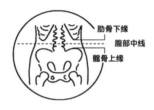

❹ 正常呼吸， 测量腰围

需要注意的是，测量用的软尺必须没有弹性，且最小刻度为 1 毫米，测量时软尺紧贴而不压迫皮肤，读数精确至 1 毫米。

腰围及腰臀比法

这个方法需要你准备一个带刻度的软尺，在身体的不同部位测量，根据得出的结果判断自己是否属于向心性肥胖。

俗话说"裤带越长、寿命越短"，即表示腰围是衡量向心性肥胖的重要指标。目前，腰围是公认的衡量腹部脂肪蓄积（即向心性肥胖）程度的最简单、最实用的指标。

世界卫生组织规定，亚太地区男性腰围 ≥ 90 厘米，女性腰围 ≥ 80 厘米，即为向心性肥胖。

腰臀比（WHR）是指腰部周径的长度和臀部最大周径的比。男性腰臀比超过 0.9，女性腰臀比超过 0.85，即可认定为向心性肥胖。

腰围 ≥ 90厘米　　腰围 ≥ 80厘米
WHR > 0.9　　　WHR > 0.85

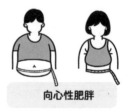

向心性肥胖

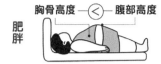

肥胖

另外，若平卧时腹部高度超过胸骨高度，也可视为向心性肥胖。

全身体脂率法

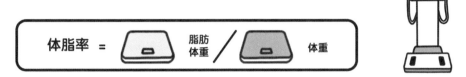

一般需要早上空腹，排空小便，不饮水，不吃饭，只穿内衣检测才最准确。

这个方法需要用体成分分析仪等医疗器械才能测定。

在体重指数正常的人群中，约有 1/4 的人代谢异常。而这部分人不仅体重正常，甚至腰围也正常，但是他们的体内脂肪含量超出正常水平，这就需要更加科学地评估身体脂肪组织的蓄积程度，而体脂率就是这方面具有代表性的指标。

在体成分分析中，人体各个器官和组织由水分、蛋白质、脂肪、碳水化合物和矿物质组成。

主要指标之间关系							
身体水分含量	=	细胞内液	+	细胞外液			
去脂体重	=	细胞内液	+	细胞外液	+ 蛋白质	+ 无机盐	
肌肉量	=	去脂体重	−	无机盐含量			
体重	=	去脂体重	+	总体脂肪			

医生会用检测体成分的方法来准确地反映人各种体成分的变化，评价个体和人群的营养状况。以下 3 种测试方法最常用。

MRI（磁共振成像）/CT（计算机断层扫描）扫描：利用影像学技术获得人体各个断面的图像，能够显示骨骼、皮下脂肪、内脏脂肪等结构，并运用软件计算出脂肪和肌肉的含量和分布，对内脏脂肪的测算比较准确。

双能 X 射线吸收法（DEXA）：常用于骨密度的测定，近年来，由于测定技术和软件的发展，目前这也是测定肌肉含量的金标准，但是具有一定的放射性。

生物电阻抗法（BIA）：假定被测部位为均匀的圆柱形导体，利用电流的不良导体脂肪组织和主要组成成分是水（导电体）的非脂肪组织电阻率不同的原理来估测人体脂肪含量。生物电阻抗法因所需的仪器价格便宜、操作简单、检测时间短、非侵入性等特点而成为较为广泛使用的体脂成分测量方法。

学会看体成分分析的结果

肌肉脂肪分析：对体重、骨骼肌和体脂肪的情况进行综合分析，可以判断体型及肌肉和脂肪的储备情况。

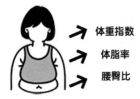

肥胖分析：通过肌肉脂肪的数据可以获得体重指数、体脂率和腰臀比三个参数。

在体重指数相同的情况下，体脂含量越高，表明肥胖程度越高。腰臀比越高，则表明腹部脂肪含量越高，因而内脏脂肪越多，发生慢性非传染性疾病的风险越高。

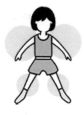

四肢肌肉均衡性：按照左右上肢、躯干、左右下肢的肌肉含量，与理想体重下的理想肌肉含量进行比较，借以判断身体肌肉分布的均匀性。

这个指标对监测减重的效果来说非常必要，一般在减重方案的执行过程中，强调减少的是脂肪，尽量维持骨骼肌重量，以此保证不降低基础代谢率。

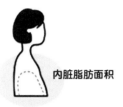
内脏脂肪面积

内脏脂肪面积： 在体成分测试结果报告中还可以看到内脏脂肪面积，如果内脏脂肪面积大于 100 平方厘米，则表明内脏脂肪增加；内脏脂肪面积大于 150 平方厘米，则表明内脏脂肪显著增加。内脏脂肪增加得越多，发生脂肪肝、2 型糖尿病等慢性病、高血压等心血管系统疾病的风险就越高。因此，此指标可以提示患者减重的紧迫性和必要性。

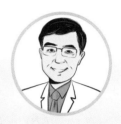

陈医生的减重小课堂

众所周知，肥胖的本质就是体内脂肪大量蓄积，而过多的内脏脂肪会严重威胁我们的健康。一般来说，肥胖者在外观上会表现为"大腹便便"，但有些人从外表看不出任何异常，其肥胖问题很容易被忽视。正因如此，内脏脂肪被称为"最危险的脂肪"。也就是说，要准确判断一个人是否属于"胖人"，仅靠测量体重远远不够，体脂率才是衡量的金指标。

赶快测测自己是不是属于肥胖，

该不该减肥呢！

2 肥胖原因面面观：
人到底为什么会胖？

经常有胖友找我诉苦："陈医生，我吃的实在不多呀，我是天生的喝凉水都会胖！"

事实上，水是没有能量的，所以无论是喝凉水还是热水，都不会造成肥胖。那么，人究竟为什么会胖呢？

其实，肥胖是遗传因素、环境因素、内分泌调节、肠道菌群等共同作用的结果，每个胖人都是如此，以体内脂肪过度蓄积和体重超常为特征。其中环境因素是肥胖患病率增加的主要原因，主要表现是总能量摄入增加和身体活动减少。

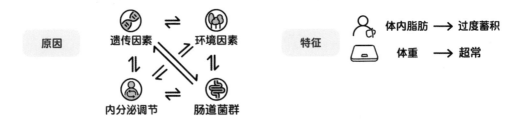

遗传因素：胖会遗传吗？

肥胖确实存在遗传性！很多胖友通常具有家族聚集倾向，个体间 40%~70% 的体重指数差异可归因于遗传因素。也就是说，肥胖的人，通常其家人都会胖，并且遗传给子女的概率相对较大。

"节俭基因假说"在肥胖的遗传中占据重要位置。

节俭基因在食物短缺的情况下让人能有效利用能源生存下来，在食物丰富时却可引起（向心性）肥胖和胰岛素抵抗。大部分原发性肥胖症多为基因遗传所致，是多种微效基因作用叠加的结果。也有部分肥胖症由单基因突变引起，如弗勒赫利希综合征（又称肥胖生殖无能综合征）和普拉德－威利综合征等典型遗传病。新近又发现数种单基因突变会引起肥胖，如瘦素基因、阿片－促黑素细胞皮质素原（POMC）、黑素细胞皮质激素受体4（MC4R）以及过氧化物酶体增殖物激活受体（PPARγ）等。

压力性肥胖：原来压力大也会让人变胖！

　　紧张、心理压力大，会影响到应激激素（如甲状腺激素、肾上腺素、糖皮质激素及血管紧张素等）的分泌。这种状态长期持续时，人的饥饿感往往会增强，导致暴饮暴食，加之运动总量减少，造成体内脂肪蓄积。皮质醇水平升高，也会促进饥饿素的释放，从而增强食欲。当压力持续时间过长时，还会影响大脑，并引发焦虑情绪。持续的焦虑情绪会让人失眠。

　　年轻一代，尤其是互联网行业、金融行业的精英们长期处于睡眠被剥夺的状态，熬夜成了常态。久而久之，人体内的瘦素浓度会降低，饥饿素浓度则增加，我们也容易饿。长此以往，人的胃口就会增加，对高能量食物的需求大大提高，所以很多人都喜欢在夜里喝饮料或吃高糖、高油、高盐食物。

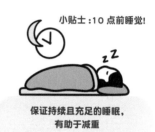

小贴士：10 点前睡觉！

保证持续且充足的睡眠，
有助于减重

能量代谢：是否存在低代谢性肥胖？

　　现实中确实存在低代谢性肥胖，但基础代谢率低并不是肥胖发生的主要因素。研究显示，超重肥胖者的脂肪量与基础代谢率呈负相关关系，即脂肪量越多，基础代谢率越低，但是相关研究还较少。也有部分病理性肥胖可能是基础代谢率低导致的，比如甲状腺功能减退患者通常会因基础代谢率较低而肥胖。

　　但是影响基础代谢率的因素有很多，比如身高、体重、腰围、季节、体表面积、脂肪组织等。身体活动不足和摄入能量过多才是影响肥胖的最大因素。所以，即便是生病导致基础代谢率低的人，也可以通过减少摄入来维持能量平衡，而并不一定会出现肥胖。

肥胖者能量机制

摄入　＞　消耗

　　一般来说，肥胖者的体重和体脂率高，瘦体重比例虽低，但瘦体重的绝对值一般大于正常体重者和消瘦者，因此肥胖者的基础代谢率通常更高。而身体活动的消耗则与生活习惯密切相关，对于肥胖者来说，运动除了能直接增加能量消耗，还会通过增加肌肉量进一步提高基础代谢率。

疾病会导致肥胖吗？

疾病也会导致肥胖。由其他健康问题导致的肥胖也叫继发性肥胖。这类肥胖分别由下丘脑、垂体、甲状腺、肾上腺和性腺的疾病所致。如甲状腺功能减退、垂体疾病会降低人体的基础代谢率，从而导致肥胖。

继发性肥胖属于病理性肥胖，是由内分泌代谢异常引起的，这类肥胖者大都呈现特殊体态，症状较单纯性肥胖明显。在所有肥胖者中，继发性肥胖占比不到1%，而且在原发性疾病被治愈后，继发性肥胖也会明显好转。

肥胖脑科学：大脑才是肥胖的元凶？

人类的体重受神经系统和内分泌系统的双重调节，它们最终都会通过影响能量摄取和消耗的效应器官发挥作用。

人们什么时候想吃东西也受制于一个完整的中枢神经结构——摄食中枢。摄食中枢位于下丘脑，下丘脑外侧部与饥饿后摄食有关，也被称为"饥饿中枢"；下丘脑腹内侧核与动物饱食后停止摄食有关，也被称为"饱中枢"。在正常情况下，饱中枢对饥饿中枢有抑制作用。

一旦此平衡出现异常，饥饿中枢的作用将明显增强，人体就会产生强烈的饥饿感，食欲增强，进食过多，从而导致肥胖。两个下丘脑功能区相互作用，控制饥饿感和食欲，并影响能量消耗速率、调节与能量储存有关激素的分泌，在能量内环境稳定及体重调节中发挥着重要作用。

胖不胖，肠道菌群说了算？

肥胖的另一个重要机制是身体长期处于低度炎症之下，而肠道菌群失衡会导致肠道通透性增强、体内游离脂肪酸增加，进一步加重炎症状态。

肠道菌群还可以通过影响脑－肠轴信号的传导，进而影响肠道吸收能力以及改变中枢神经系统发来的信号，以调节身体对食物的摄取和能量代谢。

吃药会让人变胖吗？

一些精神疾病（如抑郁症、进食异常等）或者糖尿病、高血压等的治疗药物确实可能增加肥胖风险。常见的能增加肥胖风险的药物有三环类抗抑郁药、类固醇激素、磺胺类药物、胰岛素、β受体阻滞剂等，一些女性口服避孕药、抗精神疾病药、抗癫痫药等也不得不防。

在认真考虑上述七宗肥胖之罪的同时，我们不得不考虑另一个导致肥胖的罪魁祸首，就是"环境致胖剂"！

环境因素：是胖，还是"富"？

"环境致胖剂"是导致肥胖患病率增加的主要原因，表现为能量摄入增加和身体活动减少。

（1）社会环境因素

随着社会及家庭经济水平的提高，实现小康生活的家庭越来越多，胖子也逐渐多起来了。国家兴旺昌盛时期，胖子也是一种"福气"的象征，唐朝以胖为美就是典型的例子。从某种意义上说，肥胖问题是社会繁荣的伴生物。

（2）地理环境因素

处于亚热带地区的人们，四季都要劳动，还要受炎热气候的煎熬，消耗较大并且食欲受高温影响而下降，所以肥胖者较少；处于或接近寒带地区的人们，冬季劳动比较少，而气候寒冷又易增加饥饿感，人们常饮酒聚餐，肥胖者就很常见；住在山区的人活动量大，与住在平原的人们相比，肥胖者更少；资源贫乏地区比资源丰富地区的肥胖发生率低。

（3）文化环境因素

人们的风俗习惯及传统意识，也影响着肥胖的发生。南方人定居在北方后，逐渐入乡随俗，肥胖者也逐渐多起来。迁居到美国的亚洲人，其肥胖症和糖尿病的发病率均高于本土生活的同乡。

（4）环境干扰物

多种环境干扰物对肥胖也有促进作用，包括双酚A、邻苯二甲酸等工业物质，可能发挥类似雌激素的作用。这可能加速脂肪细胞分化和脂肪合成，带来长期的肥胖。被现代人们经常诟病的水果催熟剂、瘦肉精等也属于这一类物质。

小贴士1：日本一项调查研究了81名日本在役男运动员的瘦体重与基础代谢率的关系，运动项目包括有氧耐力、力量、球类运动，结果发现，在有氧耐力和力量项目中，瘦体重是影响基础代谢率的主要因素。因此，建议根据体成分测定瘦体重后计算基础代谢率。

小贴士2：身体活动（即运动）会直接增加肥胖者的能量消耗。

进行身体活动时，人体的反应包括心跳、呼吸加快，循环血量增加，代谢和产热加速等，这些反应是身体活动产生健康益处的生理基础。身体活动对健康的影响取决于它的方式、强度、时间、频率和负荷。只有进行较长时间的中等强度以上的运动，脂肪才会参与供能并作为主要供能物质，让身体成分得到改善，有文献称，长期坚持每周200~300分钟中等强度的有氧运动，能显著提高机体的基础代谢率。

另外，高心肺功能指数的人群具有更高的静息能量代谢率，中、高心肺功能指数人群比低心肺功能指数人群的静息能量代谢率分别高出39.7千卡每天和59.9千卡每天。

生活方式因素：改变你的生活才能瘦下来！

在绝大多数科学调查和研究中，除了上述因素，永远不能忽略最重要的两个因素——"吃"和"动"。而"吃"和"动"恰恰是与我们的生活息息相关的两件事！

（1）饮食因素

随着社会发展，人们的生活水平提高，生活节奏加快，饮食习惯也逐渐改变。高能量饮食及不良饮食习惯是导致肥胖的主要因素之一。持续摄入精制碳水化合物食物、高脂肪食物，为机体提供了超额能量，多余能量转化为脂肪，导致体内脂肪蓄积。

（2）久坐生活

它被认为是导致肥胖的一种危险因素。久坐会使个体活动量显著减少，从而降低体内能量的消耗，此消彼长，产生的能量债就容易转化成脂肪蓄积于体内，导致肥胖发生。身体活动则可以加速脂肪分解，长期坚持适量的身体活动，具有良好的预防肥胖的作用。

（3）膳食结构变化

膳食结构是指膳食中食物的种类及其在膳食中所占的比例，也称膳食模式。人类的膳食只有由多种食物组成且比例合适，才能达到膳食平衡和促进健康的目的。随着经济的发展，食物生产和供给能力的提高，人类膳食结构发生了显著变化，主要表现为：谷类食物的摄入量逐年下降，动物性食物消费逐年增加，碳水化合物摄入量逐年减少，脂肪摄入量逐年增加。而膳食中的脂肪含有更高的能量，也比碳水化合物更容易储存在体内，这也增加了发生肥胖的风险。

小贴士1：中国式肥胖的相关因素涉及遗传、认知、膳食、运动和环境等多个方面，尤其和高油、高盐、高糖的"三高"饮食习惯和"高GI"（GI，即血糖生成指数，是指摄入某种食物后身体中血糖变化的程度，高GI食物对血糖的影响更大）的膳食模式有关，成了"四高"。中国人的饭桌上离不开主食，有些人就算已经吃饱了，也还要吃点主食，否则总觉得自己没有吃饭。以碳水化合物为主要能量来源，也是中国膳食区别于西方膳食的重要特征。

小贴士2：现代生活节奏快，人们花在做饭的时间上变少了，更多时候会选择点外卖、外食，而这类食物大部分是快速烹调、高油、高糖、高盐的食品，蔬菜少，肉类多，时间一长，肥胖发生的风险大大增加。

英国一项纳入了5442名29~62岁的参与者，并结合了工作、家庭及交通环境等因素的相关研究显示，在工作、家庭或上下班途中最可能接触到外卖店或快餐店的人，每天平均多摄入5.7克垃圾食品，累计一周的量就相当于半份快餐薯条。剑桥大学医学研究委员会流行病学专家认为，外出就餐往往不如家庭烹饪健康，在城镇尤其是工作场所适当采取措施限制外卖商家，可能对人们的饮食健康产生积极的影响。

3 肥胖的历史：人类从何时开始认识肥胖？

古希腊
希波克拉底

1918年
露露 · 亨特 · 彼得斯博士

肥胖

 不孕

 早期死亡

《食谱和健康：揭开卡路里的真相》

" 多用'热量'这个词，吃东西=摄入热量 "

1972年
阿特金斯博士

1968年

 想减肥

"吃肉减肥法" 出现
- 不吃或极少吃碳水化合物
- 敞开吃肉

两位美国医生倡导减肥 《快速节食减肥法》畅销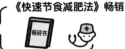

20世纪80年代

"肥胖流行病" 出现在报纸上

 医生和公共健康官员开始警告新流行疾病：肥胖。肥胖威胁整个社会健康，尤其是孩子。减肥成为大众关注的问题

20世纪90年代

电脑开始普及

 坐在屏幕前的工作时间变多

 活动时间减少

在人类历史的大部分时间里，胖被认为是健康、财富和繁荣的标志。在生产力不发达的时代，对饥饿的恐惧使得人们对脂肪产生了特别的感情，因此各种绘画都以描绘女性的丰腴为美，"丰满的妇女更易于生育""婴儿越胖越健康"等各种概念流行。

第一个意识到肥胖会导致不孕和早期死亡的人是古希腊名医希波克拉底。他在语录中就提醒，超重的人容易疲倦，严重肥胖者容易短寿。"突然死亡"等情况往往在胖子身上比瘦子更多见，当人们的饮食以新鲜、素食为主时，他们的患病概率会降低。

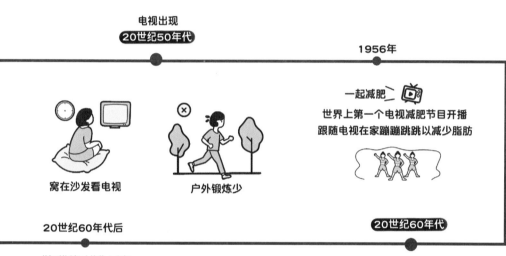

电视出现
20世纪50年代

1956年

一起减肥
世界上第一个电视减肥节目开播
跟随电视在家蹦蹦跳跳以减少脂肪

窝在沙发看电视

户外锻炼少

20世纪60年代后

20世纪60年代

"新模特时代"到来

特征：出奇地瘦

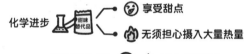

化学进步 甜味替代品 享受甜点

无须担心摄入大量热量

汽车出现 可去任何地方

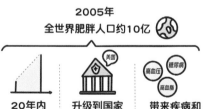

2005年
全世界肥胖人口约10亿

20年内
可能翻倍

升级到国家
安全层面讨论 美国

带来疾病和
沉重经济负担 高血压 糖尿病 高血脂

2021年
中国医疗保健国际交流
促进会营养与代谢管理分会

时间：2021年7月
地点：北京
事件：发布《中国超重/肥胖医学
营养治疗指南（2021）》

4 越来越胖的地球：世界上有多少胖子？

世界肥胖大趋势

从 20 世纪 70 年代和 80 年代开始，成人肥胖率（体重指数 ≥ 30）在全球不同地区都有明显增加，先是在西方高收入国家，后来在中等收入国家和低收入国家逐步呈蔓延趋势。

世界肥胖现状数据分析

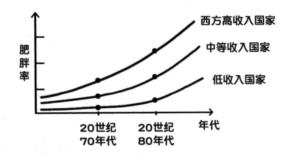

1975—2016 年，20 岁及以上成年人的年龄标准化平均体重指数，男性从 21.7 增加到 24.5，女性从 22.1 增加到 24.8。

成年人体重超标（即体重指数 ≥ 25）的比例，从男性近 21% 和女性 24% 增加到男女各约 40%。值得注意的是，男性肥胖（体重指数 ≥ 30）的比例翻了两番，从 3% 增加到 12%，女性翻了一番多，从 7% 增加到 16%。这一变化加上人口增长，导致 2016 年全球肥胖成年人的绝对数量达到 6.71 亿。

中国肥胖现状

中国居民健康与营养调查（CHNS）显示，1993—2009 年，男性年龄调整的腰围值由 76.5 厘米增加到 83.5 厘米，女性腰围由 74.5 厘米增加至 79.2 厘米。依据世界卫生组织标准，2011 年我国成人向心性肥胖率虽然比美国低 10.2%，但年龄调整后的向心性肥胖率为 44.0%，其在男性中占比为 35.3%，在女性中为 51.7%。中国成人向心性肥胖率在 1993—2011 年呈显著增加趋势。2020 年 12 月 23 日公布的《中国居民营养与慢性病状况报告（2020 年）》指出，居民超重肥胖问题不断凸显，慢性病患病、发病率仍呈上升趋势。城乡各年龄组居民超重肥胖率继续上升，有超过 50% 的成年居民超重或肥胖，6~17 岁、6 岁以下儿童超重肥胖率分别达到 19.0% 和 10.4%。

与成年人相同的情况也发生在儿童青少年中。1975-2016 年，5~19 岁的年龄标准化平均体重指数，男孩从 16.8 增加到 18.5，女孩从 17.2 增加到 18.6。

《中国居民营养与慢性病状况报告（2020 年）》解读

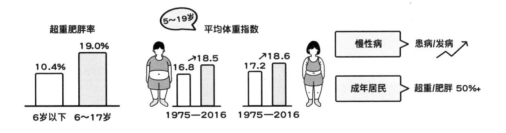

近年来，中国肥胖问题日益严重，给人们的健康带来了巨大挑战。根据卫生经济学研究，超重和肥胖导致的高血压、糖尿病、冠心病和脑卒中所带来的直接经济负担分别达到了 89.7 亿元、25.5 亿元、22.6 亿元和 73.3 亿元，这些疾病的总经济负担高达 211.17 亿元，占所有直接疾病负担的 25.5%。

此外，2010—2012 年的中国居民营养与健康状况监测结果显示，根据《中国学龄儿童青少年超重和肥胖预防与控制指南》中的标准，6~17 岁儿童和青少年的超重率和肥胖率分别为 9.6% 和 6.4%，城市地区的超重率和肥胖率分别为 11.0%（男生：12.8%，女生：9.0%）和 7.7%（男生：9.7%，女生：5.5%），农村地区的超重率和肥胖率分别为 8.4%（男生：9.3%，女生：7.4%）和 5.2%（男生：6.2%，女生：4.1%）。根据家庭经济收入水平划分，高收入、中收入和低收入家庭的儿童和青少年超重率分别为 12.3%、10.7% 和 8.2%，肥胖率分别为 8.6%、7.2% 和 5.7%。可以看出，中国 6~17 岁儿童和青少年的超重和肥胖呈现出城市高于农村、男生高于女生的特点，并且与家庭经济收入水平相关。此外，中国 6~17 岁儿童和青少年的向心性肥胖率为 11.2%，其中男生为 10.7%，女生为 11.8%。城市和农村地区的男生向心性肥胖率分别为 13.2% 和 8.5%，女生分别为 12.3% 和 11.2%。根据家庭经济收入水平来看，高收入、中收入和低收入家庭的男生向心性肥胖率分别为 15.8%、11.5% 和 8.8%，女生分别为 13.5%、11.9% 和 11.6%。研究表明，男生的腰围更容易受城乡地域和家庭收入水平的影响。

综上所述，中国已成为肥胖人口最多的国家。肥胖问题对个人和社会健康产生了巨大的负面影响，需要采取积极有效的措施来应对这一挑战。政府、学校、家庭和个人都有责任，在饮食、运动和健康教育等方面共同努力，推动肥胖问题得到有效控制，以促进人民的健康和幸福。

南北差异

据相关数据统计，北京男女的肥胖率均位居全国榜首，分别为 26.6% 和 24.9%，这意味着每四个北京人里就有一个是胖子；而在肥胖率较低的海南，只有 4.4% 的成年男性偏胖。总体来说，北方省份的肥胖率要较南方省份高一些。

5 警惕肥胖：
不要再胖下去啦！

医学研究已经证明，肥胖与多种疾病的发生密切相关，并可能带来较高的早期死亡风险。脂肪组织过多的质量效应或其直接的代谢效应，还与各种慢性病发生相关，包括糖尿病、脑卒中、冠状动脉疾病、高血压、呼吸系统疾病、睡眠呼吸暂停综合征、骨关节炎和胆石症等。肥胖甚至还与多种肿瘤的发生相关。此外，肥胖可能给个体带来不良心理和社会后果。多项调查研究显示，有超过 200 种与肥胖相关的共存疾病，但即使小幅度减重也能改善这些共存疾病。

肥胖的流行及其高昂的医疗费用还给国民经济带来沉重的负担。临床数据表明，肥胖与个人年医疗支出呈显著正相关关系，除了增加 31.8% 的直接医疗成本，还增加 61.8% 的间接负担，即因肥胖引起的机会成本损失，包括日常活动能力下降、丧失工作生产力、劳动时间减少和家庭收入降低。

因此，不能再胖下去啦！

肥胖会危害心脑血管系统健康

中国 1/5 的脑卒中患者是由超重 / 肥胖引起的。BMI 每增加 2.0，脑卒中及缺血性脑卒中的发病危险分别增高 6.1% 和 18.8%。将 BMI 控制在 24 以下，男性和女性的缺血性脑卒中发病率可分别减少 15% 和 22%。

肥胖还能导致肿瘤

国际癌症研究机构（IARC）2016 年关于身体脂肪问题的一份报告认为，有足够的证据表明，体内脂肪含量过高与罹患乳腺癌（绝经后）、结肠和直肠癌、子宫体（子宫内膜）癌、食管癌（腺癌）、胆囊癌、肾脏癌、肝脏癌、脑膜瘤、多发性骨髓瘤、卵巢癌、胰腺癌、胃（贲门）癌和甲状腺癌这 13 种癌症风险之间存在因果关系。

肥胖与癌症之间存在一定的关联，尽管具体机制尚在研究中。研究发现，肥胖可通过多种因素导致癌症发病率上升，如促炎细胞因子、脂肪因子、脂肪细胞代谢的改变以及胰岛素升高等。虽然具体机制尚未完全明确，但研究表明，超重肥胖与癌症之间存在一定的关联性，超重肥胖导致的癌症病例中约有 46% 发生在高收入西方国家。

特别是在消化系统相关的癌症中，大肠癌与肥胖的关系研究文献最多。流行病学研究表明，肥胖者患胃肠癌的风险比正常体重的人高出 1.5~2.0 倍，欧洲大约有 11% 的大肠癌病例与肥胖有关。男性中肥胖因素会使罹患大肠癌的风险增加 30%~70%，而在女性中的关联性则较弱或不明确。

此外，肥胖还与结肠息肉的发生有关。研究发现，肥胖人群中有 22% 患有结肠息肉，而体重正常的人群中只有 19% 患有结肠息肉。因此，结肠息肉的发病风险随着体重指数的升高而增加。不过，一旦息肉形成，癌症的发展速度与体重指数似乎没有直接相关性。结直肠癌是世界范围内最常见的恶性肿瘤之一，在男性和女性中的发病率分别居第三位和第二位。超重和肥胖导致结直肠癌的风险增加。研究表明，超重和肥胖与结直肠癌之间存在着明显的关联。根据美国癌症协会的数据，相对于正常体重的人，超重者患结直肠癌的风险增加了 30%~40%，而肥胖者的风险甚至增加了 50%~60%。

肥胖与癌症之间的关系还涉及一系列生物学机制。肥胖会导致慢性炎症状态的发生，释放出多种促炎细胞因子，如肿瘤坏死因子 $-\alpha$（TNF$-\alpha$）和白细胞介素 -6（IL-6），这些因子可以促进肿瘤细胞的生长和扩散。此外，肥胖还会改变脂肪细胞的代谢过程，增加脂肪酸的合成和分泌，进而影响体内的胰岛素水平和胰岛素样生长因子的活性，这些物质在癌细胞的生长和转移中扮演着重要角色。

不仅如此，肥胖还会对性激素水平产生影响，尤其是雌激素。过高的雌激素水平与多种癌症的发生有关，包括乳腺癌、子宫内膜癌和卵巢癌等。肥胖者往往拥有较高的雌激素水平，这可能会增加患这些癌症的风险。肥胖还会引起胰岛素抵抗和高血糖状态，这被认为是肥胖与癌症之间关联的另一个重要机制。高血糖和胰岛素抵抗可以促进癌细胞的增殖和生存，并影响肿瘤的血液供应。

总的来说，肥胖与癌症之间的关系复杂多变，涉及多个生物学机制的交互作用。减少肥胖对降低癌症风险具有重要意义。维持健康的体重、均衡的饮食和适量的运动是预防肥胖相关癌症的重要措施。此外，定期进行体检、早期发现和治疗潜在的癌症病变也非常重要。如果有任何与癌症风险相关的疑虑，建议咨询医生或专业的医疗机构，以获取个性化的建议和指导。

肥胖导致内分泌系统代谢性疾病

肥胖会导致人体内分泌代谢发生一系列变化，如引起胰岛素与糖代谢的紊乱。肥胖人群通常会出现高胰岛素血症，而且随着肥胖程度的加重，血浆胰岛素水平也会升高，两者之间成正比。这意味着肥胖者的胰岛素水平比正常体重的人更高。

肥胖会导致生长激素减少。因为体内过高的胰岛素水平会促使肝脏产生生长抑制素，而大量的生长抑制素会抑制脑下垂体释放生长激素。此外，肥胖者体内过多的游离脂肪酸会抑制生长激素的分泌。因此，肥胖会引起生长激素水平下降。另外，肥胖还容易导致性激素分泌失调，尤其是在女性身上。雌激素水平持续增高，会抑制促卵泡激素和黄体生成素的分泌，破坏正常的生理周期，影响卵泡的生成和排卵过程，导致月经不调、不孕或闭经等问题。

肥胖与糖尿病之间也存在着密切的关联。作为一种内分泌紊乱的代谢性疾病，糖尿病在社会上引起了广泛的关注。研究发现，与体重正常的人相比，肥胖人群患糖尿病的相对风险高 7.19 倍。即使在调整了年龄、糖尿病家族史和身体活动等混杂因素后，肥胖者患糖尿病的风险仍然是正常体重者的 7.28 倍。肥胖女性患 2 型糖尿病的风险是正常体重女性的 9.18 倍，而肥胖男性患 2 型糖尿病的风险则是正常体重男性的 5.26 倍。

研究还发现，随着肥胖程度的加重，患糖尿病的风险也显著增加。一项针对美国成年人的研究将体重指数分为四组，发现超重组、Ⅰ级肥胖组、Ⅱ级肥胖组和Ⅲ级肥胖组的糖尿病患病率分别为 15%、23%、33% 和 43%，相对于正常体重指数人群，这些比例分别是其 2 倍、3 倍、4 倍和 5 倍多。

儿童肥胖引起的内分泌代谢紊乱问题也越来越受到关注。肥胖导致的内分泌代谢紊乱和内分泌器官病理性改变以及激素分泌异常，会引发多种常见的儿童内分泌代谢性疾病，如代谢综合征、2 型糖尿病和高血压等。此外，还存在一些较少见的疾病，如下丘脑综合征、垂体瘤、皮质醇增多症和多囊卵巢综合征等。同时，肥胖会对儿童的生长发育和身心健康造成巨大的伤害，并且会对其成年后的健康状况产生影响。

综上所述，肥胖对人体的内分泌代谢产生了多种影响。肥胖与糖尿病密切相关，且随着肥胖程度的加重，患糖尿病的风险也会显著增加。对儿童而言，肥胖还会引发各种内分泌代谢性疾病，对其生长发育和身心健康造成不利影响。因此，对抗肥胖对于维护内分泌健康至关重要，有助于预防和控制相关疾病的发生。

肥胖影响心理健康

肥胖不仅会带来各种疾病，给患者造成很多生活上的不便，而且会给人的心理健康带来潜在的危害。肥胖者容易因为肥胖受到排斥与嘲笑，同时对一些心脑血管疾病忧心忡忡，长时间笼罩在心理阴影之下。流行病学调查表明，精神症状与女性肥胖及腹部脂肪分布有关。肥胖者限制饮食后更易出现暴食的情况。

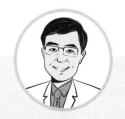

陈医生的减重小课堂

　　婴幼儿时期，机体各组织细胞处于活跃的细胞分裂阶段。如果饮食不当造成能量过剩，就会促使包括脂肪细胞在内的全身各组织增大，为以后的肥胖埋下祸根。青春期是人的各个器官组织逐步发育完善的关键时期，基础代谢率升高，食量大，食欲旺盛。高脂高糖饮食及体育锻炼不足，常常造成能量过剩，最终导致肥胖。中年以后，各种生理功能减退，身体活动减少，加上内分泌因素，容易造成体内脂肪蓄积。

　　孕产期是女性一生中的特殊生理期。孕妇生产后，受传统观念影响，营养的补充常常超过身体所需，加上活动很少，造成能量过剩。从产妇的体质来看，孕期膨胀的腹部此时格外松弛，孕期增生的、肥大的细胞缓慢恢复到正常生理状态，一旦不注意，松弛的腹壁很容易被脂肪细胞填充。

　　寒冷的冬季是一年中最容易发胖的时期。冬天气候寒冷，活动减少，基础代谢率下降，能量的消耗很少，而冬季人们的饮食往往比其他季节好，食物的能量很容易超标，因此在寒冷的冬天更容易肥胖。

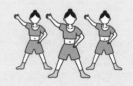

　　我一直欣赏古龙先生的名著《七种武器》中的碧玉刀、孔雀翎、长生剑、霸王枪、多情环、离别钩、七杀手，那个刀光剑影的江湖时代给读者带来畅快淋漓的感觉。成功的减重也需要多种武器来武装自己，让自己的"减肥之心"无比坚定。所谓"家有余粮心不慌"，你的知识储备越丰富，减重的成功概率就越高。除此之外，《七种武器》虽然讲述的是武器，但有着深刻的内涵，在陪伴胖友的减重过程中我也总结了减重的七大武器，用好它们，你的减肥计划也会无往不利。

　　诚实：诚实地面对自己的减肥动机，设立切实可行的减重目标。

　　自信：坚定地相信自己的付出一定能够达成所愿。

　　微笑：减肥期间微笑地面对每一天和遇见的每一种食物，在微笑中迎接苗条的未来。

　　耐心：减肥人生是一场修行！磨炼的是意志力。减重生活不会总是一帆风顺，学会接受困难，接受平台期，耐心，再耐心，相信成功就在前面！

　　戒骄：减重常态化，减肥到终生。不应为一时的成功而忘乎所以，很多胖友都是在减肥成功前崩溃暴食的，牢记陈医生的话："没有欺骗餐！没有犒劳饭！"

　　清醒：每一个成功的减重者都是一位战神，需要披荆斩棘，面对饥饿、美食诱惑、懒惰等的挑战，而你要做的，就是逐一战胜它们。

　　决心：恨吃恨喝是很多胖友的座右铭，人们在感觉不安全的时候就会通过吃东西获得安慰。而我们要做的是"恨肥"。时时刻刻将肥胖的危害记在心头，每天都要"照镜子、醒自身"，才能真正离开肥胖！

　　本章综合了最新循证依据支持的减肥信息，并以《中国超重／肥胖医学营养治疗指南（2021）》为技术支撑，力求将准确、安全的前沿信息传递给你，助力你减重！

　　本章也是一本减肥小字典，你可以跳过本章直接进入第三章寻找期待已久的减重操作方案。等到闲暇之余或者有疑问之时，再回来查阅，也是完全可以的！

第二章

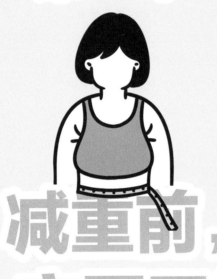

减重前，
你一定要了解的
医学减重常识

1 第一武器：诚实
明确自己的减重需求与目标

在上一章中，你已经知道什么才是医学意义上的肥胖者，减重对你的身心健康以及工作、家庭的正常生活一定会有巨大的促进作用！这也非常值得你迎难而上，为减重投入全部心力。而且，能够减到理想体重并且保持 6 年的，一般只有百里挑一的人才能做到！为此，在决定进行减重大作战之前，你需要认真思考下面几个问题，确定你的减重动机与目标。只有万事俱备，方能一举成功。

健康的生活方式需要坚持一辈子，你准备好了吗

所有的医生一定会在减肥前就强调树立健康生活方式的重要性。你需要有彻底告别不利于健康的生活方式的心理准备。忙碌一天后大吃大喝、朋友相聚撸串拼酒、抱着大桶零食追剧……这些都不是犒劳，而是伤害。医学减重并不是让你在短时间忍耐之后重新开启大吃大喝模式。永远不存在欺骗餐，你需要永远关闭这个模式。

当然，换一种思维，你完全可以在保持健康的前提下吃得更好，选择更健康的社交方式。健康生活往往看上去很美，实践起来却并不轻松，甚至困难重重，但如果能不断地"学习 + 练习"，反复调整，21~180 天就能养成习惯，然后习惯成自然。

理顺人生，带着平和心态启动减重计划

有些人渴望减肥以后能够顺利相亲、找到新工作或者结识新朋友，甚至开启全新的人生。但是，减肥的心情迫切和提高减肥成功率是两个层面的问题。千里之行，始于足下，生活环境清洁整齐，生活安排得有计划、有规律，心态积极、平和，都有助于成功减重。但是，一定要注意，别让减重本身承载太多，似乎只要减了肥就什么困难都解决了，

避免因为达不成目标而产生焦虑情绪。为此送给大家 4 个忠告。

忠告1

回顾一下自己是否存在情绪化进食的问题，必要时可寻求专业的心理咨询师的帮助。心情不好时，必须吃一大盒巧克力来舒缓舒缓，或者来块儿奶油蛋糕痛快痛快，或者被老板塞了一项大任务并且必须当天完成时要吃 3 个冰激凌放松放松，这些都属于情绪化进食。很多人发胖的深层次原因实际上是心理问题。如果感觉自己无法控制情绪化进食，应该首先做好心理建设或者找心理咨询师来帮忙。

忠告2

得道者多助！多争取家人、朋友、同事的支持，营造健康的减重小环境。在人人追求健康体重的社会环境中积极行动，比自己逆水行舟容易太多了。我们应该也能够改善身边的小环境。有些睿智的减重者会发起办公室"减重瘦腰行动"，还有些减重者会推动单位改善食堂的油盐用量、举办健康体重知识讲座。这些都是非常有益的社会行为。

忠告3

互助减重效率高！加入减肥群、跑步圈，跟大家一起来减肥。改变生活方式实在是知易行难。饮食、运动、生活、心理调节涉及太多琐碎的细节，这时候同伴的支持和经验分享对于新手来说特别有帮助。一些胖友减到目标体重以后，仍然留在互助群里指点新人，既能获得帮助他人的乐趣，也能提醒自己更好地维持体重。

忠告4

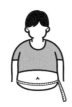

设立可行的目标，谨慎启动，争取一次就成功。如果因为减肥目标过于宏大、草草收场，折腾一轮后功亏一篑，很可能伤身又伤心。对于急着备孕的女性来说，损失的更是难以追回的宝贵时间。建议减肥者认真考虑，谨慎开始。减肥计划一旦开始，就要坚持到底，直到成功。

明确减肥动机

再次回顾一下自己为何减重，实现自己的人生目标即可！人比人气死人，毕竟每个人都有自己的人生轨迹。任门外风吹雨打，我自胜似闲庭信步。

动机1：为健康而战，与疾病抗争到底

肥胖本身就是一种慢性代谢病，而且能够引发一长串的其他疾病，进而导致生活质量下降，甚至影响寿命。与肥胖相关的健康问题包括：

代谢并发症：糖尿病、胰岛素抵抗、痛风等；

心血管疾病：高血压、冠心病、脑卒中、充血性心力衰竭、静脉血栓形成；

呼吸系统疾病：哮喘、睡眠呼吸暂停等；

消化系统疾病：非酒精性脂肪肝、胃食管反流、急慢性肠胃炎等；

肿瘤：食管癌、结直肠癌、肝癌、胆囊癌、胰腺癌、胃癌、白血病、子宫内膜癌、宫颈癌、卵巢癌、绝经后乳腺癌、前列腺癌等；

生殖系统疾病：月经失调、不孕不育、多囊卵巢综合征、妊娠糖尿病、流产等；

其他健康问题：骨关节炎、焦虑和抑郁等。

对你而言，减肥的目的应该很明确——治病防病、增进健康，而不只是追求苗条的身材。

有些胖友在体检时发现除了胖似乎没有什么指标是异常的（俗称"有箭头"），就放下心来，自称"健康的胖子"。而事实上，他们一般会存在脂类代谢紊乱、脂肪合成过多的问题。即便你当下指标还正常，一旦肥胖带来的代谢损伤逐步显露，就很容易出现"多米诺骨牌效应"，一损俱损了。所以，放弃侥幸心理，努力走上减肥路吧！

动机2：穿好看裙子，让苗条回归

有些女性胖友确实不胖，体重指数完全正常，体脂率也不高，但是总觉得自己的身材不好，拿明星照片当参照物塑造自己的形体。用现在的流行说法就是存在容貌焦虑，过于在意自己的外表，并且将外表作为他人评价自己的唯一标准。如果自己的外表不符合社会主流的审美标准，就会产生减肥的动机，那么到底什么才是"美"的标准？如果

这个标准一直在变化，你是否还要一直追逐呢？其实，我们需要做的是，提高自己的判断力，不要盲目跟风。不管你怎么追，都追不上不断变化的审美标准。内在的自信，才是最重要的！

然而，有些人体重指数并不高，但是体内脂肪超标，这也是一种肥胖形式，同样会导致各种不健康的问题，这样的女性朋友确实需要减重。通过良好的饮食设计及体育锻炼，让反映内脏脂肪含量的腰围瘦下来，让久违的 S 码裙子重新上身吧！

2 第二武器：自信
医学减重，安全有效的定海神针

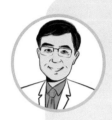

医学减重是 2015 年首次提出的理念，是指由专业医生对不同类型、不同病因的肥胖者从医学、营养及运动评估、生活方式调查、疾病史调查等方面入手，综合考虑其健康情况、生活方式、减重目标、心理状态等，为减重者量身定制科学、安全、有效的个体化健康减重方案，俗称"在医学的监督下实现安全有效的减重"。

医学减重的 3 个特点是：安全性，有效性，为了获得健康而减重。医学减重的宗旨是让减重回到医学的呵护之下。

最需要接受医学减重的三类人

第一类：已经受到了疾病威胁的肥胖者，比如说患有糖尿病、高血压、冠心病的肥胖者。这些胖友在减重的过程中，并不能单纯地"一饿了之"，因为减重不当也可能带来新的健康隐患，所以应纳入医学减重的范围。

第二类：已经导致身体严重受影响甚至威胁到生命安全的重度肥胖者。比如因重度肥胖而出现肥厚型心肌病、重度骨关节炎、子宫内膜癌、睡眠呼吸暂停综合征或呼吸窘迫等，这类人需要尽快实施医学减重。

第三类：屡战屡败但仍有减重需求者。比如单纯靠节食或者锻炼减不下来的人、因为各种情况减肥减到崩溃的人、急着减肥后怀孕或哺乳期结束后急着恢复体形的人以及希望达到个体化安全减重目标的人等，都需要制定一套安全的医学减重方案。

不同肥胖病因以及肥胖程度的人，也对应不同的减肥方案。

比如 3 个小护士（都在 30 岁以下）来到门诊咨询减重，医生先给她们做了详细的减重前评估，结果生化指标都正常，都是健康的人，但个人情况不尽相同。

医学减重有没有适应证

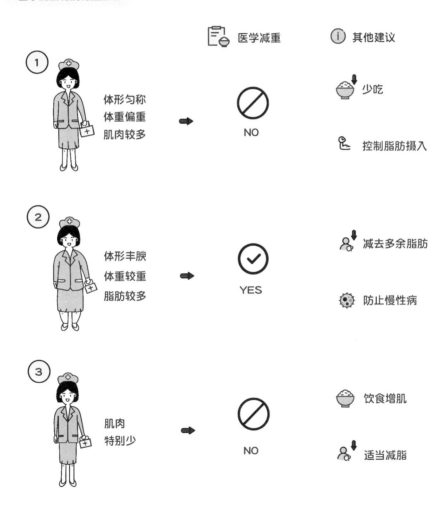

医学减重具有强大的理论依据

相比药物治疗、球囊器械及外科手术治疗等多种手段可能带来的身体损伤，科学合理的营养治疗联合运动干预，配合行为矫正仍是目前最有效、最安全、证据最有力的基础治疗。

自中国医疗保健国际交流促进会营养与代谢管理分会联合多家协会共同发布了《中国超重／肥胖医学营养治疗（2016）专家共识》并将其推广后，医学减重发展如火如荼，大量新的临床证据、循证共识、新技术都在不断更新。2021 年 7 月 30 日，中国医疗保健国际交流促进会营养与代谢管理分会联合中华医学会肠外肠内营养学分会、中国营养学会临床营养分会、中国医师协会营养医师专业委员会在北京共同发布了《中国超重／肥胖医学营养治疗指南（2021）》（简称"指南"）。新"指南"推荐了限能量膳食、高蛋白膳食以及间歇性断食（或轻断食）模式等医学减重干预方法，可用于各种类型、各个生理阶段的超重和肥胖者。掌握好适应证及各种方法的应用时机更有助于安全减重计划的执行。

3 第三武器：微笑
科学饮食，健康生活

《2013年美国成年人肥胖和超重管理指南》指出，只要体重下降3%~5%就可降低血糖、甘油三酯等指标，体重减轻5%以上可降低高血压、冠心病、糖尿病等肥胖相关疾病的发生风险。我们倡导的医学减重是以"健康"为目标，先进行筛查，筛选出适合进行医学减重的人，再进行减重风险的评估以及相应的医学评估，最终启动"科学饮食和健康生活干预"的治疗计划，定制科学、安全、长期有效的个体化减重方案。让肥胖者轻松养成科学、健康的生活方式，终身享"瘦"理想体重带来的好处。

科学饮食：吃出来的"肥"最终还得靠"吃"减回去

科学的饮食方式能够加速推进减肥。为了让减肥者找到最适合自己的减重模式，我们列举了当下证据有力、经验证有效的七大膳食模式，相信你总能找到一款适合自己的"菜"！

高蛋白膳食

定义： 高蛋白膳食特指每日蛋白质摄入量超过每日总能量的20%或每天每千克体重1.5克蛋白质以上，但一般不超过每日总能量的30%（或每天每千克体重2克蛋白质）的膳食模式。

适用人群： 各种脏器功能正常且以快速实现减重为目标的胖友。

慎用人群： 已经合并慢性肾病者、老年人、正在接受治疗的恶性肿瘤患者、正在备孕的女性、儿童青少年胖友、患神经性厌食症或贪食症的胖友、存在严重精神障碍而无法控制行为者应慎用。

执行策略

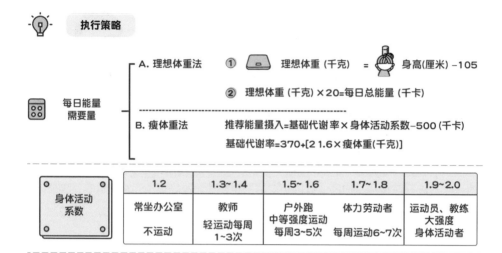

每日能量需要量

A. 理想体重法

① 理想体重（千克）= 身高（厘米）–105

② 理想体重（千克）×20=每日总能量（千卡）

B. 瘦体重法

推荐能量摄入=基础代谢率×身体活动系数–500（千卡）

基础代谢率=370+［21.6×瘦体重（千克）］

身体活动系数	1.2	1.3~1.4	1.5~1.6	1.7~1.8	1.9~2.0
	常坐办公室 不运动	教师 轻运动每周 1~3次	户外跑 中等强度运动 每周3~5次	体力劳动者 每周运动6~7次	运动员、教练 大强度 身体活动者

三种方法估算蛋白质

方法1：理想体重（千克）×（1.5～2.0克每千克体重每天）
方法2：计算每日能量摄入量（TEI）×蛋白质供能比（20%～30%）÷产能系数4
方法3：根据体成分分析仪测定去脂体重：去脂体重×2.2（克）

方案举例

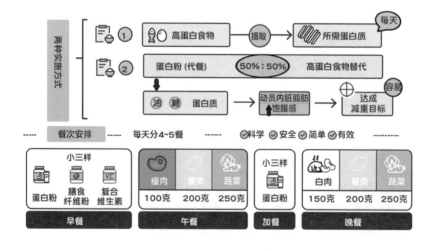

特别提示： 高蛋白食物（包括蛋白粉）在限定食用范围内作为正常食品并不会"伤肾"，可以放心食用，但肾脏已经受损的人可能因摄入高蛋白而增加肾脏血流负荷，因此不建议这类人采用高蛋白膳食方案，以免增加肾脏的负担。

减重期间每日推荐蛋白质摄入，50%来自优质蛋白食物，如鸡蛋、瘦肉、大豆制品、低脂奶等，50%可来自代餐蛋白质粉。

临床依据： 临床研究证明，对于单纯性肥胖以及合并高甘油三酯血症者、高胆固醇症者，采用高蛋白膳食较正常蛋白膳食更有利于减轻体重与改善血脂情况，并有利于控制减重后体重的反弹。

在一项以能量受限的高蛋白低碳水膳食和低蛋白高碳水膳食比较，检查体成分和血脂的顺应性和长期变化的研究中，4个月后两组参与者的体重减少量虽无明显差别，但是高蛋白低碳水组的机体脂肪(体脂)含量减少更明显，而且肥胖者血清中的甘油三酯、高密度脂蛋白胆固醇的改善更明显，并且依从性更高。113例中度肥胖者经过4周极低能量饮食的减重治疗后，体重降低了5%～10%，而随后6个月分别采用高蛋白膳食及正常蛋白质饮食进行体重维持，结果显示高蛋白膳食者的体重反弹率更低。

限能量膳食 ....

定义： 限能量膳食指在限制能量摄入的同时保证人体基本营养需求的膳食模式，其宏量营养素的供能比例应符合平衡膳食的要求。长期实施该方案还对延长寿命、延迟衰老具有明显作用。

施行限能量膳食的3种常见方式：

（1）在满足蛋白质、维生素、矿物质、膳食纤维和水这五大营养素的基础上，适量减少脂肪和碳水化合物的摄取，将每日正常进食的总能量减少30%～50%的低能量膳食模式；

（2）在目标摄入量基础上每天减少500千卡左右；

（3）每日膳食供能1000～1500千卡。

适用人群： （1）轻度超重或肥胖人群；

（2）曾经中重度肥胖，已减至轻度肥胖后需要减重维持的人；

（3）需要在短时间内尽快纠正代谢紊乱的情况，且生活不规律（经常出差、值夜班）的人；

（4）其他各种方法均不适用的人群适用本方法。

慎用人群： 暂无。

 执行策略

每天膳食来源应包括谷薯类、蔬菜水果类、禽畜肉蛋奶类、大豆坚果类等食物。平均每天吃 12 种，每周吃 25 种以上食物。每天食盐摄入量不超过 5 克，足量饮水。

 方案举例

总能量为每天1200千卡（女性适用）

	能量（千卡）	食谱示例（可任选一种食谱）
早餐	250~350	A：煎鸡蛋1个 + 脱脂牛奶200毫升 + 50克豆沙包1个 B：煮鸡蛋1个 + 杂粮粥100克 + 猪肉馅包子100克
午餐	400~450	A：米饭或面食100克 + 200克清炒蔬菜 + 瘦肉/去皮鸡肉/鱼肉100~150克 B：米饭或面食100克 + 冬瓜汤100克 + 清炒小白菜100克 + 100克去皮红烧鸡腿 C：50克馒头 + 凉拌芹菜鸡丝100克 + 青豆炒虾仁100克
晚餐	350~400	A：虾皮紫菜青菜面/青菜肉汤面1份 B：米饭100克 + 香菇油菜100克 + 沙丁鱼100克 C：鲜肉馄饨+水果1个
加餐	100	可选用水果1个/酸奶1杯/1小把坚果
提示：每日需饮水1500~2000毫升。		

	能量（千卡）	食谱示例（可任选一种食谱）
早餐	350~400	A：煎鸡蛋/炒鸡蛋2个 + 脱脂牛奶200毫升 + 50克豆沙包1个 B：豆浆250毫升 + 肉馅包子100克+煮鸡蛋1个
加餐	150~200	低脂牛奶一杯 + 坚果10颗左右
午餐	400~450	A：米饭或面食100克 + 200克清炒蔬菜 + 瘦肉/去皮鸡肉/鱼肉100~150克 B：米饭或面食100克 + 冬瓜汤 + 清炒小白菜100克 + 100克去皮红烧鸡腿 C：50克馒头 + 凉拌芹菜鸡丝100克 + 青豆炒虾仁100克
加餐	150~200	A：可选用水果1个/酸奶1杯 + 1小把坚果 B：饼干3~5块 + 脱脂牛奶一杯200毫升
晚餐	350~400	A：虾皮紫菜青菜面/青菜肉汤面1份 B：米饭100克 + 香菇油菜100克 + 沙丁鱼100克 C：鲜肉馄饨+水果1个

提示：每日需饮水2000~2500毫升。

注意事项： 如果你感到饥饿，那么首先你可以增加餐次，比如把常规三餐里的一部分挪出来作为加餐（把一杯奶挪到上午加餐，把一个水果挪到下午加餐）；其次，用膳食纤维类的食物增加或替换部分食物。比如，用一些富含膳食纤维能增加饱腹感的土豆、红薯、山药等替换普通主食，换算方法是4：1，例如200克土豆替换50克大米。还可以增加250～500克富含膳食纤维的蔬菜来增强饱腹感，例如黄瓜、番茄、魔芋等。另外，保证充足的饮水量，也可以减少饥饿感。采用营养代餐模式的限能量膳食也更有助于减轻体重。

临床依据和实验证明：

在多项对超重者进行6个月限能量膳食干预研究中，将全天总能量摄入减少25%，结果发现，与非限能量膳食相比，限能量试验组参与者的胰岛素敏感性有明显改善，并认为这是导致体重下降的主要原因。以评估限能量膳食对成人内脏脂肪影响的研究也证实，在对内脏脂肪面积大于等于100平方厘米的成人进行12周减少总能量20%的限能量饮食干预后，有效降低了其体重、总脂肪重量、内脏脂肪面积以及动脉粥样硬化的发生风险。

低碳水化合物饮食

定义： 低碳水化合物饮食通常指膳食中碳水化合物供能比小于等于40%，蛋白质摄入量相对增加，限制或不限制脂肪及总能量摄入的一种饮食模式。极低碳水化合物饮食则以膳食中碳水化合物供能比小于等于20%为标准。生酮饮食则是极低碳水化合物饮食中的极特殊类型。

适用人群： 在临床营养师的严格指导下，单纯性超重及肥胖人群以及合并2型糖尿病的超重及肥胖人群、尝试其他减重饮食模式干预后无效的人群可在短中期（少于12个月）采用低碳水化合物饮食适度减重，其长期的安全性和有效性仍待进一步研究。

慎用人群： 有酮症发生风险的糖尿病患者，以减重为目的长期应用者，儿童和青少年。

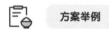 **执行策略**

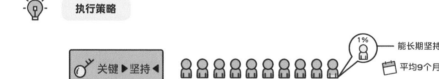

关键 ▶坚持◀

1%

能长期坚持

平均9个月

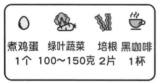 **方案举例**

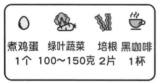

煮鸡蛋	绿叶蔬菜	培根	黑咖啡
1个	100～150克	2片	1杯

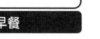 早餐

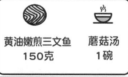

黄油嫩煎三文鱼	蘑菇汤
150克	1碗

 午餐

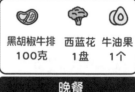

黑胡椒牛排	西蓝花	牛油果
100克	1盘	1个

 晚餐

临床依据和实验证明：

低碳水化合物饮食仍是存在医学争议的饮食方案，大致有以下两种声音。

支持者：低碳水化合物饮食可在一定程度上降低体重和甘油三酯水平，令心脏病风险有所降低，但长期是否有效还不确定。

反对者：很少人能长期坚持低碳水化合物饮食，而且因为少吃了碳水化合物，蛋白质、脂肪就会相对多吃，与医学界和营养学界的健康理念背道而驰，并不适合冠心病、痛风、肾病患者。

多项研究显示，短期低碳水化合物饮食干预的确有益于控制体重、改善代谢情况，同时短中期应用低碳水化合物饮食有利于超重/肥胖的糖尿病患者改善血糖，但低碳水化合物饮食的长期安全性和有效性尚不明确，且由于对食物的选择具有局限性，膳食纤维、钙、碘、镁、锌、铁等元素的摄入量均可能低于推荐摄入量，故不推荐儿童和青少年以减重为目的长期执行该方案。

在充分考虑安全性的情况下，尝试其他减重饮食模式干预无效后，在临床营养师指导下可进行短期的生酮饮食管理，除监测血酮体外，还应监测肝肾功能、体成分的变化，并密切关注血脂、尿酸水平。

间歇性断食（轻断食）

定义： 间歇性断食是指按照一定规律在规定时期内禁食或给予有限能量摄入的饮食模式。目前常见隔日禁食法（每24小时轮流禁食）、"4+3"或"5+2"轻断食法（在连续/非连续日每周禁食2~3天）等。其中最常用"5+2"轻断食模式，即1周中5天相对正常进食，其他2天（非连续）则摄取平常的 1/4 能量（女性约每天500千卡，男性约每天600千卡）的膳食模式。

适用人群： BMI≥24；体脂率、腰围超标的各年龄段超重/肥胖成人也可用于减重后维持体重的生活管理。

慎用人群： 儿童；体重指数小于等于18.5的消瘦者；神经性厌食者；精神疾病患者；妊娠期、哺乳期女士；营养素缺乏病（缺铁性贫血等）患者；心功能不全者；肾功能不全者；肝病患者（非酒精性脂肪肝除外）。

执行策略

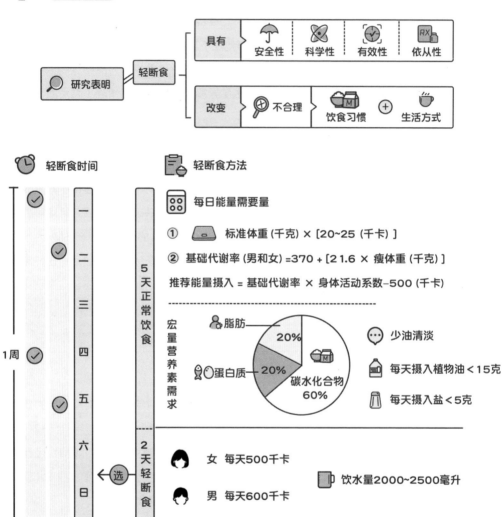

方案举例

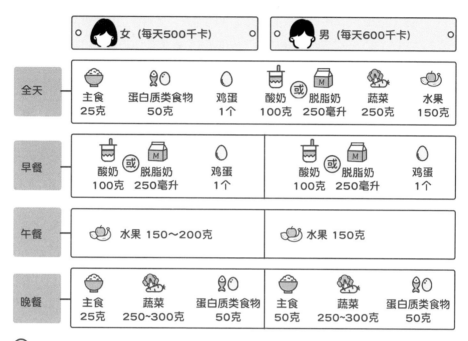

	女（每天500千卡）	男（每天600千卡）
全天	主食 25克　蛋白质类食物 50克　鸡蛋 1个　酸奶 100克 或 脱脂奶 250毫升　蔬菜 250克　水果 150克	
早餐	酸奶 100克 或 脱脂奶 250毫升　鸡蛋 1个	酸奶 100克 或 脱脂奶 250毫升　鸡蛋 1个
午餐	水果 150~200克	水果 150克
晚餐	主食 25克　蔬菜 250~300克　蛋白质类食物 50克	主食 50克　蔬菜 250~300克　蛋白质类食物 50克

💬 主食、蛋白质食物、蔬菜的量都是指食物生重。

注意事项:

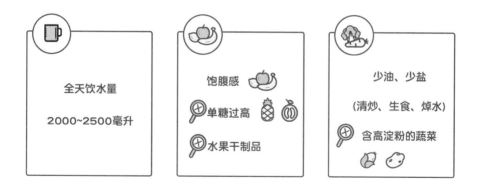

全天饮水量

2000~2500毫升

饱腹感
🔍单糖过高
🔍水果干制品

少油、少盐

（清炒、生食、焯水）

🔍含高淀粉的蔬菜

临床依据和实验证明：

一项基于16例肥胖者的研究显示，在隔日断食法干预8周后，患者体重平均下降（5.6±1.0）千克，腰围平均缩小4.0厘米，体脂含量从原来的（45±2）%降到（42±2）%，收缩压由（124±5）毫米汞柱降到（116±3）毫米汞柱，总胆固醇、低密度脂蛋白胆固醇和甘油三酯浓度也分别下降（2±4）%、（25±10）%和（32±6）%，而高密度脂蛋白胆固醇水平无变化。

多数研究证明间歇性断食有益于体重控制和代谢改善。间歇性断食在控制体重的同时，或可通过代谢和炎性反应间接增加体重控制获益；同时获得糖尿病、心脑血管疾病及其他慢性疾病的治疗益处。

低GI饮食 ....

定义： 低GI食物具有低能量密度、高膳食纤维的特性，可使胃肠道容受性舒张，增加饱腹感，有利于降低总能量摄入。以葡萄糖或白面包的GI为100做参照，GI<55的为低GI食物、GI为55～69的为中等GI食物、GI>70的为高GI食物。

适用人群： 低GI饮食对多种人群的健康和减重都有益，特别适合糖尿病患者、糖代谢紊乱人群、心血管疾病患者、孕妇合并肥胖人群和高血脂人群。

慎用人群： 体重过轻、有肠胃疾病的人。

💡 **执行策略**

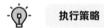
低GI食物　每日饮食

⚡ 控制总能量　　+　　🥛 均衡膳食　　+　　🍚 保持食物多样

低 GI 饮食一定是建立在控制总能量、均衡膳食的基础之上，并保持食物多样。选择低 GI 饮食方式最重要的是学会辨别高 GI 或低 GI 食物的特性，在日常饮食中加以搭配，适量食用。

以替换的方式，让日常饮食的 GI 值更低一些，比如把早餐的速溶麦片换成只经碾压、需要加热或煮熟的纯燕麦粒，把白面条换成荞麦面条，把白面包换成多谷物坚果面包，把甜饮料换成无糖饮料或白开水，把大米饭换成黑米饭、杂豆饭。

并不需要强迫自己餐餐都进行替换，以免失去品尝食物带给我们的愉悦感受，而是将这些小技巧在适宜的时候加以实践，以此获得更健康的饮食方式。

方案举例

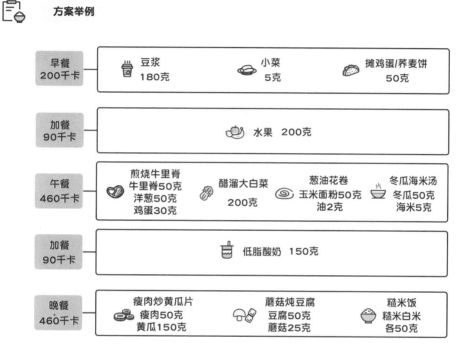

早餐 200千卡	豆浆 180克	小菜 5克	摊鸡蛋/荞麦饼 50克
加餐 90千卡	水果 200克		
午餐 460千卡	煎烧牛里脊 牛里脊50克 洋葱50克 鸡蛋30克	醋溜大白菜 200克	葱油花卷 玉米面粉50克 油2克 / 冬瓜海米汤 冬瓜50克 海米5克
加餐 90千卡	低脂酸奶 150克		
晚餐 460千卡	瘦肉炒黄瓜片 瘦肉50克 黄瓜150克	蘑菇炖豆腐 豆腐50克 蘑菇25克	糙米饭 糙米白米 各50克

注意事项：

长期采用低GI饮食有可能导致偏食或营养不良，不建议营养不良者长期执行低GI饮食方案减肥。因此，需要进行血糖、血脂、体重管理的人群，可以在营养医生的指导下采用低GI饮食制定个体化均衡饮食方案。

依此方式增加油脂，降低饮食GI值的胖友，可能会摄入更多额外的能量，也会降低胰岛素敏感性。减重人群和糖尿病患者都应该少吃，可选择富含不饱和脂肪酸，尤其是含亚麻酸的植物油、坚果、豆类、鱼类、牛油果，代替饱和脂肪酸含量较高的动物油脂、畜肉、油炸食品、糕点等食物。果糖虽然属于低GI食物，但是如果摄入过多，可能会引起腹泻，使甘油三酯、尿酸水平升高，同样会导致发胖。

临床依据和实验证明：

研究证明，低GI饮食可降低餐后血糖峰值，减少血糖波动、胰岛素分泌的速度和数量，从而促进脂肪酸合成和储存，阻止脂肪的动员和分解，降低游离脂肪酸水平和减少拮抗激素的反应，增强胰岛素敏感性。限制总能量的低GI饮食可减轻肥胖者体重，而且短期应用的减重效果优于高GI饮食。

食物种类	GI值	食物种类	GI值	食物种类	GI值
荞麦面条	59.3	炖鲜豆腐	31.9	苹果/梨	36
大米饭	80.2	绿豆挂面	33.4	葡萄	43
白面面包	105.8	黄豆挂面	66.6	猕猴桃	52
白面馒头	88.1	樱桃	22	菠萝	66
蜂蜜	73	乳糖	46	麦芽糖	105
扁豆	18.5	柚子	25	西瓜	72
绿豆	27.2	桃	28	果糖	23
冻豆腐	22.3	香蕉	52	蔗糖	65

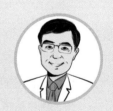

陈医生的减重小课堂

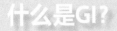

什么是GI？

GI 的定义：一个衡量各种食物对血糖可能产生多大影响的指标。

具体测量方法：吃一定量的某种食品，测量吃后几个小时内的血糖水平，计算血糖曲线下方面积和同时测定的葡萄糖耐量曲线下方面积比较所得的比值称为 GI。

特点：

经过人体试验获得，准确性较高。

主要针对碳水化合物含量较高的食物。

选择主食时能够提供有效的参考。

有助于多样化食物的选择。

低 GI 食物多饱腹感强，吸收消化较慢，可防止过快饥饿。

应用指导：GI 值的高低与食物种类有关，比如豆类 < 谷类，大麦 < 小麦，苹果 < 菠萝。

与膳食纤维的含量有关：膳食纤维越多，GI 值越低。

与食物的物理特性有关：淀粉颗粒越大，GI 值越低；米饭放冷后 GI 值变低。

与加工、烹调方法有关：加工时间越长、温度越高，GI 值越高。

与食物混食效应有关：和蛋白质、脂肪混食，GI 值降低。

选好膳食模式，助力永久减重

膳食模式是指膳食中各类食物的数量及其在膳食中所占的比重，通过食物来源与营养素分配导向的不同影响人类健康。我们经常可以听到科学界探讨"吃什么能够获得健康"的话题，其实就是探讨膳食模式对人类健康的影响。

根据地域差别，人们常将膳食模式分为东方膳食模式和西方膳食模式，前者主要以植物性食物为主，动物性食物摄入较少，这种膳食模式容易导致营养不良，劳动能力下降等；而后者以动物性食物为主，肉类及其制品摄入多，植物性食物摄入少，这种膳食模式容易造成肥胖、心脑血管疾病等营养相关疾病高发。因此二者都不是最佳的减重膳食模式。

各类食物数量在不同膳食模式（示例）中占的比重

膳食模式	主要摄入	造成结果
西方膳食	多 动物性食物 ↑ + 少 植物性食物 ↓	肥胖 心脑血管疾病
东方膳食	少 动物性食物 ↓ + 多 植物性食物 ↑	营养不良 劳动能力低下
地中海饮食	多 全谷类 + 蔬果类 + 海鲜 + 健康油脂 + 水 适 酒 + 坚果类 + 鸡蛋、禽肉 + 乳制品 少 饱和脂肪酸 + 甜品	护 心脑血管疾病
得舒膳食（DASH）	增 蔬菜 + 水果 + 低脂奶 + 全谷类 适 坚果 + 豆类 少 红肉 + 油脂 + 精制糖 + 糖饮料	↑ 矿物质(钾、钙、镁) + 膳食纤维 + 优质蛋白 + 不饱和脂肪酸 ↓ 饱和脂肪酸 + 胆固醇

经过近 30 年的研究，人们以临床结局为导向，了解到以下 3 种膳食模式更有助于体重的长期管理。

定义： 以环地中海地区的饮食特点为主，强调高膳食纤维、高维生素、低饱和脂肪酸的膳食模式。

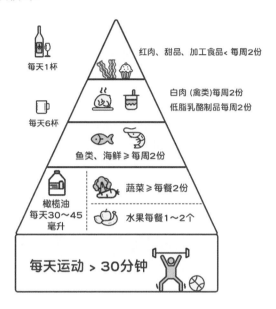

地中海饮食的核心食物为全谷物、蔬果、豆类、草本香料、坚果、健康油脂（如橄榄油），并建议每周至少吃两次鱼类和海鲜，摄入适量乳制品（尤其是酸奶和传统奶酪等发酵乳）、鸡蛋和禽肉，少吃红肉和甜食，常用饮料就是水。此外，地中海饮食对适量运动和活跃的社交活动也非常重视，倡导与亲朋共享美食，这是健康生活方式的重要组成部分。地中海饮食并没有对特定食物进行限制，也被评为最易遵循的膳食模式。除此之外，它还是最佳的植物性饮食和最佳糖尿病患者饮食，并作为全球最佳的心脏健康膳食排在第二位，位于得舒膳食之后。越来越多的研究表明，地中海饮食可以降低心血管疾病、2型糖尿病、代谢综合征和某些肿瘤的发生风险。

适宜人群： 适用于大部分减重人群，但儿童、超重孕妇需要额外补充某些营养素。尤其适用于超重伴高血脂、高血压、糖尿病等并发症人群。

💡 **执行策略**

地中海饮食具有低精制碳水化合物、高膳食纤维、高单不饱和脂肪酸等特点，同样符合医学营养减重饮食结构，在限能量饮食的前提下，结合个体特点将地中海饮食灵活运用，其减重效果也非常明显。

膳食制定标准：

主食类：以五谷杂粮为主，占主食的比例超过80%。

蔬菜类：建议每天不低于600克。

肉食类：以深海鱼类为主，结合个体体重及蛋白质需求情况，建议每天150~200克。

豆奶类：豆类或豆制品每天或隔天摄入80克左右。

油脂类：以富含单不饱和脂肪酸的橄榄油为主，减少使用富含饱和脂肪酸的动物油；脂肪最多可占膳食总能量的35%，而饱和脂肪酸只占7%~8%。

📋 **方案举例**

减重者可参考上述膳食制定方法与标准进行均衡搭配，以下中餐食谱仅供参考。

早餐：牛奶燕麦粥，一个鸡蛋，一份水果和一小把坚果

午餐：新鲜蔬菜一盘，搭配香煎三文鱼，主食为南瓜糙米饭一碗

晚餐：鸡肉搭配新鲜蔬菜，主食糙米饭和一小杯红酒（100毫升）

加餐：一份水果

注意事项：

适量原则：鉴于地中海饮食包含多种食物，要做到均衡健康，适量和明智的选择尤为重要。要适度控制酒类、坚果类的摄入量，尤其是对于伴有心脑血管疾病的个体。

坚持锻炼：每天30分钟以上的有氧运动。

定义：　　得舒膳食是1997年由美国的一项大型高血压防治计划发展出来的饮食模式，主要特征是：摄入足够的蔬菜、水果、低脂（或脱脂）奶，以维持足够的钾、镁、钙等元素的摄取，并尽量减少饮食中的饱和脂肪酸，从而有效降低血压。因此，现在常以得舒膳食作为预防及控制高血压的饮食模式。

适宜人群：伴有高血压糖尿病的肥胖人士，因该膳食营养均衡、安全、依从性好等，也适用于普通的单纯性肥胖者（包括成人、老年人），以预防心血管疾病的发生。

 执行策略

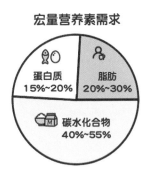

宏量营养素需求

蛋白质 15%~20%　脂肪 20%~30%　碳水化合物 40%~55%

五谷杂粮	至少2/3为谷类
蔬果	每餐2~3样、多样化
奶类	脱脂/低脂牛奶
蛋白质类	白肉、瘦肉、🔍红肉
坚果种子	适量果干、豆类
油脂类	植物油　⬇糖

注意事项：

关于得舒膳食的执行，要了解减重者不同民族，不同宗教的饮食习惯，或是其他特殊的饮食宜忌，比如是否有斋戒的需求，以及是否对奶类、麸皮、鱼类海鲜等特殊食物过敏。

依从性：要考虑民族、生活方式、文化、对植物性食物的接受程度、食物多样性的满足、季节性以及价格等因素，考虑食物的口感和性状以及口味偏好等因素。

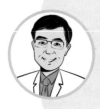

基于我国已有的调查研究，对比北方居民高盐高脂的饮食习惯，我国长江中下游居民长期形成的饮食结构更有利于心血管代谢性疾病的防控，类似地中海饮食方式，依据地域分布可称之为"江南饮食"。

膳食原则 ─────────────────────────────────

提倡增加粗粮，减少精米精面；

推荐植物油，低温烹饪；

增加白肉、减少红肉，推荐豆制品；

蔬菜多多益善，保证适量水果；

推荐适量坚果、奶类；

强烈推荐蒸、煮、涮等烹饪方式。

───

2022 年公布的国内数据显示，对比地中海饮食、限能量膳食，"江南饮食"对体重的控制效果相似，但它更有利于保证血糖稳定，减少低血糖的发生。

4 第四武器：耐心
减肥需要循序渐进地"动起来"

缺乏身体活动是导致超重（肥胖）的重要因素之一，运动的作用就是通过增加能量消耗达到负能量平衡。为此，运动应作为医学减重治疗的重要基石，但是需要循序渐进。

有科学研究证明，运动减重存在显著的剂量－效应关系。超重和肥胖个体每周需要进行至少 150 分钟中等强度运动才能达到适度减重的效果；如果减重要大于等于 5%，则每周运动时间应达到 300 分钟，运动强度应为中高强度运动或运动量消耗达 2000 千卡以上。运动依从性较差的个体，可利用零碎时间累计多次短时间运动，在运动量相同的情况下，减重效果甚至优于一次连续的长时间运动。

身体活动需要考虑哪些要素

身体活动包括除睡眠和绝对安静休息以外的所有活动。根据身体活动的基本原理，其基本要素包括身体活动的频率（Frequency）、强度（Intensity）、时间（Timing）和类型（Type），简称"FITT 四要素"。

身体活动四要素

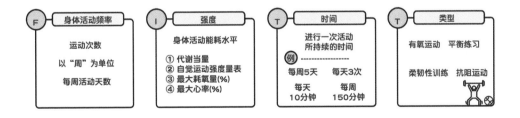

减肥时适合做哪些身体活动

有氧运动：是指以躯干、四肢等大肌肉群参与为主，有节律、较长时间、能够维持在一个稳定状态、需要氧气参与能量供应、以有氧代谢为主要供能途径的运动形式，也叫耐力运动。例如以每小时 4 千米的中等速度步行、以每小时 12 千米的速度骑自行车。

无氧运动：是指以无氧代谢为主要供能途径的运动方式，一般为肌肉的强力收缩活动。无氧运动仅能维持 2~3 分钟，运动中用力肌肉群的能量主要靠无氧酵解供应，这也是抬重物、俯卧撑、抗阻力肌肉力量训练的主要形式。

柔韧性训练：也叫伸展性练习，即指通过躯体或四肢的伸展、屈曲和旋转活动，锻炼关节的柔韧性和灵活性，如太极、气功和瑜伽的动态拉伸与静态拉伸等。

骨骼强化活动：是一种对骨骼产生冲击和肌肉负荷力的运动。跳跃、单足跳、跳绳和舞蹈都是有益于骨骼强化的活动，同样有益于肌肉强化活动。

如何判断身体活动量是否达标

通常会用代谢当量（MET）、心率、自觉运动强度量表来衡量身体活动是否达标。一般推荐中等强度的身体活动，能够达到如下标准即可：心跳和呼吸加快，用力但不吃力，可以随着呼吸的节奏连续说话但不能放声唱歌。老年人和体质较差者则应结合自己的体质和感受来确定强度。

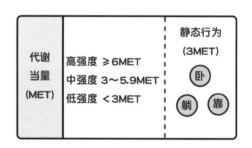

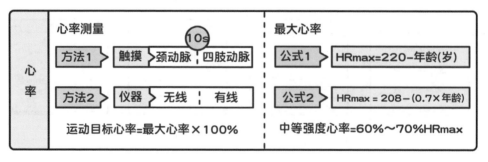

如何制定个体化运动目标

适宜的运动应能够全面促进健康体适能，即提高心肺耐力、肌肉力量和耐力、柔韧性等。

运动方案的内容一般包括有氧运动、肌肉力量锻炼和柔韧性训练，强调结合日常生活中的职业、交通、家务和休闲活动等进行运动训练。其中，有氧运动一般强调中等强度，从锻炼心肺功能的角度考虑，相对强度应达到中等以上，推荐目标为每周运动时间累计至少 150 分钟；肌肉力量锻炼的强度应能维持对肌肉的一定刺激，推荐每周 2 ~ 3 天，每次 15~20 分钟。同时，应充分考虑个体的运动习惯、禁忌证、运动环境、设施条件等。进度方面，强调量力而行、循序渐进。

运动方案的制定

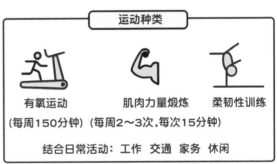

尝试起来，每天一组运动训练。

热身：至少 5 分钟，小到中等相对强度的心肺和肌肉耐力活动，达到微微出汗；

训练内容：20~60 分钟，有氧运动、抗阻运动等多种运动累计达到目标；

整理活动：至少 5~10 分钟，小到中等相对强度的心肺和肌肉耐力活动；

拉伸：在热身活动之后进行至少 10 分钟的拉伸活动。

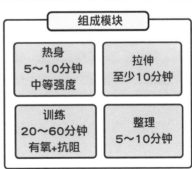

减重中的运动解决方案

有氧运动

频率：每周有 5 天以上的中等强度运动，或每周有 3 天以上的较大强度运动，或每周有 3~5 天是中等强度与较大强度运动相结合。

强度：中低强度逐渐过渡到中高强度。健康状况不好的人进行低强度到中低强度的有氧运动。

时间：中等强度运动每天累计 60 分钟，且每次至少 10 分钟，每周累计 300 分钟。或每天至少 30 分钟（每周不少于 150 分钟）的较大强度运动，或中等和较大强度相结合的运动。

运动量：推荐每周 300 分钟中等强度的运动，或每周大于等于 1000MET，或每天至少中速以上步行 10 000 步。

运动形式：有节律、有大肌肉群参与、所需技巧低、至少是中等强度的有氧运动。应该根据个人的年龄和健康状况、运动环境条件、身体技能水平、兴趣爱好尽可能选择适合自己的运动形式，有利于长期坚持。根据个人的减重目标，也可以进行有利于身体重点部位的锻炼形式，如游泳较适合全身性肥胖者，而普拉提适合向心性肥胖者。可以用能量消耗相等或相似的身体活动或运动来取代、替换，例如游泳可与慢跑、跳绳或骑车替换；打羽毛球可以排球、网球或跳舞来代替；快走可以代替打乒乓球、慢速度游泳或骑车。

进度：一般在计划开始的 4~6 周中，每 1~2 周将每次训练课的时间延长 5~10 分钟。当规律锻炼 1 个月之后，在接下来的 4~8 个月里逐渐增加到上述推荐运动量。

抗阻运动

频率：每周对每个大肌肉群训练 2~3 天，并且同一肌肉群的练习时间应至少间隔 48 小时。如每周 2 天做仰卧起坐，同时 2 天练习哑铃。

强度：中等强度，每次至少练习 1 组，每组重复 10~15 次。

类型：推荐多关节练习。

推荐量：每个肌肉群练习 2~4 组，每组重复 8~12 次，组间休息 2~3 分钟。

柔韧性训练

频率：每周 2~3 天，每天练习效果更好。

强度：拉伸至感觉到拉紧或轻微的不适。

时间：大多数人静力拉伸保持 10~30 秒；每个柔韧性训练的总时间为 60 秒。

方式：缓慢拉伸大肌肉群，如弹力橡皮带和拉力器。

模式：每个柔韧性训练都重复 2~4 次。

减少日常久坐不动的行为：连续久坐时间不宜超过 1 小时，尽可能减少每天累计久坐时间。

执行医学减重运动方案，谨防运动损伤

运动前对身体进行系统评估

在开始身体活动前，建议咨询医生，进行系统评估，并充分考虑个体的兴趣爱好和技能水平，以便制定适宜的个体化运动计划和目标，也便于以后的运动计划调整和效果评估。每一次增加或改变运动计划前，均建议重新进行系统评估。肥胖者运动中产热多，更容易发生脱水和中暑，在大量出汗的情况下，应合理安排补液。遵循能量平衡的原则，单纯靠运动减重很难达到预期目标，须结合饮食控制才能实现成功减肥。减肥速度不宜过快，多数情况下，每周减少 0.5~1 千克体重比较适宜。每天安排身体活动的量和时间应按减体重目标计算，对于需要亏空的能量，一般多考虑采用增加身体活动量和控制饮食相结合的方法，其中 50% 应该由增加身体活动的能量消耗来解决，其他 50% 可由减少饮食总能量和减少脂肪的摄入量以达到需要亏空的总能量。

制订一个长期的减肥计划很重要。在增加身体活动量时应循序渐进，先从一些日常活动开始，然后可以每天进行快步走、慢跑、打羽毛球、打乒乓球等活动。只有养成健康的生活习惯，并且长期坚持，才能更有效地避免减肥后的体重反弹。实施过程中，要依据实际情况的变化，不断调整饮食和运动行为。

防止运动损伤

肥胖或超重本身就是导致运动损伤的危险因素，因而体重特别大、日常又缺乏运动者在开始锻炼时更需要采取保护措施。骑自行车、游泳等运动下肢关节的承重小，发生关节损伤的风险相对也小，鼓励大家进行这些活动。具体实践中，应根据个人的具体情况、结合个人兴趣和生活环境，选择运动目标和锻炼计划，并在身体活动过程中采取必要的

保护和风险控制措施。

运动过程中，应注意关注身体感觉、环境条件、运动安全等。具体而言，包括以下几点：一是精力集中。在运动中，一定要精力集中，对场地上的汗水、纸屑等废弃物遗落的地方都要注意，因为这些都是发生意外滑倒的地方，容易造成损伤。二是注意场地状况。对场地什么地方有坑、什么地方有凸起以及场地周围的障碍等，做到心中有数，以防踝关节及膝关节扭伤。三是注意天气变化。要随时了解场地的天气情况，选择与天气、场地相适应的服装、鞋袜、装备。四是注意运动过程中因失误摔倒的可能。由于速度、高度、对抗等因素，要有心理上、行动上的准备。五是运动不宜过度。运动过度会造成肌肉和关节受伤，遵循"适度、量力、循序渐进"的原则，而且经常运动才最有益。若感到疲倦、身体不适或疼痛时，如发热、极度气喘、作呕、头晕等，应暂时休息，不要勉强运动，否则可能发生意外，必要时应及早就诊。六是特别注意运动健身的最后阶段，防止受伤。因为这个时候精神、肌肉已经疲劳，人最容易分散注意力，因此要提醒自己，在运动结束前必须集中精神，避免受伤。

运动后期要做整理运动

运动后花时间恢复平静，让心率重归正常，是一种积极的休息方式，可以使精神、肌肉、内脏比较一致地恢复平静，提高恢复体力的效率。剧烈运动后进行"冷却"活动，可使心血管系统、呼吸系统功能仍保持在较高水平，有利于偿还运动时所欠的"氧债"。"冷却"活动能使肌肉放松，促进乳酸快速分解和排泄，可避免局部循环障碍对代谢过程的影响。

运动后慢跑（5~10分钟）、呼吸体操及各肌肉群的伸展练习都是运动后较好的"冷却"活动，可以消除肌肉痉挛，减轻肌肉酸痛和僵硬程度，消除局部疲劳。这样就可以使机体（特别是心脏和运动系统）在高速运动状态之后缓缓恢复到低速运动状态，然后回到静止状态，这对预防运动损伤有良好作用。

此外，还可以按摩10~15分钟，40摄氏度温水浴，及时换上干爽的衣服并补充营养，保证充足睡眠。

5 第五武器：戒骄
用好医学减重的小妙招

妙招1：抓住生命的脉动，奏响成功减重的乐章

在减重进入平台期后，与肥胖斗智斗勇成为必修课，这时候调节时间节律成为可选之路。限时进食法（TRF）是指限制每天进食时间，在白天或夜间适当禁食，禁食时间在 3~21 小时不等。常见的限制进食时间有 4 小时、6 小时、8 小时进食三种类型，俗称"过午不食"。与限能量膳食、高蛋白膳食等相比，限时进食法只限定进食时间，

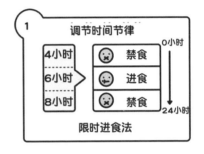

不限定进食的种类和数量，实践起来更轻松，更容易让人接受和坚持。有研究显示，短期采用限时进食法的确可以减轻体重，但其对身体成分产生的影响结果不一。有的虽然体重下降了，但同时减少了更多的瘦体重。有的则对身体成分没有明显影响。为此，在平台期攻坚克难之时，可以短期（推荐 1 个月以内）采用 16 ： 8 的方案，即清晨后 8 小时内进食，然后不再进食任何食物，也许可以适当撼动那纹丝不动的体重了。

妙招2：进餐有序，吃对顺序瘦得快

对减重者而言，可以分三个阶段进餐：

第一个阶段，从蔬菜开始，蔬菜、菌类等食物能量低，含有丰富的膳食纤维，有饱腹感，且能延缓胃排空，减少高能量食物的摄入量。第二

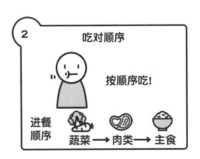

个阶段，蔬菜、肉类、豆制品三者一起吃，但是主食的量要少一些。第三个阶段，以主食为主，蔬菜为辅。

一项在糖尿病患者中进行的干预研究表明，按照以上顺序进食的糖尿病患者，其餐后血糖、胰岛素水平要比先吃主食的糖尿病患者更低。进一步的研究显示，按照蔬菜、荤菜、主食的顺序进餐可有效缓和餐后的血糖波动。长期坚持，还可以使 2 型糖尿病患者餐后血糖及糖化血红蛋白水平显著降低。

有日本学者认为，即使是同样的食物，食用顺序不同，对身体的作用也会不同。用餐时，按照 " 蔬菜—肉类和鱼类—米饭等碳水化合物 " 的顺序，不仅能够促进身体的新陈代谢，而且能够多摄取富含膳食纤维的蔬菜，可以防止高血压，并达到减重的效果。

妙招3：选择合适的餐具，改变进食习惯

选择更小容量的餐具，定时定量进餐，规律进餐，有助于控制总能量摄入。避免过度饥饿引起饱中枢反应迟钝，导致进食过量。不论在家还是在外就餐，都可根据个人的生理条件和身体活动量，进行标准化量具配餐和定量分配。不吃饭桌上剩余的食品，不吃小块儿零食，吃完饭就刷牙，让自己远离食物，这些良好的进食行为都有助于减重成功。

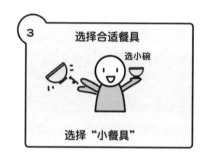

一项研究显示，当使用尺寸较大的餐具就餐时，使用者会认为自己的用餐量比真实的要小；反之，使用小尺寸的餐具就餐时，他们会认为自己的用餐量比真实的大。

妙招4：细嚼慢咽，减缓进食速度

医学研究发现，每口食物咀嚼 20 多次是最理想的减肥方式。这样既有利于提高食物的利用率和营养价值，又有利于减重。进餐时，可以在两口食物之间放下刀叉或碗筷，充分地咀嚼食物，

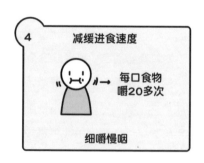

减缓进食速度。专心品尝食物，和身体一起感受"饱"的感觉，避免进食过快，或无意中过量进食。

日本营养学家曾做过这样的试验：让一群体形肥胖的男女改吃不经过充分咀嚼就无法吞咽的食物（并不改变其营养成分），以迫使他们逐渐养成细嚼慢咽的良好饮食习惯。结果显示，男子 19 周后体重平均减轻 4 千克，女子 20 周后体重平均下降 4.6 千克。同时，这些肥胖者的血糖、胆固醇和饱和脂肪酸水平也明显下降。这一研究结果为营养学家长期倡导细嚼慢咽有助于控制体重的建议提供了科学依据。

妙招5：巧用微量营养素，让减重更安全

很多胖友在减肥中更多纠结于吃肉还是吃主食，殊不知有一种隐形饥饿更容易导致减肥功亏一篑。经常听到胖友们因为在运动中晕倒、"大姨妈"不来、口腔溃疡等放弃减重。其实这些都是临床上常见的营养缺乏的表现，需要密切关注微量营养素的缺乏问题。对肥胖者进行低能量膳食干预时，由于食物总摄入量减少或种类受限，

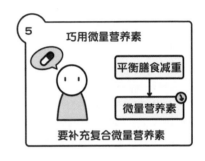

营养素缺乏的风险会上升。一项针对 4 种不同能量和宏量营养素占比的减重饮食方案的研究发现，在减重者中普遍存在维生素和微量营养素摄入不足的风险。

采用限能量膳食方案减重，尤其是极低能量饮食法可能引起肥胖者体内微量营养素缺乏，维生素或微量营养素摄入不足的风险更高。为此，通过饮食减重期间，需补充复合微量营养素，预防由限制饮食所致的营养缺乏。另有一项多中心研究显示，在调整能量结构的饮食干预中，微量营养素摄入量也会发生变化；对特定微量营养素（如叶酸、铁或钙）需求较高的人群，可能从个体化饮食方案或强化食品中获益。减重期间积极补充复合微量营养素，对减重也有良好作用。

妙招6：调好肠道微生态，让饥饿远离

近年来多项研究表明，肠道微生物在代谢调节和食物消化中发挥着重要作用，并且

肠道菌群与肥胖存在密切联系。肠道菌群的代谢活动能够影响营养物质的吸收，可通过促进饮食成分的能量代谢在能量存储和消耗影响能量平衡。肥胖的发病机制也包含肠道菌群对能量代谢调节和全身性炎症的影响。与肥胖相关的代谢性疾病，如 2 型糖尿病和心血管疾病也都与肠道菌群有关。

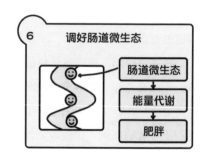

益生菌、益生元以及粪菌移植等针对肠道微生态用于减重的临床研究越来越多，已经通过临床试验筛选出很多益生菌或益生元、合生元等用于肠－脑轴干预的物质，并且获得了抑制食欲、改善体重以及体脂、腰围等代谢指标更健康的效果，这为未来科学减肥带来了新的契机。

6 第六武器：清醒
理性看待减重代餐食品及保健食品

代餐食品减重：吃对了真的可以瘦

根据中国营养学会 2020 年 1 月 1 日发布并实施的《代餐食品团体标准》，营养代餐应符合相应标准和 / 或有关规定，可以满足一餐或两餐的营养需要或部分营养需要，分为代餐食品和部分代餐食品两种。

定义

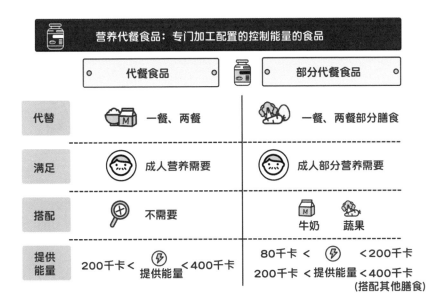

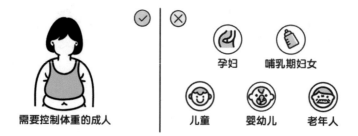

需要控制体重的成人 孕妇 哺乳期妇女 儿童 婴幼儿 老年人

执行策略

在用代餐食品减重期间,每天喝 2000~3000 毫升水。营养代餐食品多数富含膳食纤维,吸水后体积膨胀才具有饱腹感,从而才能减少对其他食物的摄入。另外,体内脂肪燃烧利用时,需要有足够的水分将这些代谢产物排出。

在维持体重期间,可改为每日吃一餐代餐,再逐渐将代餐食品换成一般饮食。

大多数营养代餐食品中都缺乏足量碳水化合物,对要长时间用脑的人群而言,并不建议用它来代替早餐,因为脑组织消耗的能量基本来源于碳水化合物的氧化。但是早餐吃代餐食品是最方便的。

减重期间 | 维持体重期间

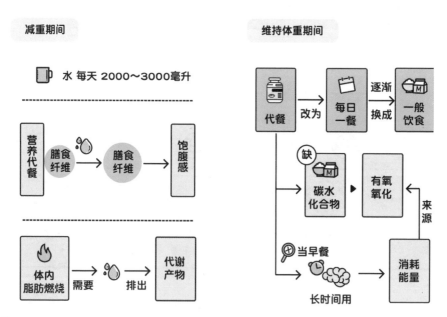

食谱举例

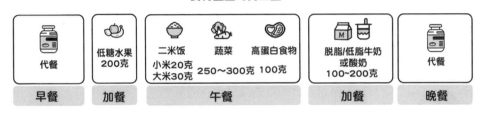

		二米饭 小米20克 大米30克	蔬菜 250~300克	高蛋白食物 100克		
代餐	低糖水果 200克				脱脂/低脂牛奶 或酸奶 100~200克	代餐
早餐	加餐		午餐		加餐	晚餐

250千卡   250千卡

注意事项

营养代餐耐受性良好，无严重不良反应，常见的不良反应有肠鸣腹胀、便稀或便秘等。胃肠道不适症状轻微，无需特殊治疗。

但仍需注意的是可能出现其他并发症，如胆石症和胆囊疾病。

临床证据与实践证明

越来越多的研究表明，营养代餐食品作为一种新型的减重手段，配合正确的生活方式干预，可以给超重或肥胖者带来很好的减重效果及代谢益处。然而，目前临床使用代餐的减重方案较少，仍需要随机、对照临床试验进一步评估及随访代餐的效果。

在快速减重后，如何维持体重是一个重要的问题，肥胖者在成功减重后的1年时间里，如果不参与后续维持体重的计划，很可能会反弹40%~50%的体重。最近一项试验评估了基于代餐的生活方式干预对减重后维持体重的效果，结果表明，使用代餐食品，并配合开展有关营养、烹饪、购物和生活方式等教育的减重方案，对减重后成功维持体重具有积极作用。

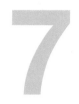

7 第七武器：决心
纠正不良行为，坚固自己的心理防御

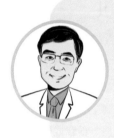

饮食、运动、生活行为管理合称为医学减重的三大要素，三者相辅相成，相互促进。如果只是靠自己的意志力，强迫自己少吃多动，即便短期内减轻了体重，但如果不配合改变不良生活行为，那么很快所有的努力都会付诸东流，为此，我们提倡给予所有减重者相应的行为辅导。

减重中行为辅导不可少

行为辅导的定义

行为辅导是指一系列运用心理学和健康行为学原理塑造良好的个体健康行为，矫正不良生活方式的干预措施，即用行为科学分析肥胖者摄食行为的特征和运动类型，并以此为基础，合理塑造行为，帮助肥胖者建立具有支持性的环境，以保证持续的行为改变，最终达成减轻体重的目的。

行为辅导如何做

行为辅导第一步：设定目标。胖友们需要制定出健康有益、切实的体重目标，进而形成一个具体的行动计划并尝试执行。目标需要具体、可测量、切实可行和有时间范围。

行为辅导第二步：解决问题。提前设想或事后及时探讨可能出现的困难与障碍，通过头脑风暴和互动沟通找到可以解决问题的新方法，对预防复胖也有帮助。

行为辅导第三步：找到适合自己的行为习惯。可通过定期的团队活动、加强知识学习、参加减重竞赛、寻找"同病相邻"的胖友等多种方式来鼓励胖友坚持良好的膳食和减重相关行为习惯。

面对面交流、饮食运动打卡、自媒体、新媒体、远程管理等方法均有助于不良行为的持续改变。

减重别减"崩"——坚定信念，放松而不放纵

心理状态在体重管理中具有重要的影响，积极的心态和思维方式有助于肥胖干预的进行和减重效果的维持，而长期消极的心态则可能加剧肥胖，并对超重及肥胖者的身心健康造成巨大的影响。多项研究证明，同时接受膳食和心理干预的肥胖者减重效果往往优于单纯进行膳食干预的肥胖者。

减肥过程中形形色色的心理问题

我们知道心广体胖，这是说没有心理负担的人更容易让消化系统变得顺畅。反过来，体胖者却未必能心广。现代研究调查发现，越胖的人越容易出现孤独、焦虑、抑郁等状态，这些心理问题还会影响减重效果。常见的肥胖者心理行为表现主要有抑郁症、自卑、社会适应能力下降、孤独感、进食障碍等几种。

（1）抑郁症

抑郁症是以显著而持久的心情低落、思维迟缓、认知功能障碍、意志活动减退和躯体症状为主要特征的一类心境障碍性疾病。一项关于肥胖和抑郁症的研究显示，肥胖人群患抑郁症的风险比一般人高55%，抑郁症人群发生肥胖的风险比一般人高58%。肥胖的儿童和青少年更易患抑郁症和出现严重的抑郁症状。抑郁症的发生也存在性别差异，肥胖女性的抑郁症易感性比肥胖男性更高。

肥胖者抑郁症的表现有焦虑情绪、兴趣丧失、无愉快感、精力减退或疲乏感、精神运动性迟滞、自我评价过低、自责或有内疚感、睡眠障碍，更严重者反复出现轻生的念头或自伤、自杀的行为。

肥胖者患抑郁症与对自身体形的不满有关。儿童期抑郁症状是成年抑郁的潜在危险因素。肥胖的青少年以及大学生由于不满意自身的外表、在意别人的看法和遭受歧视等，往往具有较高的内隐自尊水平，承受着更大的心理压力，以致在学习生活中出现诸多不适，更容易产生强迫、焦虑、恐怖、敌对和偏执等情绪。

（2）自卑

自卑是指在和别人比较时，因低估自己而产生的情绪体验，是一种自己觉得"低人一等"的惭愧、羞怯、畏缩甚至灰心的情感。

肥胖者的自卑心理可表现为对一般事物过度敏感，容易胡乱猜疑甚至歪曲对方的话语，面对负面评价时会出现严重的内心冲突。由于自卑，一些肥胖者平时沉默寡言，不善与人交流，不轻易表达想法和情绪，自身价值感得不到满足，处于一种失衡状态。另外，自卑的肥胖者心理承受能力较差，面对困难时往往会选择逃避。

（3）社会适应能力下降

肥胖人群自我意识下降、对自身体形外貌评价过低，可间接影响日常社交能力，他们常常缺少一般性交往，喜欢独处，不乐意交朋友，尤其是重度肥胖的女孩。研究显示，肥胖儿童的活动、社交、学习和社会适应能力均较体重正常儿童低下，且肥胖程度越重，社会适应能力越差。肥胖儿童及青少年在社交方面存在的种种心理问题主要为社交回避和社交焦虑。

（4）孤独感

孤独感是一种由缺乏良好人际关系引起的痛苦的、不愉快的主观情绪体验。有研究显示，单纯性肥胖儿童孤独感的平均得分高于体重正常儿童。孤独感的产生与社交不良密切相关。肥胖儿童及青少年可能因长期被孤立或害怕被取笑而减少集体活动，也无法在集体中获得归属感，这种长期的孤独状态不利于心理成长，在成年后更容易出现社会适应不良。

（5）进食障碍

进食障碍是以反常的摄食行为和心理紊乱为特征，伴发体重显著改变和/或生理功能紊乱的一组综合征。进食障碍主要分为神经性厌食、神经性贪食。

神经性厌食：主要表现为患者主动拒食以致体重明显减轻，伴有体象障碍、显著的行为偏差以及精神和心理紊乱。神经性厌食常常会引起严重营养不良、代谢和内分泌紊乱，也可导致间歇性发作性多食。

神经性贪食：指反复发作的暴食行为，并有强烈控制体重的先占观念。发作性暴食是神经性贪食的主要特征，患者通过暴食可缓解因进食冲动所出现的内心紧张，而事后又会感到悔恨内疚，甚至出现抑郁情绪，为抵消暴食引起的体重增加，他们常采用催吐、服用泻药或过度运动等方式来减重。

大多数胖友一般只存在异常进食行为，并未完全达到神经性贪食或神经性厌食的程度，但在减肥过程中仍有因减重艰难而产生贪食或厌食的风险。

当胖友感到被人拒绝时，会产生低自尊心理，并采取不恰当的应对方式。进食障碍患者的完美主义倾向会使他们视自己的体重和体形为缺陷，采取异常的进食方式来达到完美体形。另外，有些胖友也存在不同程度的体象障碍，即在自身形象感知上存在的障碍和歪曲认知。这些错误认知使其每天花费大量时间对食物、体重、体形等问题进行强迫性思考，导致异常进食行为的产生。

巧妙应对减肥中的心理障碍

标准的肥胖心理治疗是通过改善不健康饮食习惯的心理因素，让胖友更好地贯彻减重饮食方案和进行行为训练，从而对控制体重和降低体重指数发挥增效作用。目前很多国家的医学减重指南均已将心理治疗纳入常规的减重措施之中。

第一招：正念治疗

目前绝大多数减肥策略都以节食少吃为导向，但人的本性是喜欢吃喝玩乐。为了追逐快乐而过量地吃（享乐式进食）会在生理上扰乱饥饿感和饱腹感的生理反馈系统，并影响下丘脑对食物摄入的调节。在心理学方面，正念治疗可以对进食无序的行为进行控制。这是以正念为核心的一种减压式治疗方案，以团体治疗形式为主，强调引导胖友接纳自己，从根源上来缓解强迫、焦虑等症状。在美国进行的 SHINE 研究就聚焦了正念疗法与体重的关系，研究人员在标准的减肥计划中加入正念饮食的元素，旨在促进肥胖成年人长期稳定地减少甜食摄入量，减轻体重，以明显减少情绪化进食以及成年女性的冲动行为。单纯节食或极端的能量限制，虽然短期内减轻了体重，但是不可持续，因为能量限制的方案并不会教会一个人如何以最少的分量、从最爱吃的食物中获得满足。

第二招：同伴教育

减肥这件事除了单纯靠自己努力，还要有好友来帮忙，尤其是同"胖"相连、能够同舟共济的胖友。人是社会性动物，我们不可能靠一个人闭关修炼实现减重，因为肥胖是社会性的，也与身边人、身边事密切相关。

所谓物以类聚，人以群分，我们确实可以看到，胖人身边多数都是胖人，而瘦人身边也多数是瘦人。所以找个身边的胖子，两个人相互监督，一同努力，可以达到更佳的效果。

8 终极招数：吃药、打针、做手术，让减肥变得更容易

吃药：减重还能靠药？

很多胖友在减肥过程中经常会流露出畏难情绪，说："陈医生，减肥这事儿太难了！我必须吃也必须喝呀，否则睡不着觉呢！能不能给我开点儿减肥药吃呀？"

那么，是否存在减肥药呢？确实有，而且是国家审批的合法药物。但是首先必须声明的是：吃减肥药只是生活行为方式治疗的辅助方法，而不应单独使用。这一条法则也在国内外减重指南中被绝对推荐。

现有证据表明，药物治疗的确有助于患者增强对行为治疗的顺应性，改善肥胖导致的并发症并提高生活质量，同时预防相关并发症。尤其是对肥胖合并相关并发症的患者，药物治疗联合生活方式的干预，可作为首选治疗方案。

目前在全球范围内正式获批准临床应用的减肥药物有奥利司他、利拉鲁肽、司美格鲁肽、氯卡色林以及复方药物芬特明、托吡酯和纳曲酮、安非他酮，以及属于"孤儿药"的美曲普汀。在我国，当前只有奥利司他获得批准用于肥胖治疗。利拉鲁肽、司美格鲁肽注射剂则仅用在已经被诊断出有糖尿病的肥胖人群身上。

奥利司他是一种消化道的脂肪酶抑制剂，能够减少食物脂肪吸收的30%~40%。与其他药物相比，该药物具有较好的安全性，很少出现严重不良反应（包括严重的肝、肾功能损伤），但肠道耐受性较差，容易出现腹胀、排气排便次数增多、油性大便、脂肪泻、大便紧迫感，甚至大便失禁等不适，长期服用有缺乏脂溶性维生素的风险。推荐用药期间每天补充复合维生素，特别是维生素 D。患有慢性吸收不良综合征或胆汁淤积症等的人应禁用。

哪些人需要依靠药物来减重？

仅建议中国人群中 BMI ≥ 28 且经过 3 个月的生活方式干预仍不能减重 5%，或 BMI ≥ 24 合并高血糖、高血压、血脂异常、非酒精性脂肪肝、负重关节疼痛、睡眠呼吸暂停综合征等肥胖相关并发症之一的患者，在生活方式和行为干预的基础上采用药物治疗。

减肥药必须与生活方式管理相结合

改变环境和生活方式是预防超重／肥胖的关键，也是所有肥胖症的基础治疗方法，应贯穿始终。其中主要包括合理膳食、加强身体活动和锻炼、纠正引起过度进食或活动不足的行为和习惯。只有在采取了充分的饮食、运动和行为治疗措施的前提下，加用减肥药才有助于改善肥胖者的健康水平，尤其是单纯通过节食或锻炼减重失败的胖友，可从减肥药处方中获益。

对过去和现在较流行的减肥药的分析发现，减肥药的种类虽然繁多，但长期使用的安全性尚不明确。国内外肥胖治疗指南明确指出，儿童、孕妇和乳母、对该类药物有不良反应者、正在服用一些抗抑郁药物者、以美容为目的者，均不建议服用减肥药。在用减肥药治疗过程中，还应定期随诊，及时调整治疗。

打针：GLP-1 受体激动剂

2014 年 12 月 GLP-1（胰高血糖素样肽 -1）被美国食品药品监督管理局批准用作长期减肥药。GLP-1 是消化道 L 细胞分泌的一种肠促胰岛素激素，可抑制胰高血糖素释放和胃排空。餐后机体内分泌的 GLP-1 水平升高，可刺激体内胰岛素释放，延迟餐后胃排空，增强饱腹感。而该类药物还可以作用在下丘脑摄食中枢，增强饱食信号，减少对美食的欲望，从而减轻体重。目前研究结果认为其减重效果略优于口服减肥药物。该类药物在我国只用于糖尿病合并肥胖的人群，且胃肠道副作用常见，尤其是恶心（37%~47%）和呕吐（12%~16%），其次是腹泻、便秘、低血糖、食欲下降等，严重但不太常见的副作用包括胰腺炎、胆囊疾病、甲状腺 C 细胞的恶性肿瘤等。好消息是，当前每周给药一次、用于肥胖患者的 GLP-1 受体激动剂长效制剂也已经在美国上市，并正在中国进行注册临床试验。

手术：减重终极招数之一

世界上是否存在无可救药的肥胖者？不存在！

世界上是否存在不限食的减肥神器？不存在！

世界上是否存在永不反弹的减肥？不存在！

世界上是否存在减肥的终极武器？存在！

它就是"减重代谢手术"！

减重代谢外科历经 60 多年的发展，先后有 20 余种手术方式出现于临床减重实践中，尽管手术设计方式千变万化，但按减重机制一般分为三类：限制营养素摄入、减少肠道吸收以及两者结合。

目前全球范围内施行的减重手术最常见的是腹腔镜袖状胃切除术（LSG）和腹腔镜 Roux-en-Y 胃旁路手术（LRYGB）。

除此之外，还有不进行切除器官的减重手术，包括胃内球囊术（IGB）、内镜下袖状胃成形术（ESG）、内镜下袖状套管置入等，都正逐步用于临床实践。

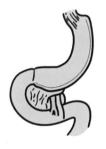 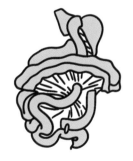

腹腔镜袖状胃切除术(LSG)　　　　　腹腔镜Roux-en-Y 胃旁路手术(LRYGB)

哪些人需要依靠手术来减重？

参考《中国肥胖及 2 型糖尿病外科治疗指南（2019 版）》中建议的单纯性肥胖患者手术的适应证：（1）BMI ≥ 37.5，建议积极手术；32.5 ≤ BMI<37.5，推荐手术；27.5 ≤ BMI<32.5，经改变生活方式和内科治疗难以控制，且至少符合 2 项代谢综合征组分，

或患有其他疾病，综合评估后可考虑手术。（2）男性腰围 ≥ 90 厘米、女性腰围 ≥ 85 厘米，参考影像学检查提示向心性肥胖，经多学科团队广泛征询意见后可酌情提高手术推荐等级。（3）建议手术年龄为 16~65 岁。

减重代谢手术后的生活管理

虽然减重手术的安全性和有效性已获得众多循证支持，但重度肥胖者仍可能在手术后面临一些新的、特殊的、多方面的临床问题。这些问题的潜在危害要求肥胖者术后应接受终生的多学科团队的随访和管理，其中营养管理和长期饮食咨询需要有经验丰富的营养医生干预。随访应包括筛查与监测微量营养素缺乏症、骨骼健康和与营养相关的非传染性疾病，需加强患者术后健康饮食习惯的管理，例如进食缓慢、控制分量和满足蛋白质需求。

1.补足蛋白质，严防肌肉丢失

补充足量的优质蛋白能够对抗体重快速下降时伴发的瘦体组织丢失。很多接受限制胃容量的减重手术的胖友更偏好选择低蛋白食物，因此术后第一年的蛋白质摄入量可能低于推荐量，容易引发肌肉减少。为此建议手术后第一个月每天最低蛋白质摄入量 60 克，最高可每天每千克体重补充 1.5 克（以理想体重计算）。术后早期饮食过渡阶段，还可补充液体蛋白质（每天 30 克）以保证足够的蛋白质摄入。

2.超量的微量营养素补充

腹腔镜 Roux-en-Y 胃旁路手术和腹腔镜袖状胃切除术后患者推荐每日补充成人多种维生素加矿物质补充剂（含铁、叶酸和维生素 B_1）、1200 ～ 1500 毫克钙（在饮食和柠檬酸盐补充剂中分开剂量），以及至少 3000 国际单位维生素 D，而维生素 B_{12} 维持正常水平。

术后常规的维生素和微量营养素补充方案，并不能完全预防营养素的缺乏，主要是由于个体间存在对微量营养素的吸收和顺应性的差异。因此，建议定期进行营养素缺乏情况的实验室监测，并相应地让有明显微量营养素不足或缺乏的患者进行补充。在手术前应进行双能 X 射线吸收法检查骨密度，术后每两年监测一次。

3.保持规律运动

减重手术后体重减轻的量和体育锻炼水平之间呈正相关关系，而且有规律的运动被认为是维持体重的关键因素。因此建议并鼓励患者在减重手术恢复后立即开始进行规律的体育锻炼。

减重代谢手术后的减重维持

虽然减重代谢手术成为快速减重的终极武器，一年平均可减重 40~50 千克，但千万不要忽视身体的自我调节能力。机体总会调动一切可能的机制调控能量平衡来维持自身体重的相对稳定，为此术后体重反弹已经成为代谢术后患者担心的重要问题之一。

除了坚持饮食控制和积极活动，坚持术后随访与降低术后不良事件、体重减轻更多、并发症减少相关。因此，医务人员应向术后胖友提供细致的术后随访服务和减重后的维持方案，与胖友保持联系，指导其保持低能量饮食和强度适中的身体活动。

坚持全程体重管理（特别是对自我定期测体重的患者来说）与减重术后成功地维持理想体重有关。经常鼓励胖友进行自我体重管理，引入适当的心理辅导，能帮助其在术后坚持改变生活方式。

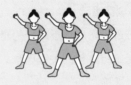

　　手握七种武器，再加上终极招数，你就可以轻松走上医学减重之路了。在本章中，我为你精心准备了"21 天减 8 斤"这一王牌解决方案。历经每年上万例的临床实践，减重达标率超过 70%。通过医学减重五步法管好嘴、动好腿、睡好觉、少应酬，只要能够不折不扣地执行本方案，那么减肥之花就会为你绽放！

　　科学的医学减重应根据胖友们的减重目标，参考年龄、身高、体重及不同生活习惯，以及最新的营养学研究成果等制订个体化减重方案。减重方案千差万别，胖友们遇到的困难也不尽相同。减肥的难和易，呈现出截然不同的两种境界，一种是"减肥很容易呀，20 岁的我只要少吃，不喝饮料，加强锻炼，体重就像自由落体，一个暑假都能减 20 斤"，然而另一种则是"减肥太难太难，饿是拦路虎，馋是催化剂，运动难坚持"，总之有很多很多障碍影响减重的成功。

　　在本章中，我也将带你深入分析减重过程中的那些难事儿和疑惑，做你减重路上的知心朋友，帮你排忧解难，为你提供既符合医学和科学原理，又有人情味儿的解决方案。减重这条路很艰辛，即便轻松获得了理想体重，也仍然有可能无法长久保持，只因为减重过程中存在艰难险阻。犹如唐僧取经需要经历九九八十一难。减重也有八十一难，可喜的是这些难题都有解决之道，只要你相信科学，坚决执行，必然会走上成功减重的康庄大道。

第三章

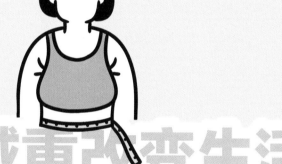

医学减重改变生活：

21天减8斤，人人能做到！

1 医学减重五步法，轻松实现 21 天减 8 斤

提及减肥，谁都会说"少吃多动"，但是道理这么简单，为何实践起来那么难？具体到个人，又该怎么做到"少吃多动"呢？

陈医生好，我想减重！

你好！为什么想减重？之前减过吗？你想通过多长时间减掉多少斤？

我自己之前减过，减是减了，但没过多久又反弹了。我 3 个月后就要结婚了，不知道能不能在你的帮助下，成功减掉 20 斤，让我穿上美丽的婚纱？

应该没问题，可以帮到你。我先了解一下你以往的饮食情况、生活方式，有没有已知的疾病。在切实可行的情况下，我一定尽力帮你实现愿望。

我在互联网公司上班，经常加班，晚上睡得比较晚，一日三餐基本都是点外卖或在外面吃饭。

嗯，你平常习惯喝水还是喝饮料？吸烟喝酒吗？有家族既往病史吗？

喝饮料多一些，不吸烟，但和朋友聚餐时会喝点酒。今年体检结果显示没有高血压、糖尿病之类的疾病，就是胖。

你平常有运动的习惯吗？

平常几乎没有时间运动，周末倒是有点时间，但基本是宅在家。

你的生活包含了"熬夜、喝饮料、应酬多、懒得动"这四宗"罪"，希望你在未来 3 个月内多多改变，只有这样才能收获最好的效果。

好的好的，我一定全身心投入，争取一次成功！

好的，建议你的减重计划分为两步，正所谓"快减慢维持"，第一步需要先解决快速减重、快速达标的问题，第二步再解决长期维持理想体重、不反弹的问题。在解决快速减重这个问题之前，你还需要做疾病风险排除和身体成分测定，包含体重、腰围、

体脂率、肝肾功能检查等。

好的好的，这是我的医院检查报告。

当减重这件事放到医疗机构内，医生都会先问诊，然后综合考虑肥胖者的健康情况、生活方式、减重目的、可以付出的时间等，为减重者量身定制减重方案。只要减重者能够按部就班地去执行，就一定会减重成功。

提示：在减重期间，记得每个月按时来医院和我见一次面！
- 可以帮助你及时找到减重过程中出现的问题，并及时解决；
- 坚定你的减重信心；
- 根据减重方案执行情况，及时调整下一阶段的减重计划；
- 有助于你长期维持减重后的成果。

如果你在家也希望得到在医院就诊的"优质待遇"，就按照本书的五步法逐一执行吧。

第一步：减重前的筛查与评估

按照医学减重管理流程，第一步，需要了解自己的减重目标是什么，并通过饮食情况调查、生活方式调查、疾病史调查等进行营养评估、减重风险评估、减重意愿评估，同时综合考虑健康情况、生活方式、减重目的及目标、为减重所能付出的努力等。这样才能为自己量身定制减重方案，进而实现有针对性的科学减重，提供更多安全保障。

第二步：坚持每天称体重

在减重期间，坚持每天称体重能够帮助你减去多余 10% 的体重。你要做到每天清晨起床后，清醒、空腹、排空大小便，在固定时间、固定体重秤上去称体重。每天只称一次，并且长期坚持，做到对自己的体重心中有数。

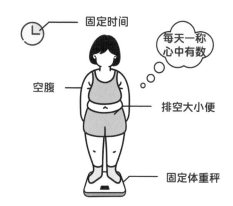

固定时间

每天一称
心中有数

空腹

排空大小便

固定体重秤

第三步：会吃会做，合理饮食

根据目前我们在医学营养减重中所倡导的饮食原则，结合《中国超重／肥胖医学营养治疗指南（2021）》以及国人的文化、生活习惯，总结出以下三种容易执行的减重饮食方案。

第一种就是高蛋白膳食。它是在国际上非常流行的快速减重方式，高含量优质蛋白摄入后会抑制人的食欲，饱腹感增强。此外，它还能够动员内脏脂肪代谢，见效比较快，如果配合良好的生活方式，再加上有效的运动锻炼，一个月能减 4~5 千克，短期内帮助

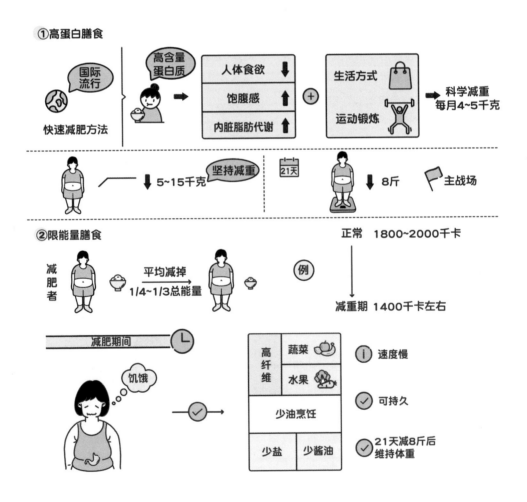

③间歇性断食（轻断食）

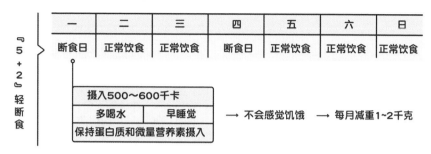

一	二	三	四	五	六	日
断食日	正常饮食	正常饮食	断食日	正常饮食	正常饮食	正常饮食

「5+2」轻断食

摄入500~600千卡
多喝水　早睡觉
保持蛋白质和微量营养素摄入

→ 不会感觉饥饿 → 每月减重1~2千克

你实现快速地科学减重，特别是对 75~80 千克体重的女性来说，坚持减 5~15 千克就基本可以了。"21 天减 8 斤"的主战场就是靠它来冲锋陷阵。

第二种就是限能量膳食。要求减重者把平常吃的食物平均减掉 1/4~1/3 的总能量，比如说如果减重者原来一天吃 1800~2000 千卡能量的食物，那么在减重期间就要减到 1400 千卡左右。在减重期间，如果减重者感觉饥饿，可以在减重过程中，多吃一些高膳食纤维的蔬菜、水果，来填充"空虚"的胃，摄入的食物应进行少油烹调，少放盐或酱油。这种减重方式虽然速度相对慢一些，但是能长期坚持。"21 天减 8 斤"之后维持体重就靠它了。

第三种是间歇性断食。现在很流行，有人称其为"好莱坞明星减肥法"，因为很多影视明星都用它来减重或维持体重。其中"5+2"轻断食是指一周五天正常吃饭，剩下两天相对少吃，称为"轻而不断"。具体的执行方法可以为：周一为断食日，摄入 500~600 千卡，多喝水，早睡觉；周二、周三为相对正常吃饭的非断食日，到周四再坚持 1 天轻断食，周五、周六、周日继续正常吃饭。这样执行的好处就是可以让大脑在"减弱监控功能"的情况下不感觉饥饿，"偷偷地"控制能量摄入，也就实现了减重目标。一个月下来，减掉 1~2 千克没有问题。在断食日的这两天，控制能量摄入，尽可能保持蛋白质和微量营养素的摄入，女性约为 500 千卡，男性约为 600 千卡，可参照我提供的食谱吃。"21 天减 8 斤"计划施行过程中如果遇到困难，也可以靠它来攻坚克难。

第四步：积极的身体活动来帮忙

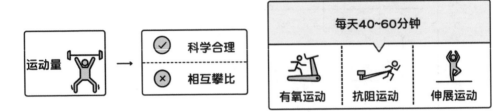

需要结合你的个人特点给出切实可行的科学运动处方。每天在力所能及的情况下，有氧运动、抗阻运动与伸展运动搭配进行 40~60 分钟，就能有效减重了。现在很多人一说起减肥就是去健身房、去跑马拉松，每天不跑 10 千米都不好意思说，还互相攀比，在自媒体上晒自己的运动步数——"看我今天跑了 20 000 步"，扬扬得意，结果跑了两天，膝关节就受损了，躺在床上歇了一个月，狂涨 8 斤肉，完全抵消了自己前面付出的所有努力。所以制订一个科学、合理、安全的个体化运动指导方案是至关重要的。

第五步：减重的监测和坚持

减重过程中应每天坚持监测体重，还要做好一日三餐记录、记好自己的减重日记。对于平时在医院减重的人，我会要求他们每天记饮食日记，拍摄食物图片并上传，判断自己是不是吃多了，其实这个过程就是对饮食行为的监测。只有严防死守，你才不至于稀里糊涂地吃进去很多食物。很多胖友都表示自己吃得很少很少，甚至感到很冤枉，但我的要求是逐一记

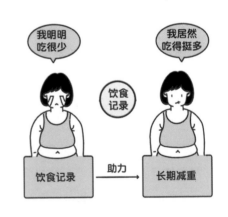

录所有进入口腔的食物，否则你不会意识到自己实际上吃了很多。在此基础上，逐渐熟练地控制食物摄入量，才能为长期维持减重成果打下基础。

如果你已经熟悉五步法并准备好实施"21 天减 8 斤"计划，就请跟我来吧！

（1）启动该减重方案前，务必再考虑一下自身是否适合该方案！以下人群并不推荐采用该方案实施减重。

- 孕期、哺乳期妇女
- 儿童、青少年
- 正值更年期者
- 高龄老人（超过 70 岁）
- 正接受临床治疗的肿瘤患者
- 无法控制进食情绪者
- 正在接受激素治疗者
- 已经存在临床肾脏病诊断者
- 严重心肺功能异常者

（2）在开启你的减肥生活之前，请打开本书附赠的手册，先记录下自己的身体数据吧！

我的体重指数：_____　　我的腰围：_____

我的臀围：_____　　我的体脂率：_____

其次，了解自己每日需要的总能量：

每日总能量（千卡）= 实际体重（千克）× 20（千卡每千克）−500 千卡

平均女性胖友每天 1000~1100 千卡，男性胖友每天 1200~1500 千卡

（3）调整三大膳食营养素的比例，短期内高蛋白质低碳水化合物饮食减重效率更高。饮食中蛋白质的比例增加到 30% 或者更高，脂肪则保持在 20%~25%。

（4）按照食谱安排一日三餐（总能量每天 1100 千卡，适合大多数减重的女性较长期使用）。

高蛋白膳食减重计划

早餐：30克蛋白粉 + 10克膳食纤维 + 1粒多种维生素+ 1粒（1000mg）深海鱼油

午餐：25~50 克主食 +100 克肉类 +250 克蔬菜

下午：30 克蛋白粉 +10 克膳食纤维

晚餐：25~50 克主食 +100 克肉类 +250 克蔬菜

睡前：1 粒多种维生素 +1 粒（1000mg）深海鱼油

每天：一个水果（200~250 克）+ 饮水 2000 ~ 2500 毫升

在采用高蛋白膳食进行减重时，每日蛋白粉摄入量，应由专业医师／营养师根据每个人的饮食习惯、减重目标、体重、体脂率、瘦体重等进行综合评估后，运用营养学相关公式进行精确计算。

为方便大多数减重人群科学有效地使用本饮食计划，可根据个人体重粗略估算出每天的蛋白粉需求量。你可以参考下表中蛋白粉摄入量范围，酌情替换"21天减8斤"食谱中的蛋白粉用量，并遵照食谱中既定的次数安排饮食，但不可随意增减次数。

体重范围	上午蛋白粉摄入量	下午蛋白粉摄入量
≥100千克	约40克	约40克
91~95千克	约40克	约35克
86~90千克	约35克	约35克
81~85千克	约35克	约30克
76~80千克	约30克	约30克
71~75千克	约30克	约25克
66~70千克	约25克	约25克
61~65千克	约25克	约20克
60千克	约20克	约20克
<60千克	约20克	约20克

第一天

午餐

米饭（25~50克生重的大米），鸡蛋大小。

清炒小白菜：小白菜120克，食盐适量，烹调油2克，葱末、姜末少许。小白菜切成3厘米长的段。锅内放油加热，放葱末、姜末煸出香味，放入小白菜、食盐，大火炒熟即可。

水煮虾：大虾 100 克，水煮开后，放入虾、香葱段、姜片和花椒粒，煮熟即可。

晚餐

玉米（拳头大小）。

香菇油菜：油菜 5 颗，香菇 5 朵，香菇切片，蒜切末，锅烧热倒入适量的油，炒香蒜末，倒入香菇煸炒至软，再倒入油菜翻炒至变色，加入 3 克蚝油调味。

蒜蓉鸡胸肉：鸡胸肉 100 克，洗净后横刀切成两部分，用刀背剁一下，加入生抽、白胡椒粉和少许蒜末腌制 10 分钟，用少许油煎至两面金黄。

第二天

午餐

杂粮馒头（25~50 克生重的面粉）。

牛肉炒西蓝花：瘦牛肉 100 克，西蓝花 250 克，将牛肉切丝或片，用少许酱油、料酒、味精腌制，然后将西蓝花焯熟，锅内放少许油，放入牛肉翻炒，牛肉变色之后放入西蓝花，

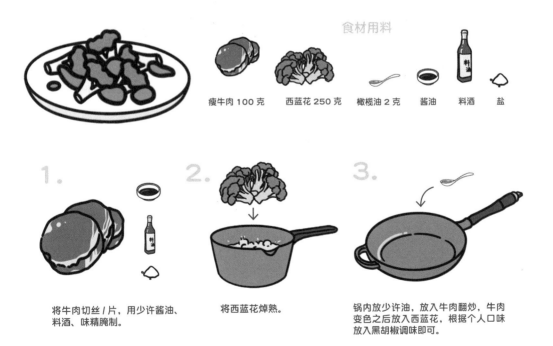

食材用料

瘦牛肉 100 克　　西蓝花 250 克　　橄榄油 2 克　　酱油　　料酒　　盐

1.

将牛肉切丝 / 片，用少许酱油、料酒、味精腌制。

2.

将西蓝花焯熟。

3.

锅内放少许油，放入牛肉翻炒，牛肉变色之后放入西蓝花，根据个人口味放入黑胡椒调味即可。

根据个人口味放入黑胡椒调味即可。

晚餐

紫薯（拳头大小）。

白灼生菜：生菜 250 克，生菜洗净，沸水焯一下，另起锅，锅内放少许油，加入蒜末炒香，放入一勺生抽、3 克蚝油，加少量水煮开，直接倒在生菜上。

食材用料

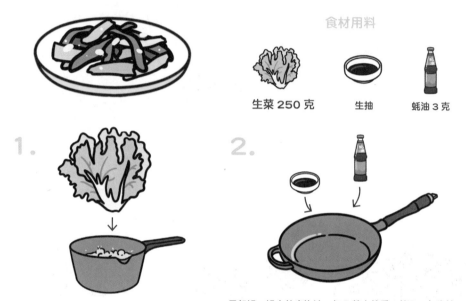

生菜 250 克　　　生抽　　　蚝油 3 克

1.

生菜洗净，沸水焯一下。

2.

另起锅，锅内放少许油，加入蒜末炒香，放入一勺生抽、3 克蚝油，加少量水煮开，直接倒在生菜上。

清蒸鳕鱼：鳕鱼 150 克，洗净放入锅里蒸，根据个人口味加入适量的酱油、蒸鱼豉油、极少量盐即可，即便不吃鱼皮，也不能另外加油。

第三天

午餐

二米饭（25~50 克生重的大米和小米）。

五彩鸡丁：鸡胸肉 100 克，青豆、玉米粒和胡萝卜丁共 100 克，将鸡胸肉切成小丁加入盐、淀粉、少许香油抓匀，腌制 15 分钟。热锅，倒入橄榄油，放入腌好的鸡丁，炒至颜色发白盛出。重新热锅，倒入油，加入青豆、玉米粒和胡萝卜丁翻炒至八成熟，倒入鸡丁翻炒均匀后加入适量的盐。

菠菜拌金针菇：菠菜和金针菇共 150 克。菠菜和金针菇洗净后焯水放凉，加入适量的盐、米醋和香油调味。

晚餐

红薯（拳头大小）。

芦笋炒虾仁：虾仁 100 克，芦笋 250 克。将虾仁解冻、沥干水分，加入白胡椒粉、料酒和适量淀粉抓匀，腌制 10 分钟。然后将芦笋焯熟，锅内放少许油，放入虾仁翻炒，虾仁变色之后放入芦笋，根据个人口味放入黑胡椒和盐调味即可。

第四天

午餐

杂粮饭（25~50 克生重的黑米、红米、大米）。

香煎龙利鱼：龙利鱼解冻，用厨房纸吸干水分，加入橄榄油、酱油、黑胡椒、柠檬汁腌制 30 分钟，平底锅热油，将龙利鱼放入锅中煎至两面金黄即可。

清炒空心菜：空心菜 250 克。将菜洗净切段，热锅中放少许油，加入蒜末和葱末炒香，倒入空心菜大火快炒，加适量盐调味即可。

晚餐

土豆（拳头大小）。

牛排：菲力牛排 100 克，用少量黑胡椒和盐调味腌制，抹上橄榄油煎熟，调味后即可食用。

食材用料

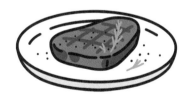

菲力牛排 100 克

橄榄油 2 克

黑胡椒

盐

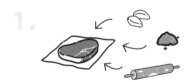
1.
用少量黑胡椒和盐调味腌制。

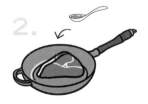
2.
抹上橄榄油煎熟，调味后即可食用。

凉拌双花：西蓝花和花菜共 250 克。掰成小块，焯水后盛出，沥干水分，将蒜末、生抽、醋、盐放入调味。

第五天

午餐

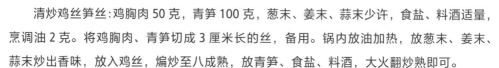

杂粮饭（25~50 克生重的藜麦、黑米、大米）。

清炒鸡丝笋丝：鸡胸肉 50 克，青笋 100 克，葱末、姜末、蒜末少许，食盐、料酒适量，烹调油 2 克。将鸡胸肉、青笋切成 3 厘米长的丝，备用。锅内放油加热，放葱末、姜末、蒜末炒出香味，放入鸡丝，煸炒至八成熟，放青笋、食盐、料酒，大火翻炒熟即可。

番茄炒蛋：番茄 150 克，鸡蛋 1 个，食盐适量，葱末、姜末，烹调油 2 克。

将番茄切成小块，鸡蛋打散。锅内放油烧热，放入鸡蛋，炒熟放番茄块和葱末、姜末、食盐，大火翻炒后出锅即可。

晚餐

金枪鱼三明治：全麦吐司 80 克，金枪鱼罐头（水浸）20 克，水煮蛋 1 个捣碎，番茄 30 克，生菜 20 克，夹在一起即可。

金枪鱼蔬菜沙拉：将 200 克蔬菜洗净切丝，加入金枪鱼罐头 30 克拌匀，再加入热量比较低的油醋汁调味。

第六天

午餐

糙米饭（25~50 克糙米和大米）。

西芹炒牛肉：牛里脊肉 100 克，西芹和红彩椒共 250 克。牛里脊、西芹和红彩椒切条，牛里脊加入少许料酒、盐和酱油腌制 10 分钟，热锅烧油，加入葱姜末爆香，放入牛柳炒至变色后盛出备用，放入西芹和彩椒翻炒均匀后，加入炒好的牛柳继续翻炒，最后加入盐或酱油调味即可。

晚餐

芋头（拳头大小）。

烤三文鱼：三文鱼 100 克，解冻后用厨房纸巾吸水，放入适量黑胡椒、两片柠檬、蒜片、料酒，腌制 30 分钟，烤箱预热至 150 摄氏度，烤盘上放锡纸，摆上蒜片和柠檬片，放入腌制好的三文鱼烤制 20 分钟。

拌三鲜：虫草花、秀珍菇、黄瓜共 250 克。将黄瓜切丝备用，水煮开放入虫草花和秀珍菇（小平菇）焯烫 2 分钟，取出冲凉沥干，在黄瓜丝、虫草花和秀珍菇中加入少许生抽、醋和香油或花椒油拌匀。

第七天

午餐

玉米面发糕（熟重约 80 克）。

蛤蜊蒸蛋：蛤蜊 10 个（约 100 克），鸡蛋 1 个。蛤蜊中加入少许盐、两三滴油，让蛤蜊吐沙四小时。将鸡蛋打散后，再加入鸡蛋液 1.5 倍的凉开水。放入少许的盐，搅拌均匀后撇去表面浮沫。将焯好水的蛤蜊摆入盘内，倒入鸡蛋液，放入蒸锅内蒸 5~8 分钟，出锅前淋入适量生抽，撒上葱花。

蒜蓉蒸娃娃菜：娃娃菜 250 克，蒜头、葱花适量。娃娃菜清洗干净，切成条，蒜头剁成末后加入生抽和一勺蚝油拌匀，将蒜蓉酱倒入娃娃菜上蒸 15 分钟，蒸好取出后撒上葱花。

晚餐

西葫芦香葱蛋饼：面粉 25 克，西葫芦 100 克，鸡蛋 1 个。西葫芦洗净切丝，加适量香葱、面粉、鸡蛋拌匀，在平底锅内刷薄薄一层油，倒入面糊摊平，用中火加热并盖锅盖，待面饼中间微微隆起、面饼可晃动时翻面，盖上锅盖转小火焖 3 分钟即可。

豌豆虾仁：虾仁 100 克，豌豆（去皮）150 克，食盐 1 ~ 2 克，烹调油 2 克。将虾仁洗净，加入料酒、盐、胡椒粉、少许淀粉，抓匀腌制一会儿。将豌豆洗净放在热水中煮开，捞出。锅中倒入食用油烧热，放入虾仁煎 2 分钟左右至两面金黄，加入豌豆粒翻炒几下即可。

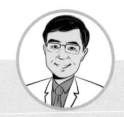

陈医生的减重小课堂

膳食纤维是什么

膳食纤维是一种多糖。不同于淀粉，它是一种不能被胃肠道消化吸收的多糖，因而膳食纤维不能产生能量，反而在人体内发挥着"清道夫"的作用。

膳食纤维的分类

可溶性膳食纤维：包括水果中的果胶、海藻中的藻胶以及从魔芋中提取的葡甘聚糖等。

不溶性膳食纤维：包括纤维素、木质素、半纤维素等，主要存在于谷物的表皮、水果的皮核以及蔬菜的茎叶中。

为什么减重过程中膳食纤维必不可少

人体虽不能直接利用膳食纤维，但膳食纤维仍可在维持人体健康方面发挥一定的生理作用。例如：

增加在口腔的咀嚼时间，刺激唾液的分泌。

促进肠道蠕动，增加粪便的体积和重量，软化粪便，改善便秘。

缩短食物通过肠道的时间，从而减少粪便内致癌物与肠道接触的时间。

影响肠道内细菌代谢。

调节脂质代谢，增加脂肪排出，降低血浆胆固醇，增加胆汁酸分泌。

延缓碳水化合物的吸收，降低餐后血糖水平。

增加饮食中膳食纤维的含量，延缓胃排空时间，使人容易产生饱腹感，从而减少能量摄入，有利于肥胖的预防和治疗等。

通常，在减肥的初期，体重下降得比较快，减少的并不都是脂肪，有很大一部分是由体内水分减少所致。而大肠具有将水分回收到体内的作用，当体内水分减少时，大肠将从肠道内正在形成的大便中吸收更多的水分，从而导致大便干燥甚至便秘。但我们若能同时适当摄入膳食纤维补充剂，或者食用绿叶蔬菜、芹菜等富含膳食纤维的食物，则有助于锁住大便中的水分，使大便的体积增加，从而更容易排出，避免或减轻便秘。

但应注意的是，摄入大量膳食纤维可能会引起胀气，增加粪便中甲烷和脂肪的排出量，降低钙、镁、锌、磷等元素的吸收率，也可影响血清铁和叶酸的含量。所以食物中膳食纤维的含量也不是越多越好，而是适量为宜。

2 医学减重四大难关，各个击破

　　塑造良好的减重行为需要医生和减重者双方的共同努力，而不能单靠医生。减重者的心理变化和态度非常重要。如果减重者只是抱着尝试的心理来减重，总是抱着娱乐的心态看待"减重"这件事情，并没有真正痛下决心减重，那么就很难成功。换句话说，一个无视自己的油腻身材、无视肥胖会带来疾病的人，必然不会充分认识到认真执行一个科学的减重方案有多么重要，反而会认为减重是一件剥夺了其享受生活、享受美食的权利的痛苦事情。

　　人的一切行为都是受大脑控制的。在开具并执行减重的营养和运动处方之前，我们首先会对减重者进行认知行为干预，共同去挖掘一下问题的答案：你为什么要减重？肥胖到底会如何影响生活和健康？等到瘦了之后，会有哪些行为被彻底改变？诸如此类的问题可以充分帮助减重者挖掘深层次的减重动机，只有透彻地领悟，才能有坚定的决心和高度的自律，才会在执行减重方案时有更高的依从性。接下来的四个模块，都是减重过程中常会遇到的"重重难关"。

　　趁此机会，让我与你一起来排除减重的这些障碍。

减重前两关："饿关"和"馋关"

　　饥饿也分很多种，如情绪性饥饿、生理性饥饿、代谢性饥饿等。当减重者特别想吃东西时，首先需要先静下来，判断一下自己是生理性饥饿（肚子饿）还是心理性饥饿（大脑馋）。

　　简单来说，生理性饥饿是一种人体的生理反应，也就是我们常说的"饥肠辘辘"。俗话说"饥不择食"，当身体真正感到饥饿的时候，你会有什么吃什么，顾不上挑三拣四。而心理性饥饿感是突然来临的，是大脑的一种欺骗行为，常常在压力来临之时或空闲期突然产生，你会通过摄入食物来增强或获得一种幸福感。

生理性饥饿：即使是真的"饿"，陈医生也有办法应对

　　在减重的过程中，让减重者非常恐惧的就是"饥饿"，很多减重者怕自己坚持不下来。其实减重并不一定就要挨饿，因为在医学营养减重的临床应用中，我们首先强调的就是"吃饱了才有力气减重，吃得有营养了减重才安全"的理念，而不是单纯依靠少吃减重。因为饥饿本身就是减重过程中的一个拦路虎，所以没有饥饿感的减重才会让人收获更好的效果。

　　当然，在减重过程中，由于进食量突然减少，容易有食不果腹的感觉，但只要适应最初的几天，"被撑大的胃"就会逐渐"饿小"的，饥饿感也会逐渐减轻。如果总是感觉饿，就需要审视一下是否仍在根据营养减重方案按部就班地吃饭。因为大多数情况下，减重期间的饥饿是源于饭菜过于单一，缺少产生饱腹感的膳食纤维，尤其是很多人错误地选择了主食一口不吃，或没有补充充足的蛋白质或健康脂肪；还有些饥饿则是由身体缺水、睡眠不足造成的心情焦虑所致。

　　此外，晚餐一定不要吃太撑，三餐定时定量尤为重要。如果前一天晚餐吃得很多，或者晚餐中含有较多的高糖高脂类食物，不仅让消化系统加班熬夜工作，而且会让早晨的饥饿感更明显，甚至可能导致晨起时低血糖。

　　说到减重期间的三餐定时，一定会有减重者有这样的感觉——两餐之间非常饥饿，这种难以控制的饥饿感往往导致胖友最终吃了很多不该吃的东西。曾有胖友向我倾诉，说自己从小就胖，胃也大，减重期间食量骤减，导致吃完饭就像往深深的井里扔进了颗小石子，没过几分钟，这胃里仿佛有颗化食丹一样，一会儿就把食物全消化没了，饿得一整天什么都不想，只想吃东西，最后一斤也没减下去！

　　针对这种常见的困境，以下几招也许可以帮到你。

　　第一招：分餐制。不是额外加餐，而是每餐匀出一点点东西，比如早餐匀一个鸡蛋，或者把早餐的牛奶挪到 10 点左右喝，把午餐主食中一个小的玉米棒放到下午 4 点左右吃，一口饭嚼 20 多次再下咽，就可以有效减少胃的紧缩感。

　　第二招：尽量减少食盐的摄入量。因为盐对大脑的刺激非常强，越咸越

让人想吃。

第三招：正确地多饮水。喝水时不要一次大量饮入 300 或 500 毫升，而是一次喝 50~100 毫升，小口慢饮，就能够有效减少饥饿感的发生。

第四招：在每天的饮食中，更多地选择富含膳食纤维的食物。比如早上和中午都用粗粮、全谷物食物代替细粮，多吃蔬菜，让食材在胃里停留的时间更长一些。

第五招：在两餐之间，可以选择一些耐嚼的、能量比较低的食物。比如小而硬的低盐牛肉干、牛肉粒或者是一些全谷物低油饼干，小口慢慢嚼，再配合饮水，就能既满足食欲又减少饥饿感。

严格遵照处方执行减重计划的过程对很多人来说既饿又痛苦，除了以上几种方法，多关注进食习惯和生活方式细节，也可以缓解大部分的饥饿感。

细嚼慢咽，延长进餐时间，可以减少饥饿感。

选择菜品时，多以蔬菜、粗粮等低能量、高密度的食物代替高能量食物。

常见食物的能量密度（每 100 克食物所提供的能量）

食物种类	千卡（kcal）	千焦（kJ）	食物种类	千卡（kcal）	千焦（kJ）
奶油	879	3803	核桃	625	2615
巧克力	588	2460	花生仁（炒）	588	2460
奶糖	400	1674	–	–	–
饼干	435	1820	油饼	400	1674
蛋糕	345	1443	馒头	222	929
米饭（蒸）	116	485	红薯	99	414
鸡翅	192	803	炸鸡	213	891
猪肉（腿）	189	791	鸡蛋	145	607
带鱼	127	531	牛肉（腿）	106	444

食物种类	千卡（kcal）	千焦（kJ）	食物种类	千卡（kcal）	千焦（kJ）
豆腐	81	339	香蕉	91	381
马铃薯	76	318	苹果	52	218
南瓜	22	92	黄瓜	15	63
芹菜	14	59	冬瓜	11	46

多饮水，饭前半小时喝一大杯水，也有利于少吃。

少量多餐，在总能量不变的情况下，可将食物分成 4~5 餐摄入，增加蛋白质食物的比例，有利于维持胃容量，减少饥饿感。

选择市场上销售的膳食纤维制剂，如菊粉、燕麦纤维、豆胶等，它们具有很强的吸水作用，能在胃里膨胀 100~300 倍，也就能缓解饥饿感了。

增加蛋白质食物，在总能量不变的基础上，增加蛋白质食物的比例，可增强饱腹感，减少饥饿感。

睡前饥饿的解决办法

👩 陈医生，我从第一次来看门诊到现在，已经 3 个月了，减下去 30 斤。

👨 这是好事啊，你怎么还愁眉苦脸的呢？

👩 嘿嘿，你可不知道啊，我每天晚上都饿得快疯了。我是严格按照你给的处方去吃的，吃完了也确实不饿，可只要一躺到床上，我就感觉饿，想吃东西，恨不得把我家冰箱都给吃了……

👨 想要解决这一难题，首先，不能睡得太晚，因为从人体各种内分泌激素的分泌情况来看，晚上 11 点以后或者心情紧张、处于压力下时，糖皮质激素、肾上腺素等都会被迫放弃休息前来工作，这样就更容易促进食欲。

其次，有意识地在晚餐上花点心思。比如在食物的选择上，可以选择萝卜或者是生菜增强饱腹感，然后把烹调用的盐量再降低一点，越不咸就越不想吃。

最后，学会放松，身边可以准备一点能吃的东西或耐吃的东西，比如低盐牛肉干、低盐鸡胸肉、低盐黑麦面包、脱脂酸奶等，确实想吃的时候先吃一点。但是，吃的时候一定要细嚼慢咽，每口食物嚼20多次才能下咽，切忌狼吞虎咽。这样就能够有效抵抗"馋虫"的诱惑了。

正如上面这个案例呈现的真实情境，非常多处于减重阶段的朋友会向我倾诉，说晚上实在是太饿了，而我提供的方法，也恰好帮助大家解决了这一问题。当然了，如果睡前还是特别饿，也无须太过压制自己的饥饿感，尝试以下健康零食吧！减重是需要长期坚持的过程，千万要注意，别因为强行挨饿损害了身心健康。

- 香蕉

香蕉实际上就是包着果皮的"安眠药"，除了有助于平稳情绪，它还含有可能让肌肉松弛的镁元素。另外，睡前吃香蕉也并不容易发胖，因为它含有丰富的膳食纤维，只不过要提醒减重者一下，不要吃太大的一根，150克足够。

- 苹果

一个中等大小的苹果大约含80千卡能量，属于低能量。此外，吃苹果还可以补充膳食纤维，减缓消化速度。

- 低脂或脱脂的酸奶、牛奶

牛奶中包含一种色氨酸，它能够发挥一些镇静情绪的作用。

- 桃子、梨、黄瓜、番茄之类的含糖量较低的水果和蔬菜

睡前可吃些含糖量较低的水果和蔬菜，如果糖分在睡觉时无法完全消耗，就会变成脂肪堆积在体内。每100克黄瓜的能量只有15千卡左右，是一种能量低、含水量极高的蔬菜。

- 鸡蛋

一个煮鸡蛋的能量只有75千卡，但约含有7克蛋白质，可以延缓胃的排空速度，增强饱腹感。

心理性饥饿：如何解"馋"

很多时候，我们饥饿并不是真正需要吃东西，而是我们"想"吃东西。这是大脑对

于身体所缺的能量产生的信号，比如会对某种特定食物产生强烈的渴望，而不是那种饥肠辘辘的胃肠饥饿，即我们常说的"馋"。到了这个时候，我建议你：

- 先少量吃一点想吃的食物，让嘴巴有了咀嚼的感觉，以防想吃东西想到心理崩溃，并作为交换，额外走路或者慢跑 30 分钟。从长远来看，这样既可以让能量平衡，也不会影响减肥计划。
- 为减少这种"馋"反应的发生频率，建议在减重期间经常小口喝水。
- 努力让自己动起来，让运动赋予你积极的情绪，让脂肪充分燃烧。
- 也可以听听音乐、散散步、跟朋友谈谈心、买些心爱的小东西，告别"无意识进食"，让自己远离亚健康状态。

在门诊过程中，我最常遇到的患者提问也都是围绕心理性饥饿，以下几种情况你一定觉得熟悉。事实上，减重过程中困难虽然千千万万，但总结起来大同小异。而我也将通过这些案例，帮大家理出一套切实的方法，来解决这些"超级难题"。

情绪化进食：被老板训一次就狂想吃东西怎么办？

　　陈医生，我最近工作压力比较大，白天工作很忙，有时忙得连喝一口水的时间都没有，也没心情好好吃饭，所以，一到晚上就会想吃点好的，犒劳下自己。

　　不吃顿好的，就会没有幸福感？

　　是的，有时候心情不好或烦躁、有点压力，就想吃点东西来解压。比如今天来医院的时候，在下毛毛细雨，我就特别特别想喝杯拿铁……

　　心情不好就必须吃一大盒巧克力压压惊，或者早晨没喝一杯拿铁就心情沮丧；面对困难、压力或者忙碌时，不自觉地借助食物寻求慰藉，这些都属于情绪化进食。

情绪化进食往往导致饮食过量，特别是摄入过多高能量、多脂肪的甜食。

尽管负面情绪会引发情绪化进食，但你仍然可以尝试以下方法来控制对食物的渴望，并重新获得减肥的动力。

调节压力：如果是心理压力导致情绪化进食，可以尝试一些压力管理技巧，比如瑜伽、冥想或者正念治疗。

进行饥饿现状检查：判断饥饿到底是生理上的还是情感上的。如果刚刚吃过饭没几个小时，肚子里也没有咕咕叫，很可能你并不是真正意义上的饥饿。给自己些时间，用些小妙招就能对付这种"饥饿"。

记饮食日记：记录所吃的食物，比如吃了多少，吃这些食物的时候自己的感受如何，饱腹程度怎样。用文字消除饥饿感。一段时间之后，你就会发现情绪和食物之间的关系。

寻求同伴支持：如果缺少同伴支持，就容易受情绪化进食的控制。可以寻求家人、朋友尤其是减重同伴的支持，加入志同道合的减重互助组也是不错的选择。

对抗无聊：当你并不是真正饥饿时，不要吃点心，要分散自己的注意力。可以散步、看电影、与小猫玩耍、听听音乐、阅读、上网或者拜访朋友。

避开食物的诱惑：如果自己很难抵抗美食的诱惑，就不要在家里存放零食。如果你感到气愤或者心情沮丧，一定要确定自己控制住了食欲之后再去超市或食品店。不妨准备一些相对健康的小食物放在车上、办公室里或家中，实在忍不住时吃一点也无妨。

不要逼迫自己：当你努力达到一个减肥目标的时候，你可能会过分地限制能量的摄入，而这只会增加对食物的渴望，特别是情绪激烈的时候。偶尔让自己享受美食，可以帮助抑制对食物的渴望。

健康饮食：如果你强烈地想吃零食，可以选择诸如新鲜蔬果、不含黄油的爆米花等低脂肪、低能量食物；或者吃一些你最喜欢的低脂肪、低能量食物来看看它们能否满足你对食物的渴望。

充足睡眠：如果经常感到疲倦，与其通过吃东西来增强体能，不如小睡一会儿或者晚上早些睡觉。

寻求治疗：如果已经尝试了自助方法，但是仍然不能够控制自己的情绪化进食，可以考虑到专业的心理健康机构接受治疗。正念治疗有助于你理解情绪化进食背后的动机，并帮助你掌握新的应对技能。医学治疗还能帮助你发现自己是否患有饮食失调，它可能跟情绪化进食相关。

减重期间遇到"猪队友"怎么办?

😊 医生呀,对我来说,减重真的好难好难好难啊!

😐 你说说都有哪些难?

😊 我住宿舍,室友们都是瘦子,她们每天都会和我分享很多美食,我当然也没能抵挡住诱惑,跟着她们一起吃。刚开始的时候,我就尝一口,但架不住食物种类多,这一口,那一口,就吃多了。所以一个月下来,我不仅没减,还长胖了,但她们还是瘦子。

😐 我理解你说的难,就是在减重期间,没能扛住"馋"这一关。

减重期间,胖友们总是容易受周边环境的影响,这个环境既包括我们生活和工作的场所,也包括我们周围的人和事。比方说看见蛋糕或者看见别人吃奶油冰激凌,一种快乐的感觉便油然而生,忍不住想吃,这确实是很难克服的问题。所以在减重期间,建议尽量少看这些食物,连图片都不要看,尽量做到清心寡欲,以减少这种诱惑。

减重期间,不管遇到什么样的同伴,我们首先都要端正自己的人生态度。意志力很重要,减重者不仅要给自己设立人生目标,了解减重能够获得什么样的好处,并以对自己的健康和身体负责为荣;还要在和人交流时学会示弱,让大家做自己的"减重监督员"。

对每天该吃的东西要有预案,要知道哪些该吃,哪些不该吃,在别人吃零食的时候,减重者可以选择出去跑步,远离这些诱惑;还可以每天称体重,让体重下降的快乐促使自己继续减重,维持自己的减重成果,以此循环,也能够将减重进行到底。

"大姨妈"期间超级想吃东西怎么办?

"大姨妈"前体内的激素水平开始发生变化,激素水平的变化也会影响食欲的变化,有的人可能会食欲增加,有的人可能会食欲下降,这是个体差异,所以在临床上的反应也不相同。

月经是一个独属于女性的生理周期,在"大姨妈"光临的那几天,女性胖友可以适当减少运动,并配合着适当减少进食量。但是切记仍应坚持以限能量膳食为基础,少食多餐,尽量选择蔬菜、粗粮等低能量、高密度食物代替高能量食物并且增强饱腹感,防止出现因为在月经周期吃太多而再长胖。

当然，也经常有人说可采用"经期减肥法"，这其实是一种非常不科学的减重方式。因为经期是女性抵抗力低下，而且非常容易发生感染的一个时期。如果在这个时段强行减重，一方面摄入不足容易造成贫血，或者是免疫力低下，另一方面，在"大姨妈"期间运动受限，如果强行减重，可能加重身体的虚弱感。

研究显示，在月经期间饮食结构合理，睡眠充足，会大大降低接下来一个月皮质醇激素等拖慢能量代谢的激素水平。而且月经后性激素等各种促进新陈代谢的激素也开始增加，在月经后的一周如果能增加运动量，还会进一步提高激素水平，使基础代谢率最大化，这样的时间安排或许更适合于减重女性。

实在是忍不下去啦！突然暴食怎么办？

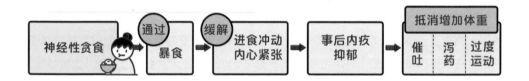

在启动减重计划之初，很多减肥者很容易在数天之后突然因为一件不起眼的小事儿，比如被老板训一次，被妈妈批评，到了非吃一餐不行的程度，也有人冲到蛋糕店狂吃不止，但是吃完后又非常懊恼，不知道应该如何是好。

其实，对于哺乳类动物而言，吃是每天最重要的事。然而，只有人类吃出了感情、吃出了文化、吃出了蔓延全球的流行病——肥胖症。经过忙碌、疲劳的一天，我们觉得应该好好吃一顿犒劳自己。心情不爽，来块巧克力提振心情；遇到下雪，有人就想"啤酒配炸鸡"……这些进食行为都不一定是因为饥饿，而是为了回应某些场景触发的进食欲望。

有研究显示，一旦发生暴食，吃进去的食物大多是高能量、高脂肪、高糖、高盐食物，例如冰激凌、巧克力、蛋糕、比萨、炸鸡等，而且常常进食量较大。这些食物都被列在减肥期食物黑名单上，它们导致减肥者进食以后产生深深的内疚感，一些人甚至陷入恶性循环。大吃巧克力、炸鸡还身形苗条，只会出现在虚假广告或者电视剧中……食物与我们的关系太过密切，暴食可以说是人性的一部分。即使是理智、成熟、自律的人，也会有情绪化进食的时候。虽然没必要视其为洪水猛兽，但对减重者或者正在发胖的朋友来说，正确识别并且控制暴食确实是非常重要的。

研究发现，肥胖者在严格限制饮食后更易出现暴食、抑郁等负面情绪。原本存在进食障碍的人的暴食行为更为常见，且暴食发作时更难以自控。发作性暴食是神经性贪食的主要特征，患者通过暴食可缓解由进食冲动导致的内心紧张，而事后又感到悔恨、内疚，甚至出现抑郁情绪，为抵消暴食引起的体重增加，常采用催吐、服用泻药或过度运动等方式来减轻体重。

医学减重讲究的是循序渐进，缓慢而行。暴食之后，不管是催吐或者剧烈运动，都不能完全抵消掉暴食时摄入的能量。即使催吐，吃的东西中也有相当一部分已经被消化吸收了。此外，一次暴食摄入的能量甚至可以高达 2000 千卡，即便一天 24 小时不停运动，也消耗不完 2000 千卡的能量。

在临床治疗中，对于肥胖并发情绪障碍的患者，我们通常是在常规的控制饮食、运动治疗，甚至配合药物治疗的基础上，对肥胖者进行适当的健康教育，提高其对肥胖症的认知水平，控制、干预进而改善其自身行为，帮助其更有效地维持减重的效果。

减肥者控制暴食行为的几个尝试

端正对食物的认识：不健康的饮食带来的满足感是短暂的，若要善待自己就应该选择健康的食物和生活方式。比如，在办公室忙碌一天之后，高热量、高糖、高盐、低膳食纤维（油腻、少蔬菜、少粗粮）的晚餐不仅不能提供合理的营养，还会增加身体的负担，降低睡眠质量，使人无法充分恢复体能和心情。适量、清淡、营养丰富、高品质的晚餐加上运动，再洗个热水澡，才是爱护自己的正解。

记录饮食日记：调整饮食第一步——认真记录全天的吃喝情况，包括食物的品种、数量、烹调方法以及进食时间、心情、饥饿程度、进食场所，尽量详细准确。没有第一手记录，就谈不上后续的分析和改进。时常抱怨"我按照处方吃啊，为什么没成功减重"却拿不出饮食日记的人，只是在宣泄情绪而已。

识别暴食，不轻易给自己贴标签：分析饮食日记，距离吃完正餐不到两个小时，还没到肚子咕咕叫的程度就开吃，并且有人没人都无法控制自己的进食，可以初步判定为暴食。

分散对食物的注意力：不是真的饿，可是又想吃东西怎么办？先喝杯水，出门转转、做做运动，跟同事、家人聊几句，打个岔，馋劲儿就过去了。

扔掉所有不健康零食：不让眼前出现糖果、蛋糕、辣条等零食，远离诱惑比当场拒绝诱惑更容易做到！实在想吃东西的时候，来点黄瓜、番茄、西芹、苹果、酸奶。

减压、调整情绪：暴食的触发点大多是不良情绪。情绪化进食者需要积极采取措施减压。健康饮食、运动、冥想、良好的人际关系，特别是与其他减重者交流，都是很好的减压方法。

不要责备自己，在挫折中前进：暴食者常常有深深的负罪感，不堪承受时会放弃减肥。暴食和减重失败其实是普遍情况，不要因为自己是普通人而责备自己。放弃对减重没有促进作用的负面标签，关注每一个能够改善自我的行动。一天一天坚持行动，减重成果就会随之而来。

寻求专业支持：对肥胖者进行行为干预是一门学问，也是整体减重方案的必要组成部分。如果减重者自己不能控制暴食行为，可以寻求专科医生、健康辅导专员的帮助。如果有必要，可以接受专门的心理评估测试。

第三关："饭局关"

一项统计数据显示，在一线城市，只有不到 40% 的白领能够保证工作日晚上自己在家做饭，约有 70% 以上的白领选择在外吃饭。即使你正值减重期间，也不可避免地需要参加各种形式的聚餐、下午茶活动。前面我们一起跨过了"饿和馋"这两大难关，接下来我们要一起跨越医学减重中的"饭局关"。

👩 陈医生，刚开始的两周我基本是按照减重计划来执行的，减了 5 斤左右，精神状态也挺好。但是最近这两周饭局、酒局有点多，几乎每周都有 2~3 个饭局，就几乎没有按照减重计划来了，结果，你也看到了，又跟之前一样胖了。

👨 饭局不可怕，怕的是一吃就停不下来。

对对对，我就是这样，本想吃个七分饱，但吃着吃着就吃撑了。

在我们中国人的饭局里，一直就有两座大山，一座是"酒"，另一座是"菜"，大家往往是边吃边聊，一晃神便"轻舟已过万重山"。首先，我们希望每位减重者在减重期间都能完全避开酒局、饭局。因为聚餐时，人对食物的控制力也会明显下降。其次，聚餐一般都是在饭店，饭店里的食物往往高油、高盐，即使拿水涮，也避免不了食物本身的高能量。而且，有时还免不了要喝酒，而酒本身就是高能量、高糖食物，当喝得比较多的时候，很难控制碳水化合物的摄入量，这些都不利于减重。但是如果说一年就一次，怎么也避免不了，那么我的答案是吃你该吃的东西，做到心中有数也是可以的。

当减重遇上聚餐，还能好好地吃饭吗？

减重期间遇上聚餐？用好这三招，让你聚餐也不长肉。

第一招：聚餐前，低能量的食物先填肚

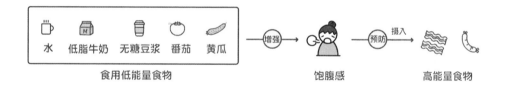

聚餐前多喝水或者喝些低脂牛奶、无糖豆浆，先吃些番茄、黄瓜之类健康的低能量食物。这样做的目的就是让这些食物充盈整个胃，增强饱腹感，预防聚餐时不自觉地多吃高能量的食物。如果先吃些东西，提前补充些糖原，聚餐时就可以主动驾驭进食节奏，发挥用脑袋吃饭的作用。

第二招：聚餐时，多蔬菜、少脂肪

选择餐厅：可选择以蒸、煮烹饪方式为主、食材丰富、分量精致的日式餐厅或中餐厅。

提前列好菜单：根据自己的减重饮食方案提前在心里列好菜单，做到食中有数。

点菜建议： 尽量选择小份菜，优先选择绿叶蔬菜、豆腐、冬瓜、萝卜等；肉类尽量选择不带皮的鸡肉、瘦牛肉和鱼虾类；尽量少点或不点香肠腌肉类食物；尽量选择粗粮，比如"五谷丰登"。

烹调方式： 选清蒸、白灼、清炖烹调菜式，避免一切高油、高糖、高盐的烹调方式，比如煎炸、干煸菜式。

饮料选择： 一壶清茶／白开水。

用餐建议： 不吃肉类的外皮，在清水里涮涮再吃；少吃／不吃坚果和餐后甜点；额外油脂不要加；细嚼慢咽，一口食物在嘴里咀嚼 20 ～ 30 次。

用餐顺序： 先喝水，再吃肉，再吃菜，把这些都吃得差不多了，再吃脂肪和主食。最后是水果，但不建议饭后马上吃水果，可以把水果放在两餐之间。当然，这只是一个理想的过程，目标是减少一部分高能量食物的摄入。

第三招：聚餐时吃七分饱

七分饱因人而异，不是很好衡量，应当是这样一种感觉：胃里还没满，对食物的热情有所下降，主动进食的速度也明显变慢，但习惯性地还想多吃，可如果把食物撤走，换个话题，很快就会忘记吃东西这回事。在这个时候停止进食，既不会提前饥饿，也不容易肥胖。

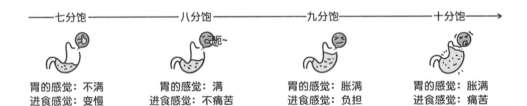

七分饱	八分饱	九分饱	十分饱
胃的感觉：不满 进食感觉：变慢	胃的感觉：满 进食感觉：不痛苦	胃的感觉：胀满 进食感觉：负担	胃的感觉：胀满 进食感觉：痛苦

在聚餐或者应酬后，你心怀忐忑地走上体重秤，发现自己重了 2 斤。别担心，虽然有一部分食物会转化成脂肪，但是绝大多数都是重口味食物导致的体内水潴留。

亡羊补牢，未为晚也。虽然这一餐吃多了，但你可以增加 30 ～ 40 分钟的有效锻炼，至少可以抵消一些能量。再说了，长胖是全天能量的事，而不只是一餐能量的事。在接下来的几天里，你可以采用间歇性断食模式，直到体重恢复到聚餐前的体重，再继续正常饮食和运动。

聚餐时少喝酒

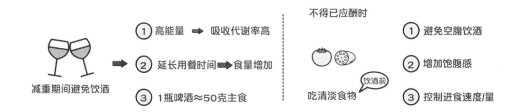

第一，在减重期间应避免饮酒，因为所有的酒都是高能量物质，并且吸收代谢率很高。第二，饮酒时，往往用餐的时间较长，摄入食物的量也会更多。第三，一般来说，一瓶啤酒就相当于 50 克主食，也就是说喝 5 瓶就是吃 250 克主食，这是指的生米生面。所以饮酒一定是减重的绊脚石。

但个别时候也有不得已的应酬，建议在饮酒之前，适量吃一些清淡的食物。这样做不仅可以避免空腹饮酒，还可以增强饱腹感，便于在用餐时控制进食的速度和量。用餐期间，请按用餐顺序，放慢用餐速度，优先选择一些蒸、煮或炖的食品，避免煎炸类食品。另外，如果单从酒的摄入量来说，一周不超过两次，男性一次不超过二两低度白酒，女性一次不超过一两低度白酒。在应酬后的第二顿或第二天，应尽快恢复到日常饮食生活，要有意识地比平常吃得少一点。

第四关："长期坚持关"

医学减重倡导的是长期有效的减重，也就是说效果应该持久。并不是说一个月减 10 斤甚至 20 斤才叫有效减重，而是减完之后能相对长期地维持。有研究证实，80% 的肥胖人士在减完重之后自己挺满意，可是一年之后又都回到了原点，或是至少反弹 50%，这说明需要有长期的医学监督，才能保证减重效果的长久。

如果想顺利跨越"长期坚持"这一超级难关，你需要按照以下步骤先进行自查，确保自己的减重计划合理有效，且确实能够执行下去。

第一，你是否有明确的减重动机。在启动减重计划前，首先就要明确你为什么要减重。哪怕是为了一周后拍婚纱照，这也是一个动机，只要有动机就一定会督促自己努力坚持。

第二，制定的减重目标是否合理。肥胖者制定的减重目标不宜过高，减重速度控制在每周降低体重 1~2 斤，逐渐降低至目标水平更有利于坚持。

第三，采用的减重方法是否科学合理并易于坚持。美国耶鲁大学的一项研究显示，大约 41% 的人会减重失败，并有 70% 以上的减肥者在大约 5 年后体重反弹。其中的"罪魁祸首"是大脑，因为节食过程中大脑为了避免身体因为挨饿影响健康，常常会在恢复饮食后促使身体更多地摄入能量。相反，在均衡营养的膳食结构下，通过饮食与运动形成能量债，才是减重、减脂不变的法则。

第四，是否已改掉生活中的坏习惯，比如不吃早餐、经常熬夜、吃夜宵等。养成一个好的生活习惯，至少需要两年的时间。所以不论是饮食习惯还是运动习惯，都需要长期坚持才能彻底改变。

第五，减重过程中，还需要注意每一个行为细节。比如坚持每天早上醒后排空小便、空腹且只穿内衣称一次体重，而不是频繁地称体重，因为一天中的体重肯定会有起伏，而体重的变化又会影响心情，进而可能会影响减肥进程，反而不利于减重计划的执行。

第六，坚信自己做的事是对的。因为当摄入量比消耗量累计减少 1 万千卡能量的时候，就能减掉 1 千克脂肪。所以，当体重一直不下降的时候，你需要做的就是坚持，坚持就一定会成功。

第七，是否能守住减重成果。当减重小有成效后，需要把之前的减重成果守护住，绝不能放纵自己。还未达成目标就松懈或者阶段性达标后的补偿心理都是减重路上的绊脚石，比如今天奖励自己吃烤串，明天吃顿火锅，后天吃块点心……这种放纵行为带来的结果往往是体重小幅上涨后产生自暴自弃的想法，阻碍减重计划的执行。

第八，是否能至少坚持减重 3 个月。身体对体形也是有记忆的，长期坚持才能有效减重。在身体的脂肪细胞快速下降时，身体会自动开启保护系统以防止脂肪快速流失，降低非正常消耗脂肪的速度，这就是为什么很多人每天吃得少却瘦不到标准体重，甚至出现即便只有几天吃多一点，身体形成的脂肪也会先堆积在原本瘦下去的部位。这也是轻而易举就复胖的原因。建议减重者在减到标准体重以后再坚持巩固3个月，让你的身体记住你现在的体形。

虽然，大多数人都了解长期坚持的必要条件，但我们都知道，理想很丰满，现实很骨感，往往到了实践的时候，才会发现阻碍自己跨越大难关的居然是那些细节！

难坚持的小难题1：水难喝，肥难减，喝不下去怎么办？

减肥的人一般都会注意减少及限制食物的摄入量，但这样同时也会减少水分的补充。而水是生命之源，没有充足的水分，很多参与能量代谢的酶就无法正常运转，因此减重的人需要比平时饮用更多的水，每天至少达到2000毫升。可是很多人不喜欢喝水，这时候你需要将水当成减肥的"救世主"，想要获得最理想的减肥效果，没有解渴、饱腹、提高机体代谢水平的水是不行的。

多数人不喜欢喝水是因为不喜欢喝无味无色的白开水，一旦习惯了喝"带味道"的水，只喝白开水就感觉难以下咽。其实，水是最纯粹的基础饮料，各种茶水、黑咖啡、自制柠檬水、薄荷水、自制气泡水都是替换"带味糖水"的小妙招。

学会有效饮水，不是每次喝500毫升，而是小口慢饮，每次100~200毫升，慢慢饮水才能确保补水效果。

工作一忙常常没空饮水，建议你为自己设一个偷空运动、偷空饮水的小闹钟。在起身运动时喝水，在喝水之余运动。

在运动前后务必补水。如果有时间进行运动，就要在运动前2小时补充500毫升水，运动期间每15~20分钟补水一次，每次100~200毫升，运动后1小时适当补水。

如果大量出汗，还要适度补充一些盐分。

难坚持的小难题2：喝腻了蛋白粉怎么坚持？

很多胖友采用高蛋白膳食模式减重，前两个月效果很好，平均减重10千克，但是到了第三个月看到蛋白粉就恶心难耐，还反映喝蛋白粉后打嗝都是蛋白味，减肥生活度日如年。

既然选择高蛋白膳食来减肥，就应该有个目标，在目标达成之前尽量坚持。只有坚持下来才能长期保持理想体重！

做个巧手减肥专家，用几个妙招让自己坚持下去！

（1）换换蛋白粉的口味，从原味到草莓味、巧克力味、抹茶味，尽量选自己喜爱的味道。

（2）在原味蛋白粉的基础上，添加少量抹茶粉、可可粉、咖啡粉，体验不一样的感觉。

（3）适当在蛋白粉中加入吉利丁等变成果冻状，让喝变为嚼，也能帮你渡过难关。

（4）将蛋白粉和少量西瓜、梨用果汁机打匀，做成果味蛋白粉，也能享受喜欢的味道，但是需要注意额外的水果能量。

（5）喝蛋白粉之前，先小口吃 10~15 克主食（梦想的面包），避免空腹饮用蛋白粉，能够减少恶心的感觉。

总之，坚持！坚持！完成既定方案，实现既定目标。

3 学会"挑"食，吃对才能瘦得快

首先，你需要了解，自然界中并不存在"越吃越瘦"的食品，因为除了空气，只要是产生能量的食品就会"越吃越胖"。但是在控制总能量的前提下，可以合理地选择一些高钾、高纤维、高蛋白质等低能量、高饱腹感的食物，比如生菜、西蓝花、大白菜、全谷物食物等，在让胃被满足的同时减少吃肉吃油的机会。从这种辅助饱腹的意义上来说，"减重食品"也是存在的。

第一大类：选择富含"钾"的排水食材，可帮助减轻"水肿"

富钾食物 1：菠菜

高钾蔬菜有助于体内水分的排出！钾有助于对抗体内的"高钠"，减轻水潴留。

排水食物 2：冬瓜

每 100 克冬瓜含 75 毫克钾，含碱性营养物质"葫芦巴碱"等，能加速身体的新陈代谢并排出多余水分。

富钾食物 3：海带梗

海带含丰富的矿物质钾、镁、碘等，可启动水分代谢，是对抗水肿的绝佳食材，也可增添鲜味口感。

第二大类：膳食纤维多的食材，改善便秘、增加饱腹感

高纤维食物 1：洋菜

吸水后会膨胀 250 倍，使人饱腹感大增！

高纤维食物 2：奇亚籽

泡水后膨胀并变成黏胶状的部分为水溶性膳食纤维，可增强饱腹感，促进肠道蠕动并使得排便顺畅。

高纤维食物 3：紫菜

富含多种营养素、膳食纤维，其中水溶性膳食纤维对改善肠道环境特别有帮助，也适用于搭配各种料理，丰富食物口感！

第三大类：有刺激性的食材，有效加速血液循环

提味食物 1：青葱

加强血液循环，提高蛋白质吸收效率！青葱中含有丰富的前列腺素 A，能促进血液循环，帮助排汗及利尿。烹调高蛋白质食物时，可加葱段或葱花一同烹调。

提味食物 2：大蒜

可调节体内脂肪的代谢，有效抗"三高"！大蒜中独特的成分大蒜素有助于促进血液循环，降低血压、血脂及胆固醇；它还能刺激脑垂体，调节人体对脂肪与碳水化合物的消化、吸收。

提味食物 3：洋葱

洋葱有助于分解高脂肪食物，使其代谢排出体外！洋葱含挥发性成分有机硫化物，能阻止血小板凝结。因此，吃高脂食物时可搭配些洋葱。

第四大类：富含蛋白质的食材，提高代谢能力，帮助燃脂

优质蛋白食物 1：豆浆 / 豆奶

豆浆所含的蛋白质、氨基酸接近人体蛋白质，且不含胆固醇。早上喝可启动整天的代谢力。

优质蛋白食物 2：毛豆 / 黑豆

毛豆又被称为"菜中之肉"，是含完全蛋白质的植物性食物之一。含人体必需的亚油酸、亚麻酸，有助于代谢脂肪，可降低甘油三酯、胆固醇水平。

优质蛋白食物 3：鸡蛋

鸡蛋中的蛋白质含量高，可帮助燃脂！鸡蛋的蛋白质是食物中的营养冠军，能提供人

体必需氨基酸，合成肌肉原料，是瘦身的最佳食材之一。

耐咀嚼食物 1：坚果（低盐免油）

坚果含有抗氧化能力的诸多成分元素，可有效抑制食欲！食用坚果时需不断咀嚼，执行减肥计划时，用咀嚼让"饥火"略降，一粒粒放在嘴里慢慢嚼，配合饮水，拉长进食时间帮你渡过难关。但由于坚果能量很高，食用坚果要注意数量，每次 10 ～ 15 粒为限。

耐咀嚼食物 2：牛肉干（低盐免油）

在不断地咀嚼过程中，配合饮水也就缓解了难言的饥饿感，并且进食后在胃内也能驻留更长时间。

耐咀嚼食物 3：淀粉类食材（全谷物饼干、磨牙棒）

很多肥胖者在减重期间很容易突然对淀粉类食材产生"渴求感"，而由此产生饥饿感，最终导致"全线失守"。富含膳食纤维的全谷物主食，如全麦饼（饼干），全麦磨牙棒等，既有淀粉的感觉，又是耐嚼食品，还有很强的饱腹感，适合减重期间食用。

菌菇类食物品种很多，如香菇、草菇、金针菇、平菇、黑木耳等，它们的能量相当低，有的每 100 克仅有 10~30 千卡，能量比胡萝卜还低。整体来说，这些不同种类的菌菇食品，都拥有丰富的矿物质、膳食纤维、维生素等营养成分，而且还拥有一种医师们最爱的健康成分——抗癌因子"多醣体"。不过需要注意的是，菌类含有嘌呤，会使痛风患者的病情加重，所以这类人不宜食用，其他人都可以放心食用。对于想要减肥的女性朋友来说，它绝对是一个绝佳的选择！

提高免疫力：一小把菌类蕴藏了大自然的精华，是非常健康的食物。菌类中的营养成分有助于心脏健康，并能提高免疫。每餐菌类的能量大概只有 20 千卡，比吃年糕之类的能量少多了。

调味：菌类具有独特的鲜味。当它们与别的食物一起混合烹饪时，风味极佳，是很好的"美味补给"。

含维生素 D：菌类中的维生素 D 含量非常丰富，有利于骨骼健康。

抗氧化：菌类的抗氧化能力可以与一些色泽鲜艳的蔬菜媲美，比如西葫芦、胡萝卜、花菜、红辣椒。

替代主食：数据显示，如果人们每餐用 100 克菌类代替炒饭之类的主食，并且坚持一年，就算饮食结构不做任何变动，也可以少摄入 1.8 万千卡的能量，相当于两千克脂肪。要知道，减去两千克体重不难，但要减掉两千克脂肪，可能需要你在健身房苦练几个月。

替代肉类：菌菇能量低又有嚼劲，多吃可有饱腹感。可用菌菇替代肉类，增加料理的分量，同时减少能量。肉类一般被视为蛋白质的良好来源，却有脂肪、胆固醇含量比较高的缺点，所以营养专家一再提醒要限量摄取。相较之下，菌菇的蛋白质含量虽然不像肉类那么高，但比其他蔬菜高出好几倍，而且低能量（100 克只有 30~40 千卡）、低脂肪，又富含现代人容易摄取不足的膳食纤维，确实是营养价值不错的食物。

减肥美容：菌类含有大量无机质、维生素及蛋白质等成分，其作为减肥食品的最优之处在于含有高于各种植物性食物的纤维素，具有防止便秘、降低血液中胆固醇水平的作用。而且菌菇属于低能量食品，几乎没什么能量，不用担心食用过量的问题。菌类还有解毒作用，帮助各种有害物质排出体外，使身形轻盈苗条。

小贴士：在减重期间，要求少吃肉和油，那么水果蔬菜可以随便吃吗？

蔬菜和水果在减重中的作用是完全不同的。蔬菜特别是非淀粉类的蔬菜，像萝卜、白菜、油菜、生菜这些东西含能量非常低，不仅具有很强的饱腹感，而且不会增加体重。但水果则属于含糖量比较高的一类食材，并且所含的蔗糖、果糖、葡萄糖都是消化吸收率比较高的。从这个意义上来说，水果绝不能无限制地吃，一天 200~400 克，对于一些含糖高的水果更要敬而远之。

4 学会"挑"碳水：不吃主食也会伤身体

主食对于每个人来说都非常重要的，建议每天摄入主食不低于 100 克，但也不建议高于 350 克，除非你处于青春期长身体的阶段或者是重体力劳动者，普通的工薪阶层或者是办公室人员，每天摄入 150~300 克主食最合适。

选择主食时，应尽量避免简单糖类，简单糖含量较高的食物有糖果、甜饮料、糕点、果汁等；复合碳水化合物消化速度慢，可提供更持久的饱腹感，不容易让人发胖，比如全麦饼、杂粮饭、大米、面粉等，因此，对于减肥人群可以将 30%~50% 的主食替换为杂豆、薯类、全谷物等粗杂粮。

当然，主食选择粗粮还是粗细搭配，可依据个人情况决定。我并不推荐在减重期间只吃粗粮，以免因为粗粮不好吃而对食物产生厌恶。对于胃肠道功能原本就不好的人，单吃粗粮容易加重胃肠道的负担，产生胃肠道不适、排气增多、腹痛甚至腹泻。但是对于那些胃肠功能特别好，并愿意吃粗粮的人，可以多吃粗粮，因为谷类食物确实会让胃排空变慢，不太容易产生饥饿感。

主食对每个人很重要

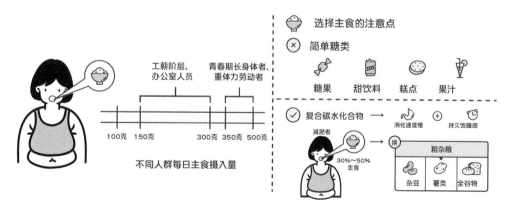

😟 陈医生，我这段时间有点头晕，想请您帮我看看是不是有血糖方面的疾病了？

😊 嗯，你先说说你这段时间是怎么吃的。

😟 刚开始两周我基本是按照处方吃的，也减了 5 斤，但第三周体重就降得不太明显，我觉着是不是吃多了。最近这两周我也没有饿的感觉，所以在您给的处方上把主食给去除了。听说主食会让人胖，但我没有减少菜和肉什么的。

😊 嗯，医学减重的营养处方是不能随意更改的，因为给你确认的主食、肉食都是按照你的个人数据计算并分配到一日三餐的，如果随意修改，即便是吃得更少，也容易造成新陈代谢失衡，反而影响减重效果。所以，在减重期间，即使你不饿，也要尽量按处方去吃，尤其是主食，更不能随意减。

😟 哦，我是想着，在不饿的情况下，在您开的处方上再减少一些主食，是不是能减得更快一些？

😊 首先，表扬你，出现问题能及时求助医生。其次，你这么减，不会减得更快，反而会不利于健康，最近出现的头晕甚至头痛等都是身体发出的健康预警信号，很可能生成了酮体，时间越长危害越大。在减重期间，要严格遵循减重处方执行，处方上的每种食物的量，是根据你的身体情况计算好的，也基本是身体的必需量。因为人体每天都应该摄入 100 克以上主食，才能够满足大脑、心脏等重要脏器的基本需求。而减重期间的量本身就不多，所以再减就会不利于健康了。

碳水化合物是肥胖的元凶吗？

很多人在减重期间不吃或限制碳水化合物摄入，因为他们认为只要不吃或少吃主食及富含淀粉和糖的食品，就可以通过限制碳水化合物摄入减少脂肪合成。

然而，单纯限制碳水化合物，而不限制总能量摄入、增加能量消耗，并不能有效减重。而且，碳水化合物是大脑、心脏等重要脏器最主要的能量来源，一旦缺失就被迫使用其他营养素（如脂肪、蛋白质等）来供能。除了不经济，更严重的问题是会对身体健康造成危害。因此，减重期间合理摄入碳水化合物可以更好地保护肌肉组织，维持良好的体力、脑力与平稳的情绪。当身体长期缺少碳水化合物，血糖水平会在 3~6 天后逐渐下降，容易出现头晕、头痛、眼前发黑、出冷汗、乏力等低血糖、低血压的反应。另外，葡萄糖是大脑唯一能利用的能源物质，长期缺乏葡萄糖，对大脑也会造成损伤，如记忆力减退等。

陈医生，我朋友说他最近不吃主食减肥，其他食物可以随便吃，还成功减了十多斤。所以，我也特别动心，跟着一起断了三个月的主食，刚开始的时候，确实减了，但是，减着减着就减不动了，掉头发也特别严重，还经常头晕，我就害怕了。赶紧找您帮我看看。

你说的这种只限主食、不限总能量的方法是不可能有效减重的。我们所说的减重是指减脂，就是不仅要能减重，而且要保证身体健康。而且，让人长胖的不是碳水，而是过剩的能量。在减重期间合理地吃主食，不仅可以更好地保护肌肉组织，还可以帮助我们维持良好的体力、脑力与平稳的情绪。

在主食的选择上又有哪些讲究呢？

首先，碳水化合物分为单糖、双糖、复合糖三类。其中单糖和双糖会快速地刺激胰岛素分泌，导致血糖升高。而复合糖也俗称淀粉多糖，根据是否含有膳食纤维，我们又将其分为两种。比如我们常吃的大米白面，因为在肠道中会被快速消化吸收，也会导致血糖升高，我们把它简单地称为碳水化合物中的"坏糖"。而另一种富含膳食纤维的复合糖，也就是我们所说的全谷物食物或粗粮，因它们在胃肠道中消化吸收的速度比较慢，不太会导致血糖过度升高，我们把它简单地称为碳水化合物中的"好糖"。提前了解这些碳水化合物的来源和成分，可以更好地帮助我们选择主食。

这时候，就会有人认为减重时应多吃粗粮，粗粮的饱腹感比较强。但我们并不建议在减重期间将所有的主食都换成粗粮，因为这样会影响到蛋白质、钙、铁的吸收，容易导致营养不良，所以我们建议减重者摄入主食时应粗细搭配，既吃细粮也吃粗粮。

另外，在主食摄入量的控制上要注意，面和米的吸水量不一样，即使生米生面都是50 克，但 50 克大米做熟的米饭约是 130 克，50 克面粉做成馒头约是 75 克。但两个馒头的能量则要高于一小碗米饭，所以在减重期间，选择主食时需要把控摄入量。

5 学会"挑"调料：
用对油、糖、盐

"我吃过的盐比你吃过的饭还多。"这句话一般是长辈们用来教训晚辈的，表示他们的人生经验比较多。

但是，这种"重口味"的高盐饮食习惯，不仅会增加患高血压的概率，而且会增加发胖概率。身体中过多的盐会改变身体制造和代谢脂肪的"习惯"。有研究表明，高盐饮食能促进胰岛素分泌，而过量的胰岛素会让你的身体认为，目前的糖分储备不足，结果就是，身体按照胰岛素的指示继续储备糖分，而这些多余的糖分则会被身体转化为脂肪储藏起来。简单来说，体内的胰岛素水平越高，脂肪就会被越多地储存在身体中，那么可想而知，体重也会跟着增长。

另外，盐会刺激多巴胺的分泌，进而影响我们大脑中"愉悦中心"的神经传递，你就会觉得非常愉悦。你可能也会有这种体会，咸味食物总是会让人想要多吃一点，再多一点。某种程度上来讲，咸味食物的功效恰好类似于香烟中的尼古丁和酒中的乙醇，总是让人欲罢不能。于是，高盐食物会让人摄入更多盐，而更多的盐则意味着更多的脂肪会被囤积。

也许你不认为自己的饮食存在盐超标情况，那么我们来看一份减肥餐单：早餐是一份加了葡萄干的燕麦片，午餐是一个火鸡奶酪三明治，晚餐则是一份番茄酱全麦意面以及一点点鸡肉肠，再加上半杯脱脂酸奶。这份看起来低脂又健康的餐单，却让你摄入了高达3300毫克钠，超出了我们每天最大摄入量的44%。可是你甚至连盐罐都没有碰过！

其实我们身体每天对钠的需求量仅为1500毫克，这些从天然食物中就能轻松获取。牛奶、肉类、贝类甚至是素食中都含有钠元素。而我们大部分人每天的钠摄入量都在 3000 毫克以上。过量的盐不仅会让你的身材走形，而且会带来很多的健康问题。所以，低盐饮食不管是从哪个层面上来讲都是非常有必要的！

在减重期间，建议每日烹调用盐限制在 5 克以内，合并高血压或肾脏疾病的减重者每天应限制在 3 克以内。我建议初期减肥者准备一个特定的盐勺来衡量，以便更好地控制摄入量。

除了盐和酱油，还有一个常用的调料就是蚝油，蚝油比较厚重，往往需要稀释以后再去使用，或者用汤汁去稀释。3 毫升蚝油就相当于 1 克盐。另外，还有在蚝油中添加松露汁的，共同点就是盐分很高，所以大家在烹调中也要关注蚝油中的盐。

在减少食盐量的同时，还应减少一些含盐量高的食品。例如所有的腌制品、熏干制品、咸鱼、鱼片等。为了便于保存，罐头类制品往往也会加很多盐；浓肉汤、方便面的汤料，外卖的油炸食品（如比萨、薯条、炸鸡等），一些香肠、火腿、海产品都含有很多的钠盐。

即使你会因为低盐而觉得食之无味，我也仍建议你尽量锻炼自己去适应低盐口味，也可以用葱、姜、蒜、鸡精等多种调味品制出多种口味的菜肴，使生活不至于太"痛苦"，从而保证饮食治疗顺利进行。

小贴士：日积月累，良好生活习惯慢慢养成，也能获得健康！

中国的传统饮食文化，是以油盐为主的，想突然改成低盐低脂饮食，是非常困难的。而在健康行为学中有一个很重要的观点：即便每天减掉 1 克盐，也能够发挥健康的功效。比如说，2007 年美国心脏病学会公布的一项研究证实，"每天减掉 1 克盐，每年就能减少 30 万例冠心病的发生，每天减掉 3 克盐，每年就能够降低 2% 的冠心病死亡风险"。这被称为"1 克盐的功效"。

只要在一件事上做出微小改变，就能收获出乎意料的效果，何乐而不为呢？不要求大家一天之内就成圣人，但如果通过日积月累的改变，一年内每天减掉 1 克盐，肥胖给你带来的代谢负担也就能够逐步减轻了。

减重期间，怎样正确地使用油？

在减重期间，所有人都非常关注烹调用油的问题，《中国居民膳食指南（2022）》中推荐，每人每天的烹调用油量是 25~30 克。如果用我们喝汤用的小瓷勺量，两勺就是 20 克。也就意味着全天即便炒 8 个菜，也只能用 2.5~3 勺油来炒菜。从这个意义上来说，应先保证用油量，再考虑用什么油最好。

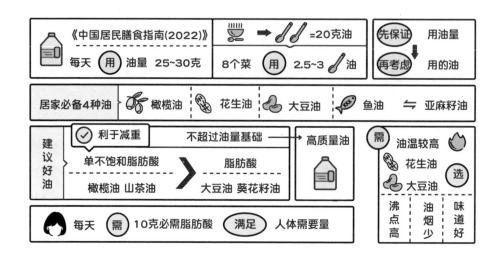

要知道，减重的前提就是用油量。即便再高质量的油，如果吃多了，也会导致肥胖，而适当限制用油量才是王道。此外，完全不吃任何形式的油也是不对的，因为人体每天至少需要 10 克必需脂肪酸才能满足最低的人体需求。

不要低估食物中那些"看不见"的脂肪

　　😊 陈医生，我这两周坚持按处方吃，按处方在锻炼，但我体重一直没变化，想请您帮我看看我是哪里做错了。

　　😊 嗯，根据我们的经验，你是不是额外吃了什么呀？先说说除了一日三餐，你还吃什么了？加餐怎么吃的？

　　😊 我一日三餐真是完全按处方吃的。难道是我的加餐有问题，我每天下午不太饿，就把加餐挪到了运动后，因为运动完之后有点饿。

　　😊 嗯，加餐吃的什么呀？

　　😊 刚开始是吃一个苹果，后来，我就把苹果换成了两小包坚果。因为我听朋友说，坚果中含有什么必需脂肪酸啦，还能帮助降脂减重，我就干脆多吃点儿。

嗯，我们在减重过程中，不太推荐减重的人特意吃坚果，甚至指望吃坚果来减重。并不是因为它不好，正如你所说，每日吃一小把坚果，25~28克，是有益健康甚至还能协助减重的。它能降脂的原因是坚果中的脂肪酸对身体有帮助。但是为什么不推荐在减重过程中吃呢？

原因有几个，第一，国内现在的坚果绝大多数是盐焗的，这种盐焗坚果会让你在享受酥脆口感的同时摄入更多的盐分，从而诱使你吃得更多。

第二，吃坚果容易"上瘾"。不是所有人都能够掌控这个量。只吃一小把，就是20~40粒，如果吃到80粒，就不利于减肥了，相当于喝了两勺油。

第三，现在的很多坚果，除了盐多，糖也多，比如虎皮核桃，还额外加油。还有些坚果会和果脯配套，同是高糖食物，对于胰岛素抵抗是非常不利的。因此减重期间，坚果能不吃尽量不吃。

真是怕了。我岂不是把吃坚果换成了喝油！

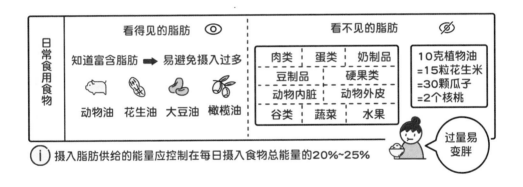

对于减重的人来说，"糖"是大忌，甚至有人称其为"白色毒药"。其实，糖是一个大的食品分类，可分成单糖、双糖、多糖。多糖就是我们所说的粮食；双糖就是日常生活吃的绵白糖、牛奶中的乳糖等；而单糖就是血液中的葡萄糖，还有一部分是果糖，比如水果中的单糖成分。我们一般把单糖和双糖称为精制糖，这些糖对于减重大业来说是大忌，因为其吸收效率非常快，如果无法消耗，很容易造成脂肪蓄积。

另外，还需注意果葡糖浆，虽然它的分子式长得不像糖，但是确实是一个糖的替代品。比如，我们所喝的某些饮料虽然不加蔗糖，但加的是果葡糖浆，现代研究表明它对肥胖的影响比蔗糖还要大，所以应尽一切努力在减重过程中减少饮料的摄入。

在减重期间，水果的选择也至关重要。水果本身属于健康食品，适量吃还可以补充果胶和水溶性维生素，对身体有益无害，但是必须适量。曾经有一位女性减重者，每天吃 8 个苹果，不吃其他任何食物，坚持 1 个月后体重却纹丝不动。因为我们不可能一辈子都只吃 8 个苹果而不吃其他食物，这种简单粗暴的方法，不仅不能帮助减重，而且容易导致营养不良。此外，水果本身含糖量很高，身体对简单糖的吸收很快，长此以往对血糖、血脂的影响都非常不利。比如火龙果的含糖量其实和荔枝、杧果的含糖量相似，并不算是低能量水果，不能因为吃起来不甜就被其蒙蔽，仍要计算在总能量之中。

小贴士：减肥期间能喝蜂蜜水吗？

一些肥胖者认为，每天早上起床喝一杯蜂蜜水能够帮助润滑肠道，解决便秘等问题。因此蜂蜜受到很多减重者、便秘者的青睐，但要注意的是，蜂蜜里面也含有糖，75% 以上是果糖，而且市面上有很多蜂蜜还额外添加了果葡糖浆，如果是这样的蜂蜜，就不应算是健康食材。如果真要吃或者兑水喝的时候，一天喝一勺（5 克左右）是可以的，再多的话可能就不利于减重了。

6 学会"烹调"：
没有"最坏"的食物，只有"最坏"的吃法

在现代营养学中有句俚语，"没有最坏的食物，只有最坏的吃法"。在减重过程中，即便你选择的都是有利于减重的食品，也可能因烹调方法不当而前功尽弃。总之，在减重期间，烹调方式建议优选生吃、拌、蒸、煮、炖、涮，以炒、煎为点缀，避免一切高油、高糖、高盐的烹调方式，才会使减重大获成功。

在烹调过程中许多因素都可能影响减重的效果。

巧妙的烹饪，吃不胖

（1）烹调用油每日应不超过 25 克。可以采用减重喷油壶，绕锅喷一圈，均匀喷洒只有 1 毫升油，这样就能尽最大努力少用油了。

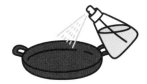

（2）改善烹调手段，减少或不用油炸、油煎食品。这些烹调方式用油较多，偶尔应用空气炸锅也是不错的选择。
在烹调中可多选蒸、煮、炖、拌等少油制法。比如清蒸鱼、煮牛肉、炖豆腐、凉拌芹菜等。碰到多油菜肴也可先用吸油纸吸干后再进一步加工。

（3）缩短烹调时间。加工时间越长，营养素损耗越多，并不利于减重。

（4）注意少用盐。如果肉类需要提前用酱油腌制，则可按 5 毫升酱油等于 1 克盐进

行换算，提前用 3~5 倍的清水稀释，才能相应减少食盐的用量。过多的盐会使你食欲大开，吃得越咸，食欲就越好，也更容易饥饿。

（5）尽量戒掉糖。有人习惯在炒菜时放些糖来提鲜，这也不利于减重，建议改用葱、姜、蒜等香料。如果你习惯吃沙拉，则要注意酱料的选择，也可适当放点香醋提提味，用凝态低脂酸奶或水果醋、柠檬汁等来取代沙拉酱保持食材的脆度，可以同时起到提味和促进消化的作用。或者用"橄榄油＋醋"制成油醋汁，或还可以用"橄榄油＋蒜蓉"制成蒜醋汁代替沙拉酱，这样制成的蔬菜沙拉能量也会较少。

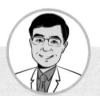

陈医生的烹饪小课堂

油煮蔬菜汤，简单美味又健康！

- 先放一小碗水煮开，加一小勺香油；
- 把绿叶蔬菜放进去煮两三分钟，煮好之后，按自己的喜好加点调料就行了；
- 还可以根据自己喜好，在清水里加点香菇、蘑菇、虾皮、海米之类的，也可以适量加点鸡肉、鱼肉之类的，帮助提鲜；
- 连汤带菜一起盛出，即可享受美味。

这样烹调蔬菜，既简单，营养损失也比较少，还不浪费溶进汤里的钾、镁、维生素 C、维生素 B_2、类黄酮等营养素。

小贴士：为何吃火锅时，只涮菜也不利于减重？

很多胖友只吃清汤火锅，不吃蘸酱而且吃肉很少，基本吃菜，为啥还容易胖？事实上吃火锅给减重带来的最大不利因素是"烫"！因为烫，人们的进食速度就很快，不知不觉就吃了很多食物，即便是素菜吃多了也容易能量超标。我们称量过自己一餐火锅进食的所有食物，竟然是常规一餐的三倍食材，这是太惊人的"高能量"了。

7 学会"挑"餐具：
一套好餐具也能助你减重

在减重过程中，除了选择不同的食物，选择适宜的餐具和吃饭的方式对于减重成功也非常关键。

（1）将餐具换成小盘子、小碗、小勺子。经实践验证，在减重过程中，选择小号餐具进餐，使得中等量的食物看起来也不显得少，不仅有助于控制摄入总量，同时会让人感觉更加"满足"。

更换餐具

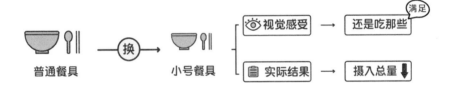

（2）每天定时定量进餐，避免过度饥饿而引起饱中枢反应迟钝，最终导致进食过量。吃饭宜细嚼慢咽，避免进食过快，无意中过量进食。

定时定量

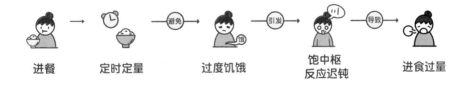

（3）食不过量。按照能量密度的组合合理搭配食物，既保持能量平衡也要保持营养素的平衡。

合理搭配

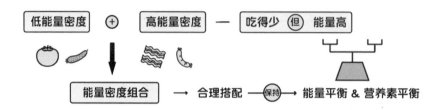

正如前文所述，比如采用低能量、高蛋白、低碳水化合物的饮食方案进行减重时，除了要控制每天摄入总能量，三大膳食营养素的比例也要做出调整。一般建议将淀粉类主食所含碳水化合物的供能比例降到 40% 以下（甚至达到 25%），而将蛋白质的供能比例增加到 30% 或者更高，脂肪类的比例则尽力保持在 20%~25%。

8 学会"挑"饮品：
最好的减肥饮料，就是白开水

几乎每次门诊都有胖友问减肥时能喝什么饮料，有没有既好喝又能减重的饮料，代糖饮料行不行，无糖饮料行不行，零卡零糖饮料行不行。看来，饮料的确被广大胖友实实在在列为生活必需品了，为此我专门给饮料的"功用"排了顺序。

咖啡

咖啡已经逐步成为年轻人日常饮品中的新宠。在享受咖啡美味的同时，人们也希望从咖啡中获得减肥的功效。

补充咖啡因能减肥吗？

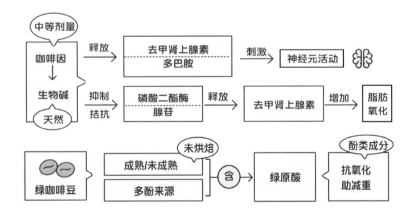

咖啡因是天然存在的生物碱，低到中等剂量的咖啡因可能通过增加去甲肾上腺素和多巴胺释放，进而刺激几个脑区的神经元活动，也可能通过抑制磷酸二酯酶和拮抗腺苷

释放去甲肾上腺素来增加脂肪氧化。绿咖啡豆是指未烘焙的成熟或未成熟的咖啡豆，是多酚的丰富来源，含有大量的绿原酸。嗜铬粒蛋白 A 则是绿原酸中存在的具有抗氧化特性的主要酚类成分，食用这些补充剂可能产生抑制脂肪积累、降低体重、降低血压，以及通过减少肠道吸收来调节餐后葡萄糖代谢的生物学效应。一项系统评价纳入 606 名参与者，干预时间从 4 周到 36 周不等。结果显示与每天每千克体重摄入 1 毫克咖啡因相比，每天摄入 2 毫克咖啡因者的体重将多减少 22%，BMI 多减少 17%，体脂多减少 28%。

那么，要怎么通过喝咖啡既安全又有效地助力减重呢？

咖啡怎么喝能减肥？

（1）选择合适的饮用时间：利用咖啡减肥一定要把握好饮用时间。一般建议在早、午餐后 30 分钟左右时饮用，这样可以促进肠胃道消化和脂肪燃烧。另外，在运动之前饮用也是不错的选择，可以有效促进脂肪消耗。

（2）喝热咖啡：热咖啡的减肥效果最明显，相对于冰咖啡，热度稍高的咖啡因更能发挥效用，能更有效地促进体内能量燃烧，进而达到最佳减肥效果。

（3）把握烘焙度：咖啡豆的烘焙度对咖啡的口感等方面影响很大，如果是为了减肥瘦身而饮用咖啡，烘焙度不宜过高，可选择中度烘焙的咖啡，更有助于保持咖啡碱的活性。

（4）不宜加糖：黑咖啡的味道比较苦，但为了达到减肥效果，不要加糖或蜂蜜调味，即便牛奶也应尽量少加，必要时可加一点点无糖甜味剂，改善一下口味。

当然，即便有以上这些妙招帮助胖友们通过喝咖啡来减重，也仍要提醒各位，仅仅靠喝咖啡来减重并不现实，咖啡因摄入过量的危害远超过其对减重的助益，希望各位读者理性看待！

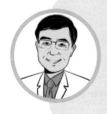

胖友们请注意！只有黑咖啡（仅含咖啡和水）才是能帮助减重的咖啡，而拿铁则是以奶为主的饮料，喝多了也会影响减重的效果，至于卡布奇诺、焦糖玛奇朵以及各种美味的调味咖啡，则是咖啡的糖油混合物"亲戚"，尽量少喝！

茶

很多胖友都听说喝茶能减肥，道理也很简单，喝茶能刮油、去油腻。但在现实生活中并不是所有的茶都能起到减肥作用，这与茶的种类有关。我们常见的绿茶、白茶、乌龙茶、红茶、黑茶等都被标称具有减肥效果，但是其"消油"机制各有不同。

茶与减重

绿茶中含有大量的儿茶素，能够起到降低血糖、增加高密度脂蛋白的作用。科学研究证实，从绿茶中提取的茶多酚保健食品有减肥作用。常见的绿茶有碧螺春、龙井等，但从中医角度来讲绿茶性寒，因此体质虚弱的女性并不适合喝绿茶。

乌龙茶中除了儿茶素也含有较多的咖啡因，能增强激素对脂肪的分解作用，大部分人可以尝试用乌龙茶减肥。

白茶中的茶多糖含量比较高，能促进血液中糖的分解，经常饮用白茶具有降低胆固醇、提高机体内酶活性的作用。

红茶中的茶多酚和咖啡因含量都比较高，能促进消化，加快水分的排出。

黑茶能够减少血液中和器官中胆固醇的堆积，并增加胆固醇的排泄，可以起到降脂减肥的效果。

喝茶也会因身体状况不同而有异，比如有胃溃疡的人并不适合通过喝茶来减肥，女性处于生理期的时候也应该注意，不要随便服用茶来减肥。

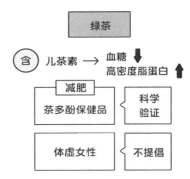

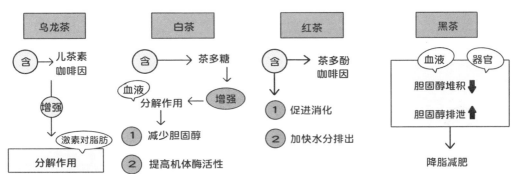

甜味剂饮料

过量摄入糖是现代社会人们肥胖的饮食因素之一。蔗糖的替代品比以往任何时候都受到更多的关注。

众所周知，摄入大量含蔗糖饮料更容易增加能量摄入，从而增加体重。人工甜味剂虽然可能有助于减轻体重，但其长期安全性仍有待评估。

一项随机分组比较摄入蔗糖与人工甜味剂对超重者食物摄入量和体重影响的研究表明，蔗糖组的体重和脂肪量增加，而人工甜味剂组的体重未见增加。在另一项对蔗糖和人工甜味剂的比较研究中，分别让受试者食用含蔗糖（每千克体重 2 克）或人工甜味剂的饮料或固体食物，其余饮食自由选择，结果也显示蔗糖组的葡萄糖、胰岛素、乳酸、甘油三酯、瘦素、胰高血糖素和 GLP-1 均显著高于人工甜味剂组。

甜味剂与减重

与蔗糖饮料相比，非营养性甜味剂饮料对肥胖者有一定减重效果，但仍推荐用白开水作为减重者的日常饮品。

甜味剂的安全性一直被人们关注，以蛋白糖、阿斯巴甜、安赛蜜、三氯蔗糖等非能量甜味剂以及麦芽糖醇、木糖醇、

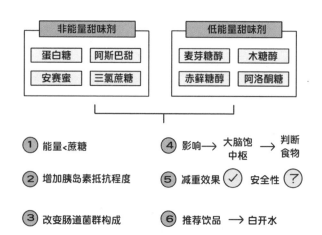

赤藓糖醇、阿洛酮糖等低能量甜味剂均比蔗糖的能量低得多。然而一些科学研究却发现，这些甜味剂有可能增加肥胖者胰岛素抵抗程度、改变肠道菌群构成以及影响大脑饱中枢对食物的判断等。

 含糖饮料不如无糖饮料，无糖饮料不如白开水，如想成功减重，喝白开水最佳！

9 享受美食不发胖：
外卖、火锅，这样吃更健康

火锅

　　有人说中国人有两大饮食发明：一是饺子，号称天下所有食材皆可成馅儿；二是火锅，号称天下所有食材皆可涮之。每每天气寒冷，人们的胃口也慢慢打开，各家的火锅店也逐渐热闹。吃火锅人多才热闹，一家老小、亲朋好友，团团围坐在冒着热气的火锅旁，涮得开心、吃得热闹。胖友们却为此发了愁，平时很注意饮食，也很想享受火锅的美味，但就怕不小心吃多了或者吃了不该吃的东西，造成减重计划流产。那么肥胖者到底应不应该拒绝火锅，如果可以吃，应该怎么吃呢？其实，从营养学角度来看，火锅与饺子一样，都是均衡膳食、食物多样化的典范。吃火锅时食材较多，最少也有七八种。我们平时一餐很难吃这么多种类的菜。同时，火锅所选用的材料一般都是洗净直接下锅涮，蔬菜、肉类保持原始的形态，没有经过加工，对营养的破坏较小。另外，它比较符合中国人的饮食习惯，热汤热饭，天寒地冻的时候吃会很暖和。

　　火锅虽然非常美味，却是一把诱人发胖的双刃剑。减重期间我们在关注其对减重的不利之处时，也可以通过一些巧妙的方法，达到既吃得开心又不发胖的"境界"。

　　（1）注意食品安全问题。有些人涮火锅讲究"嫩"，但如果火候掌握不好，肉类没完全熟就捞出来吃，就会引起食物中毒或者吃坏肚子。而如果涮的时间过长，营养素会被破坏，尤其是维生素 C 的破坏比较严重。

　　（2）注意荤素比例失调和吃过量的问题。吃火锅的时候，由于大家总是会迫不及待地先吃肉，一盘肉，很快就吃完了，从而导致短时间内肉摄入过多。再吃点其他的菜，不知不觉就吃多了，非常不利于饮食控制。所以建议在吃肉的时候，提前把自己该吃的分量单独放在旁边，不额外多拿。

　　（3）掌握吃火锅的顺序。在荤素菜都有的情况下，建议先吃菜、再吃肉。先吃菜，让肚中有些食物，再吃一定量的肉，基本上就不会过量。

（4）关注嘌呤含量。肥胖者多数合并高尿酸血症或痛风，火锅汤及食材中常常含有大量的嘌呤，尤其需要注意动物内脏、海产品、木耳（干的或鲜的）、蘑菇等高嘌呤食材的摄入，尽量少吃或不吃。

（5）注意汤与烫。长期吃过烫的食品，会造成口腔黏膜的损伤。建议别吃得太烫，且要细嚼慢咽。

（6）选对蘸料少长肉。很多调料，例如香油、麻油等，脂肪含量太高；麻酱不仅热量高，还容易引发炎症；麻辣味道的调料，如辣椒面、烧烤粉等含盐也不少。建议不要蘸太多的调料，最好不要选纯油的。太辣的调料也不要选，辣会刺激胃黏膜，不利于健康。

（7）自制清水火锅。如果有条件可以在家自制火锅，在外面买一些干料，像香菇、葱、虾仁，再加点清水，就能熬出很不错的锅底。锅底只是起调味作用，味道不要太浓。

注意以上几点就能享受到美味的火锅了。

轻食外卖

一提及外卖，所有的减肥者都很头疼，因为大家都明白，吃外卖很难减肥。外卖除了高盐，更重要的是油的问题，一是油多，二是重复用油的概率很高，时间久了对身体很容易产生不利影响，三是味精等调料多，都会影响长期健康，因此尽量不做"外卖一族"！

但是对现代城市人来说，外卖又是一个不得不面对的选择，这就要求我们要做一个有智慧的"外卖人"。比如，早上尽量不吃外卖，自己做营养早餐，补充蛋白质、碳水化合物，这样即使午餐吃外卖也不会摄入过量脂肪。近两年轻食外卖市场越来越劲爆。一份几乎没油的午餐，一大半是蔬菜，两片瘦肉，然后配一点主食，少许脂肪，吃起来还不错，不容易感觉饥饿也适合减肥。但是为了长期坚持，还是建议如果午餐吃了轻食，晚餐一定要在家吃，控制好精制碳水化合物的量，避免摄入过多油脂。

这里的"轻食"是指清淡、能量低的食物，吃这些食物可以避免摄入过多的能量。其中低盐、低糖、低脂肪和膳食纤维丰富的食物，是轻食重要的选择标准。

中国营养学会发布的《2020年中国人群轻食消费行为白皮书》对轻食的定义是：以食物组成丰富、用量少、新鲜和能量低为主要特点，可用于人们在一段时间内的选择性餐食。除此之外，烹调方法简单、少加工，能够通过拌、蒸、煮、焯、炖等简单的烹饪方式把油、盐、糖的使用量适度降下来的食物，也可以称为轻食。

10 出差或旅游，减重不耽误

我总是告诉胖友们在减肥期间尽量减少出差、旅游，做一个规规矩矩的减肥者。但是，每次门诊都有面容沮丧的复诊胖友说："我又出差了，不但1斤没减反而长了3斤！真是愁死人！难道出差、旅游有啥魔咒？"

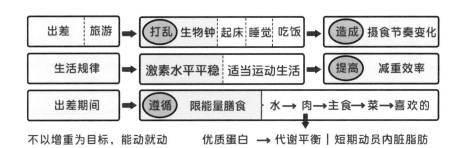

减肥也讲究节奏和规律，而出差、旅游就是打破生活节律的罪魁祸首。一旦决心减肥就不应拖泥带水，要一心减肥。每天按时按量吃饭、坚持运动、早睡觉不熬夜、称体重，这样减肥才会持续有效果，而此期间，如果出差、旅游，吃饭的时间、场所、食物内容就不是自己能够把控的。

此外，出差、旅游，甚至包括处于各种原因宅家不出门，都改变了生活本身。在外就餐或点外卖的特点是重油重盐，即便吃得很少，也增加了能量密度。在这样的生活场景下，减肥运动很难保持规律，有一天没一天，让身体机能失去了规律性。

为此，如果不得不出差、旅游，最好做好心理和生理准备，背上自己所有的减重行囊，踏上一场不改变减重节律的旅行。

（1）出发前，整理好自己的减重小书包。要把运动鞋、体重秤（可以买一个小巧便携的）、摇摇杯、蛋白粉、维生素、纤维粉等（可能也包含这本书）都塞进你的背包，以确保自己不会因为缺少减重"武器"而半途而废。

（2）按照旅游的时间准备好相应数量的用品，是一种非常省心省力的方法。把蛋白粉和纤维粉按照每天的用量分装进小盒子里随身携带，这样就不会因为忘记带这些必需品而打破减重计划。

（3）为自己的减重计划定个闹钟，借助外力维持减重节律。正如前文所说，出差和旅游本身就会打破生活节律，吃饭、喝水、运动的时间一定会不同于往常。那么，为了避免减重节律被打乱，可以尝试在手机或智能手表上为自己设置减重闹钟，提醒自己按时进食、喝水、运动等。

00电信	下午 13:05		85%
	减重闹钟		+
7:30	一杯水	☕	⬜
8:00	蛋白粉	🫙	⬜
10:00	一杯水	☕	⬜
12:00	吃午餐	🍴	⬜
14:00	一杯水	☕	⬜
16:00	蛋白粉	🫙	⬜
18:30	吃晚餐	🍴	⬜
19:30	运动并喝水	🏃☕	⬜

（4）运动的时间和强度不能减，力求"偷空"运动。如果出差，你可以在开会或等人的间隙做一组有氧运动，尝试步行上下楼，也是非常好的碎片式运动方法。

（5）尽量避免聚餐。实在有聚餐一定记得只吃七分饱，并且尽快回归减肥生活；路遇特色美食，切忌太"馋"，尽量浅尝辄止。只有这样，才能力保"城门不失"。

11

做饭 2 小时，吃饭 2 分钟，吃得太快容易胖

吃饭太快不利于身体健康。可是，要想吃得慢还真不容易。一方面早上时间紧，另一方面养成了吃快的习惯，要管住自己的嘴，做到细嚼慢咽，的确需要很大的毅力。同时，在饥肠辘辘的时候还要慢条斯理地吃，从本能上来说也有难度。

早餐：分两步吃

早餐的时间拉长，只能分成两步走。如果出门前早餐吃得快，可以在早午两餐间加餐一次。所以要做一点小小的准备，在包里放一个水果，一小袋坚果仁，或者一杯豆浆或酸奶。在上午 10 点 ~11 点，把这些东西拿出来，当成餐间零食吃，这次加餐等于延长了早餐的时间。这样，既增加了食物的品种，补充了早餐的数量，改善了营养品质，同时还可以避免午餐前的饥饿，午餐时就能慢慢吃。

午餐：放松心情，享受美食

上班族往往在外吃午餐，食物本身以米饭、馒头、面包等为主，菜量少，蔬菜也少。还有一个重要原因，是人们心情没有放松，还沉浸在工作状态，并没有集中精力在吃饭这件事情上。

建议上班族中午趁着吃饭的机会调整心情，暂时忘记工作，把注意力集中在吃饭上。吃饭之前，先做个深呼吸，排除工作和杂念，认真数数每口饭咀嚼了几次，吃了几种食物原料，提醒自己每一口饭咀嚼 15 次以上，这样吃饭速度自然就会放慢。好好体会每一口食物的味道，不太好吃的食物也能变得好吃一些。

晚餐：蔬菜粗粮，认真咀嚼

在各种食物当中，蔬菜和粗粮是最需要咀嚼，最占用就餐时间的。一般来说很多上班族早上吃不到蔬菜和粗粮，中午吃的蔬菜也很少，全靠晚上来补。所以，晚餐给自己做一大盘蔬菜，先吃些蔬菜再吃其他食物，吃饭的速度自然就慢了。如果加上一种粗粮就更好了。如此能有效地促进一日营养均衡，又能把吃晚餐的速度有效地降下来。

12 运动有点难，但贵在坚持

运动是影响能量消耗的主要因素，因此它能够在体重管理及维持体重下降中发挥重要作用。我一再强调，减重主要靠控制饮食和运动，使能量达到"负"平衡，也就是能量消耗大于能量摄入。医生开出的医学减重运动处方和饮食处方，就像是天平的两头，只要饮食和运动方案制定得合理，95%的人都能够有效减重，仅有5%的人才需要药物和手术治疗。

在第二章，我们将运动比作一种减重的武器，介绍了有关"身体活动"的概念、要素、类型，以及如何定制适合自己的减重方案。如果阅读至此，各位读者已经遗忘了有关内容，可以按照我在前言中所说的方法，按"章"索骥，找到相应的位置重温医学减重知识。

理想很丰满，现实很骨感，正如这句大家常挂在嘴边的话一般，运动犹如减重过程的一把双刃剑，既是武器也是许多人难以克服的难题。不少胖友问我："可以不运动吗？""可以少运动吗？""可以一周只运动一次吗？"

减重路上的运动似乎充满了坎坷，作为一种有力的减重武器，要想让其发挥功效，更需要我们坚定信念，将动机化为武器的燃料，催动运动这一武器助力我们加倍"掉秤"。

常规运动总让我们备感煎熬，但也有一些身体活动不太剧烈而且容易操作，可以帮助我们在减重过程中重拾"动起来"的信心。

身体活动在一天中可随时进行。人们可以因为不同的目的，在不同场所以不同的形式进行身体活动。随着科技发展和社会进步，人类的身体活动方式也发生了显著变化。一些需要高强度身体活动的职业性运动正逐渐减少，而更多地逐渐转为休闲或娱乐性身体活动。根据活动目的和场所的区别，我们将身体活动分为职业性身体活动、交通性身体活动、家务性身体活动和休闲性身体活动。

（1）职业性身体活动是指以工作为目的的身体活动。例如，往商店货架上放东西，服务员在餐馆里上菜，或工人在车间搬运物品等。

（2）交通性身体活动是指以交通为目的，从一个地方移动到另一个地方的身体活动。如步行或骑自行车、乘车、驾车等往返工作场所、学校或菜市场、购物中心等。

（3）家务性身体活动是指在室内或者庭院内进行的身体活动。包括家务性劳动，如做饭、打扫、修理房屋、整理庭院或做园艺。

（4）休闲性身体活动是指在不工作、不出行也不做家务的情况下主动的身体活动，包括运动或锻炼、散步、玩游戏（如"跳房子"游戏）、打篮球等。

身体活动是人体能量代谢途径中变异度最大的部分，是影响能量代谢平衡状态的关键内容。也就是说，吃动平衡是保持能量平衡、维持健康体重的最主要因素。

根据成人能量消耗的途径，一个健康成人每天的身体活动耗能应占总能量摄入的15%以上。成人能量摄入量为1600~2400千卡时，15%是240~360千卡。这些能量消耗将用于日常所有的活动。一般来说，每天的日常活动大多是低强度的自理活动、日常家务或办公等，平均每天约消耗能量80千卡。若积极开展上述中等强度以上身体活动，则每天总计的身体活动耗能可达到200~320千卡。若以时速4千米步行10分钟（健康成人约走1000步、耗能约30千卡）为单位估算，则每天应完成约6000步的活动量。

常见身体活动的能量消耗量可以参考下表进行估算。

常见身体活动的代谢当量（MET）与能量消耗

	活动项目	代谢当量（MET）	强度分类	能量消耗（千卡）
步行	3千米/时，慢速，水平硬表面	2.0	轻	20
	4千米/时，水平硬表面；下楼；下山	3.0	中	30
	4.8千米/时，水平硬表面	3.3	中	33
	5.6千米/时，水平硬表面；中慢速上楼	4.0	中	40
	6.4千米/时，水平硬表面；0.5～7千克负重上楼	5.0	中	50
	5.6千米/时上山；7.5～11千克负重上楼	6.0	高	60
自行车	<12千米/时	3.0	中	30
	12～16千米/时	4.0	中	40
	>16千米/时	6.0	高	60
家居	洗盘子，熨烫衣物	2.3	轻	23
	做饭或准备食物，走动，看孩子（轻度用力）	2.5	轻	25
	擦窗户	2.8	轻	28
	整理床铺，搬桌椅	3.0	中	30
	手洗衣服	3.3	中	33
	扫地、扫院子，拖地板，吸尘	3.5	中	35
	和孩子做游戏，中度用力（走/跑）	4.0	中	40

文娱体育	柔软活动（压腿、拉韧带）	2.5	中	25
	练舞，慢步舞（如华尔兹、狐步、慢速舞蹈），排球练习	3.0	中	30
	早操，太极拳	3.5	中	35
	瑜伽，乒乓球练习，踩水（中等用力）	4.0	中	40
	健身操、家庭锻炼，步行上下楼，爬绳，羽毛球练习，高尔夫球	4.5	中	45
	网球练习	5.0	中	50
	一般健身房运动、集体舞（骑兵舞，邀请舞），起蹲	5.5	中	55
	走跑结合（慢跑少于10分钟），篮球练习	6.0	高	60
	慢跑，足球练习，轮滑旱冰	7.0	高	70
	跑（8千米/时），跳绳（慢），游泳，滑冰	8.0	重	80
	跑（9.6千米/时），跳绳（中速）	10.0	重	100

注：能量消耗以60千克体重健康成人进行身体活动10分钟估算。

13 找到适宜强度运动，避免运动损伤

　　很多胖友平常都没有运动习惯，但是为了减重，养成更健康的生活习惯，不得不活动筋骨、运动起来。然而，大部分人都会在前三天的运动中吃尽苦头。轻则浑身酸痛，重则需要卧床休息，更有甚者因为突然加强的运动而伤了身体，这才发现自己的身体竟然如此之差！

　　调查表明，运动损伤的发生率普遍较高。有研究显示，某高校医院近 1 年间外科门诊的运动损伤者高达 2323 人次，占就诊总人数的 40.47%。另外，社区居民因健身运动遭受运动损伤的高发也逐渐得到关注。有关运动损伤的定义和解决方案我也将在后文详细展开。

　　为了避免运动损伤，首先要找准适合自己的运动强度。我已经讲过如何判断运动的强度，在此将为你提供一个更实用、更标准化的量表，帮助你判断自己在运动中的感受，借此找到适合自己的运动强度。

Borg量表法

　　推荐使用 6 ~ 20 级表。按照自觉疲劳程度分级，中等强度通常为 11~14。

　　具体测量方法（见下表）：将自觉疲劳程度"6"定为最低水平（最大程度的轻松感，无任何负荷感），"20"作为最高水平（极度疲劳感），然后针对具体的活动（如跑步）的疲劳感进行主观估计，不同个体的感觉可能存在明显差异。比如慢跑，职业运动员可能感到非常轻松（为 7 或 8），而一位很少锻炼的成年人可能会感到比较累（14）。

自觉疲劳程度（RPE）分级表

级别	感觉	级别	感觉
6		14	
7	非常轻松	15	累
8		16	
9	很轻松	17	很累
10		18	
11	有点累	19	非常累
12		20	
13	稍累		

除了关注自身对运动强度的感知，找到适合自己的运动强度，还要在制订运动计划前做好相应准备。应做到：

- 评估健康状况；
- 评估身体活动能力和体质；
- 制订身体活动量目标和计划；
- 保障身体活动中的安全；
- 评估运动反应和调整身体活动计划。

在具体实践中，应根据个人的具体情况、结合个人兴趣和生活环境，选择运动目标和安排锻炼计划，采取必要的措施。

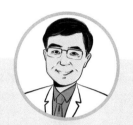

陈医生的减重小课堂

太胖了应怎样运动？

BMI>28 的肥胖者可以选择快走、游泳、骑车、划船等有氧运动。

如果选择去健身房运动，建议选择椭圆机、功率自行车、划船机等健身器械进行锻炼。

水中运动

游泳或在水中做减肥操不失为减肥的好方法。水中运动的效果是陆地的两倍，因为浮力的作用，身体只承受 10% 的重量压力，游泳比陆地运动负担小。游泳 1 小时可以消耗 400~700 千卡的能量。

快走

快走并没有跑步那么剧烈，更适合体重基数大的人群。刚开始时，每周走路 2~3 次，等身体适应以后，逐渐增加到每周 4~5 次，每次 30 分钟左右，走路速度可视身体情况而定。

14 热身也是必修课

刚开始运动时，人体的机能和工作效率不可能一下就达到最高水平，因而需要通过热身运动来调整身体状态，为随后更为剧烈的身体活动做准备。热身运动的目的在于保障剧烈运动的安全性，同时满足人体在生理和心理上的需要。

充分的准备活动可以给身体预热。热身运动从使体温增加的活动（如走或慢跑）开始。身体的各个器官、关节、肌肉适应运动状态，肌肉得到松弛后，有利于运动中的伸缩、扩展，从而减少运动损伤。

运动前热身的作用

- 热身使处于休眠的身体受到轻微刺激，以提高肌肉温度和体温，保证运动安全性。
- 热身使关节的活动范围增加，增加关节润滑液，减少运动时关节的摩擦和损伤。
- 热身让心脏的收缩加速，血流量增加，氧气的输送加快，肌肉供氧增加。
- 热身能促进物质代谢和能量释放，加速燃脂。
- 热身能提高神经系统的兴奋性，提升运动效果。
- 热身让你的心理做好准备，快速投入运动状态。

热身一定要做足

热身的时间

热身应占运动总时间的 10%~20%。例如，进行 1 小时有氧运动，热身时间应该达到 6~12 分钟。同时，依据年龄、竞技或非竞技、运动项目、个人体质差异、季节及气温的不同，热身运动所需的时间也会不同。一般来说，当身体微微出汗时便可以结束热身运动。

慢跑

慢跑是最实用的热身方式，身体发热、微微出汗即可；时间以 5~10 分钟为宜，然后再进行各关节的活动。

热身时应该拉伸的几处肌肉是：大腿后部、大腿内侧、小腿、背部。

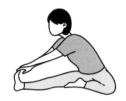

拉伸大腿后部

（1）拉伸大腿后部肌肉

坐在地上，右腿在体前伸直，左腿弯曲，外侧贴近地面，与右腿组成三角形，背部挺直，从胯部开始前倾，双手抓住右脚脚尖，保持这个姿势 30 秒，手触脚尖时不允许有弹动式动作（触不到脚尖也没关系）。换腿重复此动作。每条腿拉伸 3~5 次。

（2）拉伸小腿（后部）肌肉

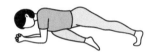

拉伸小腿后部

俯身，用双臂和一条腿（伸直，脚尖着地）支撑身体，另一条腿屈于体前放松，身体重心集中于支撑脚的脚尖处，脚跟向后、向下用力，感觉到小腿后部肌肉被拉紧，保持紧张状态，数 10 下，放松，重复 3 次，然后换另一条腿做 3 次。

（3）拉伸背部肌肉

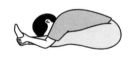

拉伸背部肌肉

坐姿，双腿在体前贴紧伸直，上身前倾用手指去碰触脚尖，尽量让腹部和胸部靠近腿部，保持 20 秒，放松。然后重复 3~5 次。

划重点：热身需要活动的关节

肩关节

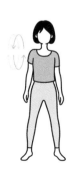

肩关节：肩部环绕练习

直立，双腿分开与肩同宽，双臂自然下垂，腹部用力收紧，双肩利用肩背肌群力量向后环绕 10 次，再向前环绕 10 次。单个肩膀左右交替向后环绕、向前环绕各 10 次。

髋关节：摆胯及绕胯练习

直立，双腿分开略比肩宽，双腿微屈，手放在胯骨上。上身正直，利用腰胯力量使胯部左右摆动各 10 次，注意腹部收紧。然后顺时针、逆时针环绕各 10 圈。

膝关节：扭膝旋转练习

两腿并拢，屈膝半蹲，两手扶膝，轻轻转动膝部，可以先从左至右转动，再从右至左转动，各自转动或交替转动 10 ~ 15 次。

踝关节：脚尖环绕练习

直立，抬起右脚离地 15 厘米左右，脚跟固定，脚尖画圈，顺时针逆时针各 10 圈。而后换左脚重复此动作。

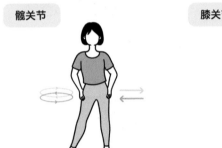
髋关节

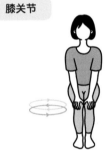
膝关节

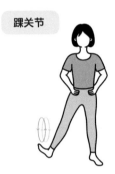
踝关节

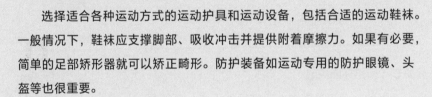

陈医生的减重小课堂

选对护具，安全减重

选择适合各种运动方式的运动护具和运动设备，包括合适的运动鞋袜。一般情况下，鞋袜应支撑脚部、吸收冲击并提供附着摩擦力。如果有必要，简单的足部矫形器就可以矫正畸形。防护装备如运动专用的防护眼镜、头盔等也很重要。

15 来一套拉伸操，消除运动带来的酸痛感

运动完，你需要一首歌的时间来边拉伸边放松。

放松运动是促进身体机能恢复的重要环节，可使身体从紧张的运动状态逐渐过渡到相对镇静的状态，这样可加快代谢废物排除，减轻肌肉酸痛，帮助消除身体疲劳。

完整的放松运动包括两个部分：冷却身体、拉伸和按摩。

冷却身体

如同运动之前需要热身一样，运动之后，你的身体也需要时间恢复平静。冷却运动可以帮助血液回流至心脏，让心率和血压逐步下降。突然停下有可能因脑组织缺血而出现晕眩、恶心或重力性休克。

- **逐渐放慢动作**

比如慢跑结束时，应放慢速度，从慢跑过渡到快走，再到慢走，然后停止。

- **轻度有氧运动**

如果主要运动是抗阻、无氧运动，比如举重等，则可做低强度有氧运动来冷却身体，比如快走、跳跃等。

当呼吸逐渐平稳，心跳趋于缓和（心率降低到每分钟 120 次以下），你就可以进行下一步的拉伸和按摩活动了。

拉伸和按摩

通过拉伸和按摩，可以缓解肌肉紧张，让肌肉和肌腱逐渐恢复日常状态，增加身体柔韧性和灵活性，帮助消除疲劳，促进体能恢复。

● **来一组拉伸操，舒展身体，消除疲劳**

拉伸，主要指拉伸肌肉，不等同于拉韧带（俗称拉筋）。

拉伸的时候要均匀呼吸，缓慢而有节奏，将注意力集中于肌肉拉伸部位，使被拉伸肌肉感觉舒适。当拉伸时，拉伸感迟迟不消失或感觉到疼痛，就说明拉伸过度了，这时你需要稍稍放松身体，调整拉伸力度，重新找到舒适的拉伸感。

拉伸过度和拉伸过快都会激活肌肉的牵张反射，会使肌肉变得更紧张，也可能会因拉断肌纤维而出现肌肉损伤。

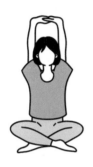

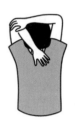

① 两手手掌交叉相握，向上伸展，直到有紧绷的感觉时保持不动，动作过程中需要配合呼吸，停留时间10 秒以上。

② 两只手从头往背后伸，一只手抓住另一只手的手肘，向着头部方向缓缓向内拉。动作过程中需要配合呼吸，停留 10~20 秒，再换另一侧重复相同动作。

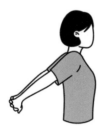

③ 两手放在背后伸直且互相握住，慢慢将手臂往上抬高到可接受的舒适位置，保持这个姿势，并注意配合呼吸，每次停留 10~15 秒。

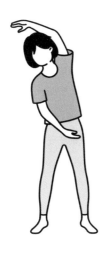

4 两脚打开与肩同宽，一只手向上举，横越头部向外伸展，另一只手自然放在身前或者腰前，腰部向外弯曲伸展，动作过程中注意配合呼吸，每次拉伸可停留 10 秒，之后换另一边重复动作。

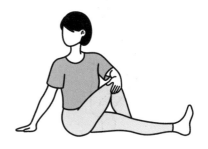

5 坐在地板上，将左腿平放，右腿弯曲放左腿外侧，将右手放在臀部右后方，左手缓缓将右膝盖向靠身体的一侧推，直到感觉肌肉紧绷，注意动作中不可快速用力，要配合呼吸，每次停留 15~20 秒，之后换另一边重复动作。

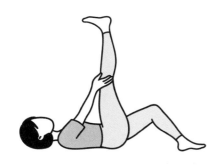

6 身体仰卧，双手握住一条腿的膝盖，缓缓将腿拉向胸部。在拉的过程中保持腿部伸直，另一条腿保持弯曲，此过程中配合呼吸，每次可停留 10 秒后换另一边，重复相同动作。

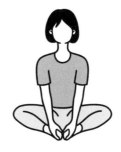

7 保持坐姿，两腿弯曲让两脚底靠拢，让腿放松紧贴地板，两手握住脚踝，手肘放在大腿上，将大腿慢慢往下压，直到大腿肌肉感到紧绷为止，此过程中注意配合呼吸，每次可停留 10 秒。

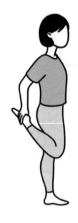

8 左脚站立，右手抓住右脚的脚踝，慢慢将腿向后拉至臀部，注意骨盆不要倾斜，拉的过程中保持躯干的直立，在此过程中配合呼吸，每次可停留 15~20 秒，之后换另一边重复相同动作。

拉伸的时候，我们也要关注自身感受。拉伸分为两个阶段，第一阶段是"轻松拉伸"，当拉伸到感觉有轻微的张力时，保持这个姿势和力度，同时注意放松拉伸部位，轻松拉伸的目的是消除肌肉的紧张和僵硬感；第二阶段为"进阶拉伸"，也就是说，随着时间推移，轻松拉伸的张力会慢慢消除，这时进入的状态便是进阶拉伸。在轻松拉伸的基础上，缓慢移动身体，重新找回轻松和舒适的拉伸感，保持这个姿势，直到拉伸感再次慢慢消失。进阶拉伸的作用是调节肌肉张力，进一步放松身体，提高身体的柔韧性。

● **按摩，告别全身酸痛**

按摩能减轻运动后的肌肉酸痛感，有利于消除运动后的疲劳。

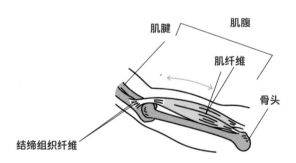

运动按摩是循着肌肉肌腱的构造方向，直接予以按摩刺激，促进乳酸和代谢废物排除，帮助肌肉恢复弹性和延展性。根据个人情况按摩时间可长可短，一般 20 分钟左右的按摩，就可让肌腱重获生机。

16 减重运动"私人定制"，寻找自己的专属"运动处方"

设置适合的目标，逐步实现

由于个人体质、能力和其他条件的不同，保持身体活动以达到健康体重时，既可以从一个较低的活动量开始，也可始终维持在一个适合自己的活动量水平上。即使选择较低的身体活动量也有促进健康的作用，而在适度的前提下选择更大的活动量，可获得更多的健康益处。

根据减重计划制定每天的活动量目标，并不意味着每天身体活动量和内容需要硬性统一或面面俱到，可以以一周为一个周期，调配有氧运动、体育文娱活动、肌肉关节功能练习和日常生活、工作中的身体活动内容；根据个人体质条件，也可以在适当的范围内设定每周活动量目标。不论设定的每周活动量目标高或低，至少应保持适量的中等强度有氧运动。也就是说，当活动量目标较低时，以有氧运动为主；而只有在活动量目标较高时才可从事更多样的活动。

注意培养兴趣和技能，逐渐形成运动习惯

进行身体活动要考虑个人的兴趣爱好、运动技能、日常生活习惯。首先，应主动认识到身体活动是促进健康、维持体重的机会和手段，与平衡膳食一样，都属于健康生活方式的必备内容，而不是浪费时间。其次，要全面考虑个人在工作、交通、家务和业余休闲的各时间段内，除日常自理、家务活动之外，能增加身体活动的机会。同时，坚持养成运动习惯或培养身体力行的运动技能。最重要的是，尽量结合个人的日常工作、生活的节奏和环境，将身体活动与日常生活结合，这样有利于运动习惯的保持，并获得运动的健康益处。

一次运动训练单元的基本组成

热身：5 ~ 10 分钟，小到中等相对强度的心肺和肌肉耐力活动，达到微微出汗。

训练内容：20 ~ 60 分钟，有氧运动、抗阻运动等多种运动累计。

整理活动：5 ~ 10 分钟，小到中等相对强度的心肺和肌肉耐力活动。

拉伸：在热身活动之后进行至少 10 分钟的拉伸活动。

根据能量消耗计算一日活动

以 60 千克体重的成人每天活动及能量消耗情况举例（见下表），根据能量消耗计算一日活动。

60千克体重的成人每天活动及能量消耗计算表（单位：千卡）

一日活动举例		有氧运动	体育文娱活动	肌肉关节练习	日常身体活动	合计
1	活动内容	中速步行20分钟			拖地15分钟	120
	能量消耗	60			60	
2	活动内容	快走20分钟		肌力训练20分钟		140
	能量消耗	80		60		
3	活动内容	快走45分钟		关节活动10分钟		180
	能量消耗	180		0		
4	活动内容	中速步行40分钟		肌力训练20分钟		180
	能量消耗	120		60		
5	活动内容	快走30分钟		做广播体操2套		180
	能量消耗	120		60		
6	活动内容	轻快走30分钟		肌力训练20分钟	手洗衣服30分钟	210
	能量消耗	90		60	60	
7	活动内容	慢跑30分钟		关节活动10分钟		210
	能量消耗	210		0		
8	活动内容	轻快走30分钟	扭秧歌60分钟		室内清扫10分钟	300
	能量消耗	90	180		30	

9	活动内容	中速步行60分钟	练瑜伽30分钟			300
	能量消耗	180	120			
10	活动内容	中速自行车30分钟	打篮球30分钟	关节活动10分钟		300
	能量消耗	120	180			
11	活动内容	中速自行车55分钟		肌力训练20分钟	中速上下楼7分钟	310
	能量消耗	220		60	30	

陈医生的减重小课堂

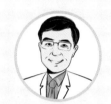

医学减重中的运动处方

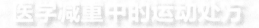

本节中，我将为你定制适合你自己的运动方式和运动方案。相信很多胖友读到这里，都已了解如何根据自己的身体情况和兴趣爱好来进行运动减重。事实上，在医学减重门诊中，医生也会给胖友开具一种更适应医学原理、具备临床试验依据的"运动处方"。

运动处方是指在对个性进行运动能力评估的基础上，制订的个体化身体活动方案。运动处方的概念于 20 世纪 50 年代被提出，在 60 年代末被世界卫生组织采用，目前已得到广泛的认可。

运动处方的基本原则即 FITT-VP 原则，包括：运动的频率（Frequency）、强度（Intensity）、时间（Timing）和类型（Type）等身体活动四个基本要素（FITT），以及运动量即身体活动量（Volume）和进度（Progress）两个要素。FITT-VP 原则决定了运动干预的特征和健康效益水平。

运动处方的制定包括运动前的常规体检、健康筛查与评估、运动测试（必要时进行）、制定运动量目标和内容、运动训练的医学监督和运动计划调整、运动伤害预防等方面。

17 运动方式男女有别，你锻炼对了吗？

女性和男性的激素水平、生殖机能、下丘脑调节、脂肪分布都存在差异，这也就意味着在运动减重的过程中我们需要考虑不同的对象。女性和男性在减重、健身的过程中，需要注意哪些情况呢？

男女身体情况大不同

体脂含量

同等状态下，女性的体脂率天生比男性高约 10%，因为脂肪是用来产生和储存雌激素的器官之一。女性自身的生理构造、内分泌系统决定了女性的必需体脂率在 9%~12% 之间，女性的体脂率低于 15% 就存在一定的健康风险。而男性的必需体脂率在 2%~4% 之间，特殊的男性如体操运动员或是健美选手甚至出现 0 体脂的情况。

生理期

因为独特的生理特点，女性在运动方式上也明显异于男性。

即使是在非月经周期内，进行有些力量运动（如举重）时，也要多加小心，因为重度负荷可能会导致子宫位置改变，子宫前倾或后倾，或盆腔韧带松弛。女性的盆底能承受的力量有限，如果没有经过任何专业训练，突然要举起 50~60 千克重的东西，就可能导致盆底支撑不住，引起子宫脱垂。

身体健康且具有一定运动习惯的女性，在经期也可以适当运动。

在经期运动不但不会有不良反应，相反还有利于身体健康。女性在经期运动要注意控制运动量，月经期间并不是绝对禁止运动，但是高强度、大运动量的运动（如长跑、跳跃、仰卧起坐等），还是应该在月经初期尽可能避免或减少，以免加重痛经或增加出血量。

月经期间适当的运动有助于神经系统的平衡，有利于血液循环，帮助腹肌、骨盆肌收缩及放松，有利于经血更顺畅地排出，也能在一定程度上缓解痛经。

在经期前三天，可以根据自己的情况来决定运动形式，以较为轻柔、舒缓、放松、拉伸的运动为主，如冥想型瑜伽、初级形体操，或只是在家里做一些简单的伸展动作。通过这些轻运动帮助身体血液流通，缓解压力。运动期间，一定要避免对腹腔施压、避免将腿部抬得过高。如果感到疲劳或发现出血量突增或骤减的情况，需停止运动。

经期第五天，身体开始恢复，此时可以开始进行慢走、慢跑等有氧运动。不过，还是要避免一些球类及负重较大的运动。

在生理期刚刚过后，不要马上恢复平时的运动量，要进行一些缓冲的恢复性运动，可以根据个人体质将运动时间控制在 10~30 分钟。

需要注意的是，平时运动少的女性，经期尽量不要运动，如果平时运动不规律，就不要在生理期前突然运动或猛然加大运动量。最好维持原有的运动习惯，并在此基础上减小运动强度，缩短运动时间。

至于该时期内，多少运动量和运动时间合适，其实并没有一定之规，可因人而异。但可以参考以下标准，以自身感受为核心来判断运动量和运动时间是否适合自己：

- 睡一觉后疲累感可以自行消失。
- 出血量未增加。
- 没有出现腹部疼痛。

男女运动减重方法大不同

一般来说，男女运动的目的各有不同，男性通常是为了增肌、减"啤酒肚"；而女性则以塑形、减重、产后恢复为主。当然，终极目标还是为了健康，远离疾病。

女性：有氧、无氧结合，训练后记得做拉伸

女性在减重时应该有氧运动和无氧运动相结合，既要做一些高抬腿、往返跑等有氧运动，也要做下蹲、仰卧起坐等无氧运动。还可做一些肌肉训练，但是需要多组、多次、小量练习，这样才能达到女性最希望的燃脂、塑形和皮肤紧致的效果。

前期热身运动和后期的拉伸运动十分重要。锻炼过程中，肌肉处于紧张状态，拉伸可以减少乳酸分泌，减少疼痛感，也可以让肌肉更协调、更美丽。

男性：量力而行，需要缓慢、适度

男性在锻炼时需要注意的是，根据自己的体力确定负荷量。急于求成，超量运动，想在短时间内达到一个比较好的水平进行高强度运动，不仅达不到健身的效果，还会使心、肺、脑等器官的供血和供氧量在短时间内减少，带来诸多不适。

生命在于运动。选择适合自己的运动项目并长期坚持，得到的不仅是运动过程中的乐趣，而且是良好的精神面貌和比任何财富都宝贵的身心健康。

18 有氧运动和抗阻运动，
哪个更甩脂？

有氧运动和抗阻运动是运动生理学中的两个基本概念，不同的运动形式给人体带来的锻炼效果也有差异。当人体在氧气充足的环境中运动时，主要靠消耗糖、脂肪、氨基酸产生能量满足机体需要。而在进行抗阻运动时，主要消耗糖来供能。

判断是否为有氧运动的标准

心率在 (220- 年龄) × 65% 和 (220- 年龄) × 85% 之间时，就属于有氧运动；心率超过 (220- 年龄) × 85% 就属于无氧运动。无氧代谢时糖经无氧酵解分解为乳酸，可导致肌肉疲劳酸痛。

有氧运动 + 抗阻运动=最佳瘦身方案

有氧运动和抗阻运动都有利于减肥，从消耗脂肪的效果看，有氧运动更好。

在运动过程中，有氧运动会消耗大量脂肪，而抗阻运动则消耗糖。因此，对以减脂为主要减肥目的的人，建议以有氧运动为主；对本身并不算太胖，主要想通过运动来雕塑身材曲线的人，建议以抗阻运动为主。

抗阻运动主要针对肌肉训练，会增强肌肉弹性，让身体肌肉线条更柔美。有的女性担心自己经常做抗阻运动会长出大块头的肌肉。其实，这样的担心有点多余，因为体内激素，女性并不容易生长肌肉，抗阻运动只会让肌肉变得更结实，更有线条感，并不会增加肌肉。

在减重过程中，应该根据个人的年龄和健康状况、运动环境条件、身体技能水平、兴趣爱好选择适合自己的运动形式，同时根据个人的减重目标，也可以进行有利于身体重点部位的锻炼，如游泳较适合全身性肥胖者，而普拉提对向心性肥胖者更有帮助。可以用能量消耗相等或相似的身体活动或运动来替换，例如游泳可与慢跑、跳绳或骑车替换，打羽毛球可以用打排球、网球或跳舞来替换，快走可以打用乒乓球、慢速度游泳或骑车来替换。

有氧运动消脂效果好，但是在减掉脂肪的同时也消耗了合成蛋白质的氨基酸。这样会导致身体内的蛋白质减少，而蛋白质是肌肉的重要合成元素，缺乏蛋白质，肌肉就会减少。建议减肥者在进行有氧运动之前，先通过十几分钟的抗阻运动消耗糖以增强肌肉弹性，再进入有氧运动消脂的过程。这样，无氧运动结合抗阻运动，提高消脂效率的同时也锻炼了肌肉，有利于身材曲线雕塑，避免反弹。

有氧运动+抗阻运动=最佳瘦身方案			有利于减肥	
	抗阻运动		有氧运动	
适合人群	不太胖/想塑形		肥胖者	
减肥目的	雕塑身材曲线		消脂	
消耗分子	糖		脂肪	
作用效果	肌肉训练 弹性线条柔美		消耗脂肪 / 蛋白质↓	
根据状态（适合坚持）	年龄与健康状况 身体技能水平	运动环境条件 兴趣爱好	——	
重点部位	全身性肥胖	向心性肥胖	——	
锻炼形式	游泳	普拉提	——	
能量	身体活动可替换		[建议] 先抗阻运动10～20分钟	
如	游泳 替换 慢跑 跳绳 骑车		消耗 糖 肌肉弹性↑ 再有氧运动 进入 消脂过程	

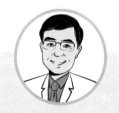

陈医生的减重小课堂

平板支撑是最实用的抗阻运动

平板支撑的动作其实只有一个，不用特别去学就能完全掌握——你只要伸直全身进入俯卧姿势，再用脚趾和前臂支撑住身体，保持尽量长的时间就可以了。

标准的平板支撑动作

不少人在进行平板支撑锻炼的时候动作不到位，如臀部上翘或者是下沉、上臂还有前臂没有呈垂直角度、头部过度后仰或者是前屈、身体歪斜等，这样不仅健身效果不好，也许还会造成颈椎或腰椎损伤。

因此，务必保持臀部与腰、腿在一条直线上。标准的平板支撑是俯卧，双肘弯曲支撑在地面上，肩膀和肘关节垂直于地面，前脚掌或脚趾着地，身体离开地面，躯干伸直，头部、肩部、胯部和踝部保持在同一平面，腹肌收紧，盆底肌收紧，脊椎延长，眼睛看向地面，保持均匀呼吸。每组保持 30 秒，每次训练 4 组，组与组之间间歇不超过 20 秒。

另外，进行平板支撑前最好进行 10~15 分钟的热身。中老年人不妨将动作难度适当降低，改成膝关节着地、小腿向后屈 90 度。假如有腰椎间盘突出问题，最好在医生指导下进行，避免加重病情。

错误的平板支撑动作

抬臀　　　　　　　　　　　　　塌腰

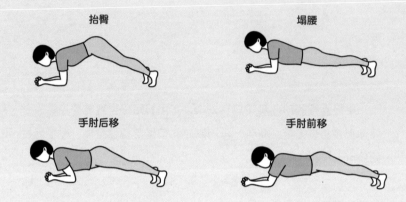

手肘后移　　　　　　　　　　　手肘前移

正确的平板支撑动作

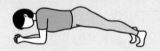

平板支撑的好处

增强核心肌群，提高运动能力

平板支撑主要锻炼核心肌群，包括腹横肌、腹内外斜肌、腹直肌，还有臀部肌肉。通过做平板支撑，你可以强化这些肌肉。这些肌肉得到加强后，你会发现运动能力也会逐步提高。

减少背部和脊柱受伤的风险

做平板支撑可以增强和巩固你的肌肉，减少脊柱和背部的压力。根据美国运动协会的研究，平板支撑不仅可以减少背部的疼痛，还可以给你的背部提供强有力的支持，特别是上背部区域。

提高身体基础代谢率

相对于其他腰腹部练习，如仰卧卷腹、仰卧起坐等，平板支撑练习可以消耗更多的能量。如果你能够有规律地锻炼，即使你坐在电脑旁或睡觉的时候，它们也会消耗能量。

改善你的身体姿势

平板支撑练习会锻炼你的核心肌群，可以大大地提高你的站姿和稳定姿势的能力。所以，进行一段时间的平板支撑练习后，你可以始终保持正确的坐姿，因为核心肌群会对颈部、肩部、胸部和背部的整体状况产生深远的影响。

提高你的平衡能力

这里可以举一个例子，在你练平板支撑之前，闭上眼睛单脚站立，可能只能保持短短的几秒钟。当你进行一段时间的平板支撑练习后，你做这个动作就不一样了。所以，它能够提高你的平衡能力。

19 走路和跑步，简单易执行的减重运动

在门诊过程中，胖友们常会问我，究竟哪些运动才能更好地减重。而我总会说，运动减重的根本原因在于其消耗了能量，评价某运动项目减重效果的一个重要指标是，单位时间内消耗能量的多少。在单位时间内能量消耗越多，减重效果越明显。

这个问题的答案如此一成不变，经常令胖友们唏嘘不已，仿佛穿着白大褂的我不是医生而是魔法师，能让大家毫不费力就一键消除身上的肥肉。正如我一直在本书中强调的，减重是一个要长期坚持的过程，只有坚定自己的信念，找到自己的兴趣，才能坚持下去。

陈医生的"走路处方"

中等强度的运动（时速3~5千米）+ 步行时间为每天45分钟以上 + 长期坚持

我们常说，饭后百步走，活到九十九。步行是最常见、最方便的运动方式，研究结果显示，当满足几个必要条件时，步行可有效减重。

一般以 MET（代谢当量）来衡量运动的强度，也可以简单地通过运动时与人交谈的难易程度来判断运动的强度。

MET 1~2：低强度活动 / 运动——你可以很轻松地一边运动一边与人聊天。

MET 3~6：中等强度活动 / 运动——运动的同时需要费点力才能与人说话。

MET 7~10：高强度（剧烈）运动——运动的同时很难与人说话。

衡量运动强度的方法

判断指标	判断标准		
代谢当量 （MET）	MET 1～2	MET 3～6	MET 7～10
	低强度活动/运动	中强度活动/运动	高强度（剧烈）运动
运动时与人 交谈的状态	很轻松	费点力	很困难

如何"走"更能有效减重

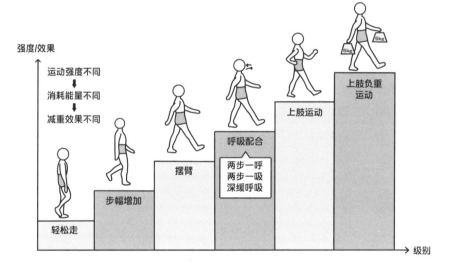

正确走路体态图解

正确走路的关键是，通过核心和臀胯发力迈向前方，脚跟先着地传递至全脚掌着地，后一条腿并不会用劲蹬着助力，小腿全程只起支撑作用。

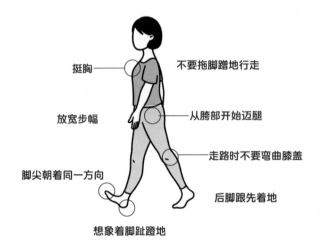

挺胸

不要拖脚蹭地行走

放宽步幅

从胯部开始迈腿

走路时不要弯曲膝盖

脚尖朝着同一方向

后脚跟先着地

想象着脚趾蹬地

挺直腰杆，不要驼背

走路的姿势非常重要，挺胸、收小腹，臀部夹紧，不要弓腰驼背。驼背会破坏身体的平衡感，降低走路的运动作用。

后脚跟先着地

后脚跟先着地，而不是整个脚底同时着地。将重心放在前脚，每跨出一步，前脚须按照后脚跟、脚心、脚尖的顺序着地，这样走路，后脚跟会自然上提，腿的曲线就会变得紧实匀称。

加大走路的步幅

如果将走路作为一种减重的运动，就不能像平常散步一样随便，要适当加大步幅，速度也要适当地提升，这样才能活动到你的大腿肌肉。步子尽量加大，不仅锻炼臀部肌肉，还可以有效提臀并减少臀部和大腿交接点的脂肪。

摆动双臂

走路时主动摆动双臂，使下臂与地面约呈 90 度，有节奏地摆到胯部后侧，向前则摆到与肩同高。这样可以有效地活动上臂和背部肌肉，久而久之就会发觉上臂肌肉紧实了，背部线条也好看了。

配合呼吸

呼吸的节奏应该和步伐密切配合。有意识地把双脚步伐的节奏与呼吸节奏协调，根据自身体力和跑步速度的变化，可以采用二步一吸、二步一呼，三步一吸、三步一呼等方法。当运动的时间较长时，只有适当加大吸气深度，才能最大限度地满足机体对氧气的需要。

增加上肢运动或上肢负重运动

上肢运动可以在步速一定的情况下显著增强运动效果，增大运动量。

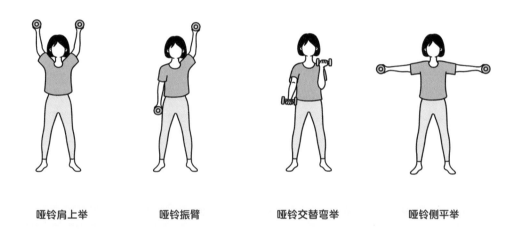

| 哑铃肩上举 | 哑铃振臂 | 哑铃交替弯举 | 哑铃侧平举 |

读到这里时一定会有读者冒出这样的念头："我本来就是肌肉型小腿，跑步减重岂不是越跑腿越粗？"

陈医生的"跑步处方"

中等强度的运动 30 分钟（时速 6~7 千米）＋间断交替步行时间，每天 45 分钟以上＋长期坚持

跑步确实是很好的减肥运动，但是如果方法不对，就会事与愿违，效果不会太理想。所以掌握跑步减肥的正确方法很重要，掌握了正确的跑步方法，减肥就已经成功了一半。

热身运动：在跑步之前活动一下腕关节、拉拉筋、扭扭腰、转转背、点点头。做足热身运动，能够让你的小腿在跑步的时候很快进入运动状态，防止形成乳酸。

跑步也讲"姿势"：头肩稳定，身体挺直，脖颈到腹部的身体应保持自然直立。手尽量放在比较低的位置，轻轻握拳，前后摆臂。步伐短小，小幅度扭胯，迈向正前方。

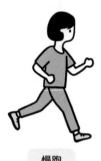

慢跑

跑步时间和速度都是健康减肥的关键：如果你想减肥，每次跑步的时间最好安排 30~60 分钟，时间太短达不到燃脂的效果，时间太长会造成肌肉疲劳，不利于健康。跑步的速度不宜太快，时速 6~7 千米最合适，这样能让脂肪充分燃烧。跑速有一个简单的判断标准，即跑步的时候有出汗，同时整个人没有上气不接下气的感觉，也没有非常难受的感觉，这个状态是最好的。

跑步后要做拉伸放松腿部肌肉：跑步结束后，很容易感觉腿酸。正确的方法是跑完以后及时做放松运动，让身体逐渐过渡到平静的状态，拉拉筋或者拍拍腿等动作能很好地放松腿部肌肉，拉伸运动能够将跑步的效果最大化。

事实上，跑步不仅不会使小腿变粗，还会让小腿更瘦。看看那些马拉松运动员健美的小腿就知道，正确跑步只会使小腿线条纤细，而不会变得粗壮。

人们之所以会觉得跑步后小腿变粗，主要是以下错觉或因素：

也许是疲劳的错觉

有些人在跑步时会感到小腿很疲劳，有紧绷感，便认为小腿在"长粗"，其实这只是一种错觉。

乳酸的堆积

有些人跑步后感觉小腿变硬了，便认为是肌肉增长了，其实那只是运动造成的乳酸堆积，过两天再量量腿围，其实并没有变粗。

运动之后需及时对腿部肌肉进行适当按摩，或针对小腿部位做一些拉伸活动，以减少乳酸的堆积。

跑步方法不对

跑步方法不对才会造成小腿变粗，例如高强度剧烈的无氧运动有可能让小腿长肌肉，使腿变粗，而有氧运动消耗的是体内的糖、脂肪、氨基酸，只会减去多余脂肪。

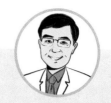

陈医生的减重小课堂

走路和跑步，哪个效果更佳？

再次强调：评价某运动项目减肥效果的一个重要指标是，单位时间内消耗能量的多少。在单位时间内消耗能量越多，减肥效果越明显。

走路和跑步，均可使势能转变为动能。完成这一转变，走路主要依靠腿部的摆动，而跑步主要依靠肌肉的弹性。有研究表明，在跑步中，肌肉弹性所产生的反作用力可使人相对轻松地走到目标位置，为此可节省身体移动到同样位置所消耗的能量。而人在行走过程中要到达该位置就无法节省这部分能量。同样的距离，行走要比跑步多消耗 2~3 倍的能量。

另外，人在行走中消耗能量大，但运动并不剧烈，不至于气喘吁吁，上气不接下气。所以许多人比较容易坚持较长距离步行。也就是说，走路比跑步更符合有氧运动的概念。

由此可见，走路较跑步减肥效果可能更为明显。当然，慢跑的意义与走路差不多，用慢跑来代替走路也是完全可以的。

为了增加走路或跑步时的能量消耗，提高速度与增加运动时间同等重要。不过，对一般人说，选定一个运动距离后，再依据个人的实际情况决定该跑步还是走路。

20 碎片式运动，让你没理由拒绝

　　无论是上班族还是学生族，只要面临减肥这件事，大家都能为自己不运动找到一个相同的理由——忙。工作日每天坐在办公室里或者教室里，周末就躺在床上，手机上的步数常常只有三位数，却总在问医生为什么明明吃得很少但没有瘦。

　　作为一名医生，门诊如同战场，常常忙得连上厕所的时间都没有，我也十分理解这种感受。而本节内容，就是我为大家准备的应对"忙"得没时间运动的解决方案。不需要专门空出时间，也不用在家里腾出一块地方或是去健身房，以下这些运动早上醒来时在床上就能做，或者在办公室里利用零碎时间都能做。虽然这些方法可能无法达到理想的减重效果，但对局部塑形绝对有益处，只要每天练习，长期坚持，一定有助于减重。

腹部训练：消除小肚腩

　　从以下动作中任意挑选 4 个动作，一次各 20 个，每天练习 3 组，每组之间休息 1 分钟。坚持两周以上！

动作 1：仰卧举腿

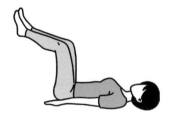
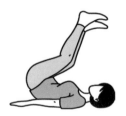

要点：保持平躺仰卧的姿势，用力收腹，尽量让后腰贴紧床面。

动作 2：仰卧登山

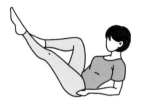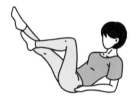

要点：上腹部发力，动作不要太快。

动作 3：卷腹

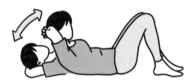

要点：脖子固定，下巴微收，用腹肌的力量带动身体。

动作 4：卷腹 + 转体

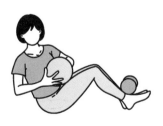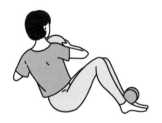

要点：用侧腰的力量带动转体。

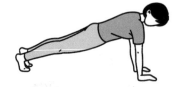
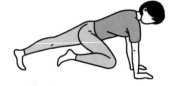

要点：用腹部力量带动腿，而不是用脚蹬地的力量。

动作 6：仰卧摸腿

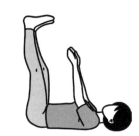

要点：腹部收紧带动身体，使手尽量摸高。

动作 7：侧向动态支撑

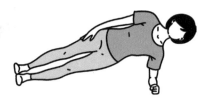

要点：用侧腰的力量撑起身体，左右两侧都要练习。

肱三头肌训练：消除"拜拜肉"

每次做 3 组动作，每组动作重复 8~12 次，坚持 6 周以上就能搞定"蝴蝶袖"啦！要注意的是，在全部过程中，每个动作要保持关节微微弯曲，不要太僵硬，动作的角度也不宜过大，以免损伤关节。

端坐举重物

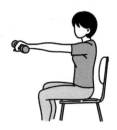

要点：端坐在椅子上，背部保持挺直，手臂自然下垂，手掌朝内抓住重物（厚的书本、装满水的饮料瓶皆可），缓缓举到双臂和肩膀呈水平线，保持 3 秒钟，再缓缓恢复原位。

甩袖运动

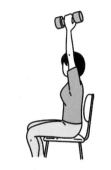

要点：坐在椅子上，背部挺直，手伸直，把重物向上方斜举，然后慢慢屈肘，把重物放在脑后的高度，然后恢复到前一个动作。

划出臂线

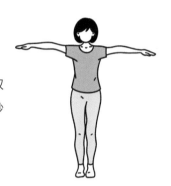

要点：站立，双脚并拢并微微屈膝，双手伸直紧贴大腿。双手平举，画一个大圆后，两手手背在头顶正上方贴齐，大约 5 秒之后，再返回前一个动作。

伸出美肩

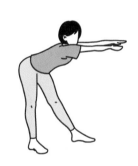

要点：站立，两脚分开与肩同宽，微微屈膝。下半身保持不动，两手交替往前伸，以腰部的力量来带动双臂。这个动作可以帮你拉长肩部和臂部的肌肉，让肩臂线条看起来更加流畅优美。同时，还能帮助你减去腰部的赘肉。

腿部训练：消除大象腿

以下面 4 个动作为一组，每次做 3 组动作，每组动作重复 8~12 次，消灭粗腿、胖腿！当然，对于瘦腿来说，除了以上这些动作，我们还可以在睡觉前做一些仰卧蹬腿的针对性训练来帮助我们达到瘦腿的目的。

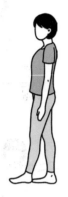 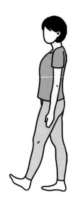 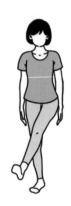

（1）站直，把左脚向前半步。

（2）提高左脚脚尖向上，这时脚尖与小腿呈 90 度。

（3）保持上身笔直，同时保持第二个动作，接着用小腿脚跟部开始在空中画 1~9 的数字笔画形状。假如上身摇晃，请用双手扶墙。

（4）右脚重复相同动作。

步骤二

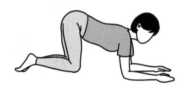 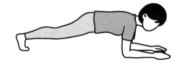

（1）趴在地板上，左右两膝跪地，眼睛注视地板。

（2）双腿伸直，使头部到脚部成一直线。

步骤三

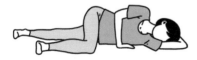 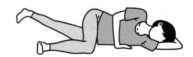

（1）躺在地板上，头放左手上，右脚弯曲到 90 度，膝关节和踝关节（膝）紧贴地板。

（2）左脚脚尖与小腿呈 90 度，再慢慢抬起，抬起到自己的极限，保持 20 秒。

步骤四

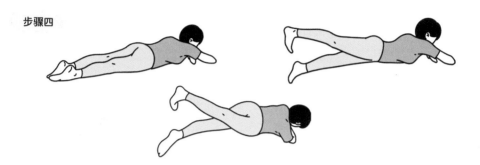

（1）趴在地板上或床上，下巴放在双手上。

（2）右脚脚尖与小腿呈 90 度，再慢慢抬高，这时盆骨应该离开地板一个拳头的位置。

（3）接着右脚向左边靠，保持 20 秒，这时两只脚尽量不要碰到。

深蹲训练：消除臀部赘肉

1/4 蹲（浅蹲）

要点：下蹲时膝关节屈曲角度为 15~30 度，为保持平衡，需要对抗股四头肌，如果没有强壮的大腿后群肌肉（腘绳肌），将无法有效减少膝关节前交叉韧带所受到的应力，训练不当反而可能造成膝关节损伤和腰痛。

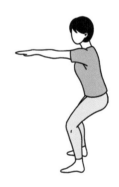

平行蹲

要点：下蹲时同样经历膝关节屈曲 15~30 度的过程，但膝关节前交叉韧带所受应力在达到 60 度时大幅下降。肌肉的协调收缩保证膝关节的韧带和软骨受力相对稳定，遭受损伤的可能性也相对较小。以地面为参考水平，下蹲时大腿与地面平行，膝关节屈曲角度稍大于 90 度。

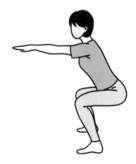

深蹲

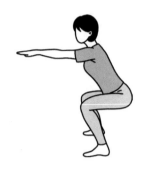

要点：下蹲时腰背保持直线，臀部尽可能向后坐，髋关节尽可能地低于膝关节，而且膝关节不要超过双脚尖。需要注意的是，这一动作需要训练者的髋、膝、踝关节都具备一定的柔韧性，否则膝关节甚至腰部都有可能损伤。

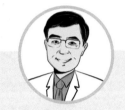

陈医生的减重小课堂

深蹲有风险，姿势不对易受伤！

在深蹲到最大程度时，胫骨平台相对后移，此时后交叉韧带应力相应增加，如果没有强壮的股四头肌支持，难免出现损伤。

同时，膝关节屈曲，髌骨和胫骨压力及剪切力均增加，膝关节伸展时则下降。当膝关节屈曲达到最大角度时，上述压力和剪切力达到峰值。这是深蹲可能导致髌骨关节面软骨和胫骨平台软骨损伤的重要原因。

简言之，深蹲给相关关节、骨骼带来的压力着实不小，不悠着点儿就会伤害到它们。软骨一旦损伤将很难修复。

反复的软骨损伤导致软骨面不再光滑耐压，不但起不了软骨本来的缓冲、衬垫、润滑的作用，毛糙的软骨面脱落后暴露的软骨下骨面甚至会把关节内其他正常组织磨坏。这也是很多深蹲过多的人更容易发生膝关节退变及骨性关节炎的原因。

另外，深蹲时，如果骨盆和躯干控制不好，蹲到最低点时，还会出现腰椎屈曲、骨盆后翻的情况。相较于平行蹲的高效和低风险，深蹲不是最佳的选择。

因此，对膝关节没有伤病的人来说，如果训练只是为了健康与增强关节稳定性，我更加推荐平行蹲而非深蹲，而且正确深蹲的动作要求比较高，普通人如果掌握不好，造成运动意外损伤的概率也相对增加。

要深蹲，先看这里

当然，我们不否认下蹲运动（包括平行蹲和深蹲）有利于增强大家比较关注的臀大肌肌力和形态上的美感，而且正确训练的话也会改善膝关节稳定性。

对以健美体形为训练目标的人，或者有特殊功能需要者，诸如举重竞技项目运动员来说，深蹲训练完全可以进行。但是无论是平行蹲还是深蹲，都必须有专业、科学的指导。

首先，要进行功能状态评估，评价是否可以进行深蹲训练。那些下肢柔韧度不足、膝关节软骨损伤、脊柱稳定性不足的人不建议直接进行深蹲训练。

其次，在训练时必须尽可能地做到动作标准。运动前做好充分热身，尽量做一些牵伸、跳跃、慢跑以及其他柔韧性训练。深蹲时，如果发现脚后跟离地、身体前倾或晃动、下蹲深度不够等问题，说明身体可能存在踝关节活动度、平衡协调能力、核心肌力方面的问题，需要在深蹲运动之前有针对性地解决这些问题。深蹲训练必须遵循循序渐进的原则，切不可做大运动量冲击式训练。

一味强调深蹲的好处，而忽视了潜在的运动损伤是不可取的。运动损伤总是在不经意间出现，与其等到损伤后补救，不如先了解一下自己是否一定要进行这项运动以及如何正确进行这项运动。毕竟，针对下肢肌肉训练的方法还有很多。

深蹲有风险，练习请谨慎！

21 走出减重误区

科学合理地运动，可有效地消耗体内的脂肪和糖，使能量消耗大于能量摄入，从而达到减肥的效果。然而，如果方法不正确，无论你怎么努力都是减不下来的！

误区一：只要运动就能减肥

不爱运动，管住嘴、少迈腿可行吗？

研究表明，运动虽然能消耗能量，但仅仅依靠运动来减肥效果并不很明显。即使每天打数小时网球，但只要多喝一到两瓶碳酸饮料或吃几块蛋糕甜点，辛辛苦苦减肥的成果便会化为乌有。因此，有规律的运动结合健康饮食才是减肥的关键。

生命在于运动，减肥更在于运动，单纯节食而不运动或只运动都是误区。

单纯控制饮食：营养素缺乏，损失肌肉量

许多减肥者采用单纯节食减肥的方法，但很少成功。因为当减肥者采用低能量饮食方式时，身体的第一个反应就是立即从所有可能得到能源的部位"抽取能量"。而体内最容易动员的能量是存在于肌肉中的糖原，所以缺乏运动的减肥者此时丧失更多的是肌肉而非脂肪。只有坚持运动锻炼，使肌肉得以维持或增强，才能进一步消耗脂肪。

多次单纯节食失败者也是体重最容易反弹的人

节食初期的体重下降，既有糖原、水分和肌肉，还有部分脂肪。严苛的减肥期一过，有些人就开始放松要求，大吃大喝。这样，摄入的能量又会很快转变为脂肪，体重又会迅速反弹。

增加身体活动与限制饮食相结合，其减重的效果总体上要优于单独限制饮食。

"少吃不动"或"少吃多动"的参数对比

指标 类别	最大摄氧量(VO_2max)	瘦体重(LBM)	营养缺乏	肌肉和韧带力量	体力	静息代谢率	精神状态	减重计划	体重反弹
少吃不动 ☒单独控制饮食 ☒极低能量饮食	降低	损失	降低少	降低	下降	下降	压力大	不易坚持	容易发生
少吃多动 控制饮食+运动	改善	增加或保持	降低多	改善	改善，耐力提高	保持或增加	改善有信心	容易执行和坚持	不易发生

误区二：运动前后吃不吃？

不吃没力气跑，吃多了白跑！这是许多胖友的困境。然而，运动前不吃或运动后猛吃都不利于减肥。那么，运动前后应该吃什么才能减肥呢？

即便减肥心切，也要尽量避免单纯的空腹运动锻炼

很多减肥者怕运动消耗的能量少于摄入的能量，起不到减肥的作用。其实，在运动前吃正确的食物，能让你在运动中收获更好的减肥效果。

常言道：人是铁，饭是钢。就如同你在开车前要加油一样，锻炼前也要保证你的身体有足够的能量提供动力。合理营养是在运动中保持强度与耐力的关键，也有助于身体获得更多益处。

运动与饮食的时间搭配：123原则

为了有更好的瘦身效果，建议在运动结束休息 1 小时以后再进食。

当进行 1 小时以上的中高强度时，在运动前 2 小时，可补充少量易消化的食物，以防运动时血糖偏低，从而影响运动效果。

正餐 3 小时后再进行有氧运动。如果只能晚上运动，需要提前晚饭时间并且适当减少食量，以免影响睡眠。

根据运动时间选择饮食

早上锻炼：避免空腹运动。可适量补充 1~2 片全麦吐司，以防止低血糖。

下午锻炼：如果运动时间选择在 17：00~19：00 点之间，16：00 点左右可补充食物。比如一杯酸奶、2 片全麦吐司和 1 个水果。

晚上锻炼：如运动时间选择在晚饭后，那么饮食要尽量清淡，油腻的食物会加重肠胃负担。

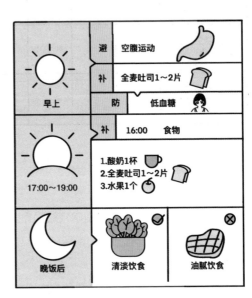

根据运动强度选择饮食

30~60 分钟：如果选择中低强度运动，如快走、慢跑等，不需要额外补充食物。

正常摄取一日三餐，运动前 1~2 小时保证一次加餐，选择一个水果和一小碗燕麦粥，或者两片全麦吐司。如果进行力量训练，运动前可补充一杯酸奶，为肌肉的生长提供足量蛋白质。

1~3 小时：运动前不要担心体力不支而大量进食。为了既不影响瘦身效果，又能提升运动效果，也可以补充 1~2 块粗粮饼干，让糖充分被吸收。

3 小时以上：通常不建议如此密集地运动。运动前的饮食要易消化，以碳水化合物为主，可搭配适量鱼肉和蔬菜。

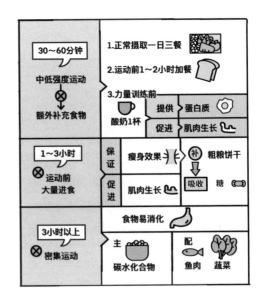

运动补水："少量多次"原则

运动时会大量出汗消耗水分，特别是在炎热的夏天，需要根据运动的实际情况额外补充水分。同时，尽量选择饮用温水，以防过度刺激肠胃导致血管剧烈收缩，影响肠胃健康。

运动前：运动前半小时补水 150~200 毫升，或运动前 1 小时补水 300 毫升。

运动中：中低强度运动时，建议每 20 分钟补水 150~200 毫升，每小时的总量为 500~600 毫升。如遇高温天气，即可每小时补水 1 升。剧烈运动时则应选择淡盐水或含盐的饮料，以补充因大量出汗而流失的钠，保持体内的电解质平衡。

运动后：运动结束时，补水 150~200 毫升，半小时后方可大量补水。

误区三：运动强度越大，减肥效果越好

研究表明，体内脂肪的减少取决于锻炼时间的长短，而不是锻炼的强度。锻炼开始时，首先消耗的是体内的葡萄糖，之后才开始消耗脂肪。

剧烈运动往往无法保证体力能坚持到消耗脂肪的阶段，因而脂肪消耗不多，达不到减肥的目的。缓慢平稳而持久的有氧运动，才能消耗更多能量，达到减肥的目的。

如果你仍觉得本书中的各种帮助判断运动强度的方法太过复杂，试试以下几种方法，尝试把自己带入对应的情境，也许这一次能找到适合你的运动强度：

年龄推算心率方法：用（220- 年龄）作为预测心率，这个心率的 60%~70% 就是最适宜的运动强度。

观察心跳和呼吸：中等运动量，表现为运动时呼吸和心跳稍有加快，呼吸不急促，微微出汗，稍微感觉到累，第二天起床不感到疲劳。

饥饿感：运动一小时后没有饥饿感，吃饭也不会狼吞虎咽。如果运动后更饿也吃得更多，说明运动量过大，需要减量。

运动后老年人是否能自如说话：如果是一位 60 岁的老年人，在运动时看看能不能说话或唱歌，从而判断他的运动强度。边运动还能唱歌，说明运动强度太小了；如果运动时不能说话，说明强度太大了。

抗阻运动的强度是否合适：看重复的阻力强度大小，建议选择中等强度，能重复 8~12 次。比如抬举哑铃，重复 10 次很累，这个强度刚刚好；轻松做 20 个不累，说明这个强度太轻；如果做 5 个就不行了，说明强度太大了。

需注意的是，出汗不能作为衡量运动是否有效、强度是否合适的标准。人体的汗腺

各不相同，分活跃型和保守型两种，这与遗传有关。先热身是为了适应后续锻炼，有利于拉伸，以免造成损伤，并不是热身就一定要出汗。

误区四：只要停止锻炼，就会发胖

运动是减肥的有效手段之一，但这点在不少肥胖者身上并不见效或效果不令人满意，有人因此责怪运动对减肥没用。其实，运动减肥效果不佳的原因并没那么简单，减肥失败的常见原因包括：

没有"坚持"运动

有的人在减肥开始时因感到比较劳累和不习惯，就会练几天休息几天。他们并不了解，这样做根本达不到消耗能量的目的。运动贵在坚持，并在坚持的过程中培养运动兴趣，才能发挥运动潜能。

选择适合自己的运动是坚持的重要保证，如何选择适合自己的运动？

根据自己的身体条件选择：首先，应先去医院检查身体，明确有无心脑血管疾病，有无糖尿病，有无严重的骨质疏松，并了解肺、肝、肾等脏器的功能如何，明确自己是否能够进行减肥运动，以及能进行哪种减肥运动。在获得医生的同意后，还要先进行两周运动前的准备活动，循序渐进，以使身体逐步适应。

根据肥胖程度选择：轻度肥胖者，若体质较好，可进行大运动量或较长时间的锻炼；明显肥胖或体质差的，可选择小运动量或短时间的运动，在逐步适应且身体状况好转后，再考虑增加运动量。

根据自己的爱好选择：减肥运动应强调能调动和发挥减肥者的运动兴趣，使其愿意并能够长期坚持，这样才能收获好的减肥效果。任何强迫或厌烦，都容易造成减肥运动的中断或减肥效果不佳。

根据周围环境条件选择：靠水者游泳，靠山者登山，住高楼者爬楼等，人们自然会做出聪明的选择。

我们需要明确的是，并不是所有运动都能起到增进健康的作用，对肥胖者而言，也不是所有运动都能减肥。对人体来说，最科学、最有效的运动方式是低强度、长时间、不间断、有节奏的有氧运动。

没有控制好饮食

  在现实生活中，确实有一些人在停止锻炼后就发胖了。但发胖的主要原因不是停止了运动，而是停止运动后仍然食量不减，摄入的食物能量与运动时相同甚至更多，从而导致能量摄入大大超过能量消耗。如果在停止运动后也能相应减少食物的摄入，就不容易反弹。

  减肥者需要仔细考虑运动的同时是否结合了饮食治疗。有研究表明，运动后大多数人倾向于吃更多食物，此时若不能有效控制饮食，减肥效果往往不理想，甚至出现体重上升的情况。就减肥而言，有氧运动和适量饮食控制相结合才能有效去除体内多余的脂肪，且避免造成肌肉组织的损耗。

肥胖犹如瘟疫席卷全球，侵入千千万万个家庭。有这样一个特殊的家庭，家庭中每个成员都或多或少地与肥胖结缘。有人说肥胖是遗传的，这样的遗传背景分两种：一种是基因的遗传，血缘关系蕴含着 40% 的肥胖概率；而另一种则是生活的遗传，锅碗瓢盆、柴米油盐中有 60% 的肥胖概率。就是这样的一家人，拥有不完全一样的减肥目标和生活场景，也将得到不一样的减肥方案，最终却应该享受一样的健康成果。让我们共同走进这一家人的生活，也许从他们身上可以看到自己的影子，也能找到自己的减肥之道。

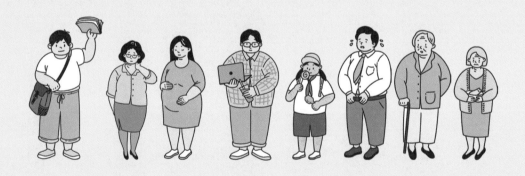

第四章

相亲相爱的胖胖一家人

1 重度肥胖者：
一家人中最"重药"的人

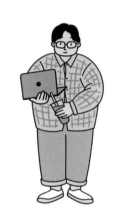

　　姐夫，互联网从业者，计算机系毕业后就职于知名互联网公司，志愿做个精致"码农"。短短十年间从一个高大俊朗、自诩"怎么吃都不胖"的小伙子（身高180厘米，体重65千克），一跃成为重度肥胖者（150千克），每次身份证核对都会引来怀疑。熬夜、喝冷饮、吃快餐是他的三大嗜好。问他晚上12点前能睡吗，他说凌晨2点还没有回家呢！近几年由于体检时发现了高血糖、高血压、高血脂，每年还伴有几次痛风发作，因此不得不每天吃十几种药物来维持指标正常。为了早日摆脱"药罐子"状态，姐夫也开始关注自己的健康，按照网络提示主动将"可乐"改成"无糖可乐"，快餐改为轻食，每周也突击做一次体育锻炼，但是他的体重仍然没有下降，因此迫不得已来到医院找陈医生帮忙！

　　🧑 陈医生，我觉得自己很努力了，主食不敢吃，烧烤也不碰了，每周还爬一次山，怎么会一斤也不减呀！

　　👨‍⚕️ 我看了你的医疗记录，简而言之，你"胖过了"。你已经达到超级肥胖的标准，单纯依靠少吃多动不能解决问题，需要用更强的医疗手段配合生活管理才能有效减肥！

　　🧑 啊？我不就是胖嘛，少吃多动不就能减肥吗？我听说只要减肥，糖尿病还能逆转呢！

　　👨‍⚕️ 是呀，对你而言，减肥的好处不言而喻，但是这条路无比艰辛，因为像你这样的超级肥胖者，身体的代谢已经发生了改变，体重既不容易降下来又很容易反弹，在选择初始减肥方案时要遵循"稳、准、狠"的原则！所谓"稳"，是不能急着选一个不吃不喝的减重方法，体重的骤升骤降对你的心脑血管损害极大；所谓"准"，是要根据你的个人生活习惯、身体承受能力、身体代谢的特征选择个性化的减重方案，务求有的放矢；所谓"狠"，就是在减肥早期阶段采用减肥药物甚至手术治疗才能从根本上解决肥胖难题。

好的，陈医生，请你尽快给我出高招吧！

陈医生陪你来减重！

BMI ≥ 37.5（或存在疾病的情况下 BMI ≥ 32.5 时）可称为重度肥胖或者病态肥胖、超级肥胖，其健康风险会随体重增加而急剧升高。

姐夫的 BMI 已经达到 46.3，应该接受包括强化的综合性生活方式干预、药物治疗和代谢手术在内的积极治疗。重度肥胖患者可能存在多种并发症，如高血压、慢性肾病、糖尿病、痛风、睡眠呼吸暂停综合征等，应由多学科团队共同参与诊疗，评估整体风险，并根据个人的治疗意愿、既往减重病史、膳食习惯、运动习惯、活动能力以及精神状态，制订个性化治疗计划。多项研究证实，在多学科管理下，6~24 个月内超过 22% 的重度肥胖患者可以减重 5% 以上。

设定超级肥胖者的能量摄取：为了实现减肥目标，应保持每日摄入 800~1200 千卡的能量，短期施行是安全有效的，可采用代餐食品替代正常餐食。

超级肥胖者的强化型极低能量饮食方案（举例）

每日 3~4 餐方案：

7：30 营养代餐 1 包（能量 200 千卡），复合微量营养素 1 粒

11：30 营养代餐 1 包（能量 200 千卡），慢嚼蔬菜 200 克

16：30 营养代餐 1 包（能量 200 千卡）

19：30 营养代餐 1 包（能量 200 千卡），慢嚼蔬菜 200 克

22：00 睡觉，如果饥饿感明显，可慢嚼低盐坚果 10~15 克或者 1 个水果、复合微量营养素 1 粒

每日运动 1 小时（有氧运动 40 分钟，抗阻运动 20 分钟）

为超级肥胖者设定的减肥方案

（1）完善各项医疗检查，明白超级肥胖带来哪些脏器损伤，了解肝脏、肾脏和代谢功能。

（2）执行强化型极低能量饮食方案，每日总能量不超过 1000 千卡，采用 3~4 次营养代餐搭配蔬菜方式。

（3）开启规律性身体活动，如健身车、游泳等。

（4）计划进行减肥药物治疗、医疗器械治疗或代谢手术治疗方案。

（5）执行代谢手术低能量饮食方案，或过渡围手术期 1 个月的饮食方案。

（6）维持低能量饮食，每日摄入能量在 1200 千卡内，并每日运动 30~60 分钟。

（7）补充 2 倍推荐剂量的维生素、微量营养素，防止出现微量营养素缺乏。

注意事项：

（1）解决超级肥胖者的灵丹妙药：细嚼慢咽

有一个减肥笑话，说一名肥胖者网购一本"绝对能成功的减肥秘诀"，结果翻阅了 365 个减肥故事也没有看到秘诀何在，正欲投诉虚假宣传，却看到最后一页写了四个大字"细嚼慢咽"。从科学角度来看，这四字箴言实在是有效。只要做到每口饭嚼 20 几下再下咽，每餐吃 25 分钟以上，就不容易肥胖，并且能够达到减肥的目的。你需要做的，就是一口口嚼、一下下数，吃得越慢，长得越瘦！

（2）真正的减肥秘诀：改变行为

回顾肥胖者的十大不良生活行为——熬夜、喝饮料（有糖无糖都不行）、经常出差、口味重、常吃零食、常吃甜食、蔬菜水果吃得少、粗粮很少吃、外卖吃得多、饮酒，看看自己占几条。如果占五条以上，减肥就难于上青天了！请你尽快改变吧，若没有良好的行为习惯，就难以实现减肥大计。

（3）欲求减肥有功，先求减肥无错

保持减肥的良好心态，谨防心态崩溃！须知超级肥胖者常常有逃避心理，在美味佳肴的诱惑面前，忘记了自己的减肥目标。请在家中最显眼的地方，手写四个大字"远离欺骗"，这个世界从来没有欺骗餐，哪怕吃一顿所谓的欺骗餐也会让你前功尽弃。

（4）为了持久运动而精打细算

为了保护自己的骨关节，应首先选择健身车（椭圆机、划船机等）而不是跑步机、游泳池，暂时避免爬山、跑步、跳绳等威胁关节的运动形式。运动量也应从少到多，缓慢适应，尤其要注意肺部、心脏功能的适应。防止受伤一次卧床一月的悲剧。

2 孕期体重管理：一家人中最"金贵"的人

陪伴姐夫的姐姐是一名公司白领，已经有一个乖巧的女儿。她怀上二胎，体重也是暴涨 10 千克，在最近一次产检中，医生告知她已经被诊断为妊娠糖尿病。目前姐姐的身高是 162 厘米，体重已达 80 千克，十年前体重还是 60 千克，本次孕前已经达到 70 千克，在产科医生的建议下，来到营养科找陈医生就诊，咨询营养方案，希望可以保持正常的体重增长与稳定的血糖水平，并顺利产下健康的二宝。

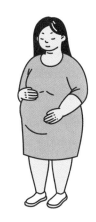

😊 陈医生好，产科医生让我来就诊，请你帮助我快快减肥，我实在不想打胰岛素了！

🧑‍⚕️ 你好！妊娠糖尿病的发生与你的年龄、遗传、体重增长过快均有关联，但是你在这个时期的主要目标不是减肥，而是控制体重增长的速度。你既要保证宝宝的正常营养需求，又要控制好血糖。

😊 那我如何吃饭、能不能运动呢？医生还说我血脂很高，我能喝肉汤吗？我妈说我要补补身子呢！

🧑‍⚕️ 你可千万别"补"了，多数妊娠糖尿病患者不是因为糖吃多了，而是因为体内脂肪过多导致胰岛素抵抗，所以还要从管住嘴着手。

陈医生陪你来减重！

目前，中国育龄妇女超重率和肥胖率分别高达 25.4% 和 9.2%，但仅有 17.1% 的育龄女性采取了体重控制措施。孕前肥胖会增加早期流产和习惯性流产的风险，而孕前和孕期肥胖均增加孕期并发症及不良妊娠结局风险。合理的饮食干预可以控制孕期体重的增幅。

管理备孕期：调整生活方式，优化孕前体重管理

肥胖对孕期的不良影响是可逆的，有研究证实，减重 5% ~ 10% 就可成功减掉 30% 的内脏脂肪，明显改善代谢指标。肥胖女性在减轻体重后，胰岛素的敏感性显著增加，睾酮和雄烯二酮浓度降低，月经可趋于正常，有利于排卵、提高受孕概率。但是年龄过大的女性应综合考虑减重时间和卵巢储备功能，权衡利弊。

所以建议肥胖女性有计划地妊娠，并在妊娠前进行产前咨询。她们的妊娠之路更加艰辛，必须接受健康教育，对饮食和运动进行管理，明确合理的体重目标，进行有效减重，尽量将 BMI 维持在正常范围内。我也为面临此类问题的胖友准备了一份完整的备孕期管理指南。

对肥胖女性而言，合理安排饮食，控制总能量摄入及调整饮食结构是关键。为减轻体重，每天须达到 30% 的能量负平衡，相当于 500~800 千卡。建议减少高热量、高脂肪食物的摄入，限制烹调油、坚果，以不饱和脂肪酸代替饱和脂肪酸，同时摄入丰富的维生素、矿物质及膳食纤维，尽量减少烟、酒等可能有生殖毒性的饮食，避免暴饮暴食、夜间加餐等不良的饮食习惯。适当使用糖尿病营养代餐食品也有良好的效果，还可个性化地选择限能量膳食、低能量膳食、高蛋白膳食、间歇性断食等进行营养治疗。需要注意的是，轻度限食对生殖轴没有影响，重度限食和

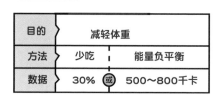

管理饮食

目的	减轻体重	
方法	少吃	能量负平衡
数据	30% 或	500~800千卡

管理运动

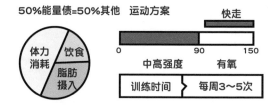

50%能量债=50%其他　运动方案

体力消耗　饮食　脂肪摄入

快走

0　　90　　150
中高强度　有氧

训练时间	每周3～5次

禁食会抑制生殖功能，极低能量膳食一般仅限于少数患者的短时间治疗，不适合备孕妇女。

每天应根据减重目标安排适量和适时的身体活动。其中，50% 的能量债应由增加体力活动来解决，另外 50% 可通过减少能量和脂肪摄入来实现。

运动方案建议如下。

（1）每周至少完成 150 分钟有氧运动（如快走、慢跑、健身操、游泳等），其中 90 分钟为中高强度运动，每周训练 3~5 次。

（2）减少久坐的行为。

（3）个性化方案需要参考个人意愿和体力限度。

药物及手术减重

重度肥胖者在生活方式干预效果不佳时，应尽早考虑药物治疗，体重下降幅度小于 5% 的人，可考虑同时使用奥利司他。兼有轻度减重作用的降糖药物二甲双胍，对糖耐量异常、胰岛素抵抗、多囊卵巢综合征患者有较为明确的积极作用，因此也推荐使用。备孕者建议使用至确认妊娠。用药过程中须定期监测肝肾功能，并注意有无药物不良反应。

通过生活方式和药物干预减重失败，BMI ≥ 32.5 且伴有肥胖相关病症（如高血压或 2 型糖尿病）者，应考虑代谢手术减重。术后 1 年内患者体重迅速下降，且术后摄入减少，吸收能力减弱，容易导致微量营养素如铁、钙、叶酸、维生素 B_{12}、维生素 B_1 以及脂溶性维生素（维生素 A、维生素 D、维生素 E、维生素 K）的缺乏，建议手术 1~2 年后达到适宜体重以及营养素平衡后再怀孕。

管理孕期体重：保持适宜的体重增长，关注特殊需求

超重与肥胖对母婴都有不良影响。从胎儿的角度来说，超重和肥胖孕妇容易出现宫内窘迫、先天畸形、巨大儿、新生儿低血糖、围产儿死亡，并且远期发生慢性疾病如心血管疾病、代谢综合征、2 型糖尿病等的风险明显增加；从母体的角度来说，超重和肥胖使妊娠糖尿病、妊娠高血压的风险增加，还会影响产后母亲的健康。

对肥胖女性来说，孕期适宜的体重增长速度至关重要，过多或过少的体重增长都会带来不良的妊娠结局。超重和肥胖孕妇体重增加不足，也会导致小于胎龄儿和低出生体重儿出现。对于不同体重指数的孕妇，增重的合理数值不同，目前多采用国内外公认的标准。对于 BMI 在 25 ~ 29.9 的孕妇，孕早期体重增加 0.5 ~ 2 千克，孕中晚期每周体重增加 0.23 ~ 0.32 千克，整个孕期体重增加 6.8 ~ 11.4 千克。而 BMI 大于或等于 30 的孕妇，孕早期体重增加 0.5 ~ 2 千克，

孕中晚期每周体重增加 0.18 ~ 0.27 千克，整个孕期体重增加 5.1 ~ 9.1 千克。

肥胖孕妇由于体重管理的特殊要求，需要产科医生、营养师及家庭成员共同参与其体重管理，尤其是饮食营养的咨询应贯穿于整个孕期，孕期具体的体重管理方案如下。

监测体重

肥胖孕妇需要更加密切地监测体重，从孕中期开始，应每周至少测量 1 次体重，固定一个时间、一个体重秤，最好自行记录体重变化。理想状态下，孕晚期最好每天测量体重。

管理能量摄入

孕期体重增加多由于孕期激素水平的变化，应根据肥胖孕妇的身高、体重、年龄、活动水平等因素制订个性化能量摄入计划，并在后续的随访中，根据体重增长的速度和饮食摄入情况适当调整计划。

管理饮食

全面均衡地摄入营养素，食物种类包括谷薯、蔬菜、水果、畜禽、水产品、蛋、奶、大豆及坚果。

避免摄入过多的糖，尤其是添加糖，比如含糖的饮料、面包、饼干、甜品等。

避免摄入过多的油脂，多采用煮、蒸的烹饪方式，减少肥肉、内脏的摄入，减少喝肉汤的频率，严格控制坚果的摄入量。

每天摄入的水果控制在 200~350 克，多选择含糖量少的水果，比如草莓、杨梅、桃等，少选择含糖量高的水果，比如枣、香蕉、山楂、雪梨、桂圆、荔枝等。

主食中，膳食纤维含量高的粗杂粮和薯类应占 50%，每日主食量不低于 150 克。

若饥饿感比较明显，可以增加叶菜和瓜类蔬菜的摄入量，增加饱腹感。

可将全脂奶换成低脂奶或脱脂奶。

适当增加奶、鱼、禽、蛋、瘦肉的摄入，若体重增长过快，可以多选择鱼类，少选择畜肉类。

妊娠糖尿病饮食举例（1800千卡）

早餐：鲜牛奶 250 毫升

　　　烤全麦面包片 105 克

　　　茶鸡蛋 1 个

　　　八宝菜少许

加餐：瘦酱肉 25 克

午餐：牛肉丝炒苦瓜（牛肉丝 50 克，苦瓜 150 克，油 10 克）

　　　菠菜炒鸡蛋（菠菜 150 克，鸡蛋 1 个，油 3 克）

　　　黄瓜扇贝汤（黄瓜 100 克，扇贝干 20 克）

　　　二米饭 260 克（大米和小米，熟重）

加餐：桃子 250 克

晚餐：荞麦面条（荞麦面条 75 克，肉末 25 克，西葫芦适量）

　　　鸡丝笋丝（鸡丝 50 克，笋丝 100 克加蒜末，油 10 克）

　　　清蒸鲳鱼（鲳鱼 70 克，油 2 克）

加餐：低脂鲜牛奶 200 毫升

管理饥饿

　　人们产生饥饿的感觉并不都是因为身体缺乏营养了，血糖过高或过低都会产生饥饿感，妊娠期激素水平的变化也会让孕妇产生饥饿感，所以不需要特别恐慌，还是依照原来的饮食方式，再结合下面四个小妙招，让饥饿远离。

　　（1）让自己的口味淡一些，再淡一些。

　　（2）多用粗杂粮代替细粮，饱腹感更强。

　　（3）在下午 4 点、上午 10 点可以稍微增加一些高纤维、低能量的主食、肉干或蔬菜等耐嚼食品。

　　（4）特别饿的时候先测血糖再吃食物，看看是否低血糖了。

管理运动

鼓励孕妇每天都锻炼。如果达不到很高的要求，也最好每天进行 20~30 分钟有氧运动。不要把健身想得太神圣，散步、适度站立、拉拉弹力带都算运动，可以根据自己的情况，在不过劳的情况下尽力坚持身体活动。

孕妇通过锻炼可保持体重适度增加，也能减少孕产期疾病的发生。但需要强调的是，

项目类型	维持时间/频率	最佳强度	需避免事项
低 冲击运动 走路，有氧操 动感单车 慢跑 游泳	20~30分钟 每周3 ~5天	心率 < 80% HRmax	**高**强度 锻炼>90%HRmax 长距离跑步 有跌倒风险 跳跃 或 快转方向 有生理学风险 潜水
强 度锻炼 弹力带 哑铃 徒手训练	15~20分钟 每周3~5天	轻负荷 哑铃1~ 3千克 10~15次 1~2组	等长收缩肌肉锻炼 valsalva动作 举重 高温瑜伽 普拉提
盆底肌训练	10~15分钟 每周3~5天	≈ 重复100次	
低 冲击运动 + **强** 度锻炼 有氧操**后** 哑铃运动	45~65分钟 每周3 ~5天	同上	同上

注释：HRmax 年龄 → 预测 心率 max （=200-年龄）

a. 适合 → 孕初期末 （约第12周） → 孕期结束 （第38~39周）

b. 时间 → 预热 + 休息恢复平静

c. RPE评估疲劳程度

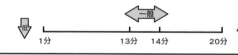

低 1分   13分 14分 一般   20分 高

孕期运动时需要关注运动量，有一种比较简单的判定方式，邀请家人一起运动，运动后的最佳感觉是稍有吃力，能和同伴聊天，可是无法唱歌，这就表示运动量合适。

除了运动量，孕期锻炼还有一些注意事项，需要大家关注。

（1）孕期锻炼应该在一个舒适干燥的场所进行，避免暴晒。

（2）在禁食和低血糖的情况下，应避免运动。要监测血糖变化，不能出现低血糖（<3.9mmol/L），也不能出现高血糖（餐后 2 小时血糖 >6.8mmol/L），如果持续控制血糖后，血糖仍高于 6.8mmol/L，就应找医生注射胰岛素来控制血糖了。

（3）到了孕 38 周以后行动不便时，运动量要减少。

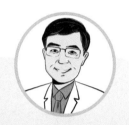

陈医生的减重小课堂

孕期营养治疗常见误区

误区一：控制糖尿病会使我和宝宝的营养缺乏

有些孕妇觉得控制妊娠糖尿病就需要控制饮食，而"控制"就意味着"少吃"，因此担心少吃会影响宝宝的营养与健康，造成营养缺乏。其实科学的营养治疗是在确保母婴营养状况的前提下对饮食进行合理的搭配，该少吃的食品建议少吃，而需要摄入的食品还需要吃，以保证营养的充足、平衡、合理，因此无须担心营养缺乏。

误区二：通过少吃或不吃达到控制血糖的理想目的

有些孕妇患了妊娠糖尿病后非常恐惧，害怕对孩子有不良影响。希望通过严格的饮食控制达到降血糖的目的，甚至少吃或者不吃食物。过分地控制饮食不但不利于控制血糖，而且容易出现饥饿性酮症，危及宝宝的生命健康。科学的营养治疗就是在保证营养充足的基础上控制血糖。因此，控制血糖不意味着少吃，少吃可能带来不利的影响。

误区三：得了糖尿病，需要多吃人参、红枣、枸杞来补身子

孕妇应学会选择，因为不恰当的进补非但无益反而对健康有害，真可谓"费力不讨好"。总的来说，孕期进补应注意缺什么补什么，应全面了解补品的有效成分，是属于补血的、补铁的、补钙的还是补充维生素的，再进行有针对性的补充。应注意的是人参、桂圆之类的补品，有很多人希望通过它们补中益气，但它们对孕妇和胎儿弊多利少。从中医角度来说，孕期母体处于阴血偏虚、阳气偏盛的状态，而人参属于大补元气的营养品，如果孕妇长期大量食用，可能加重阴虚火旺，表现为兴奋激动、躁狂，血压升高等。此外，服用过多人参可产生抗利尿作用，易引起水肿，可能加重妊娠呕吐和高血压，甚至导致流产。因此，孕期不宜乱补，即使需要进补也一定要在医生的指导下进行。

误区四：分娩后妊娠糖尿病就会恢复正常，不需要再控制饮食了

历尽千辛万苦终于将宝宝安全健康地带到人间，多数有妊娠糖尿病的产妇也可以松一口气了，血糖逐渐恢复正常，再也不用控制饮食了。同时中国传统的说法是坐月子期间一定要进补，于是又开始大吃大喝。需要引起注意的是，即使产后妊娠糖尿病恢复正常，仍是糖尿病高危人群，不良的饮食习惯可能导致 2 型糖尿病提前光临。因此，产后仍应注意树立良好的饮食习惯。

误区五：主食越少，妊娠糖尿病控制得越好

不少孕妇只控制主食摄入，认为"饭越少，血糖越好"，而把主食控制在每餐仅吃半两到一两，这会造成两种后果。一是主食摄入不足，总热量无法满足机体代谢的需要，导致体内脂肪、蛋白质过量分解，身体消瘦，营养不良，甚至产生饥饿性酮症而影响宝宝的正常发育。二是由于已经控制了饮食量，从而对油脂、零食、肉蛋类食物不加控制，使每日总能量远远超过控制范围，易并发高脂血症和心血管疾病等。其实，糖尿病患者需要控制的是总热量与热量较高的脂肪。相反，主食含较多的复合碳水化合物，升血糖的速率相对较慢，在适当范围内应增加其摄入量。况且适量的碳水化合物是维持胎儿大脑正常发育所必需的，因此妊娠糖尿病患者不但不能过多限制主食的摄入，而且应保证每日 150~250 克主食。

误区六：咸味或者无糖食品不含糖，不需要限制

部分患者错误地认为，糖尿病就是不能吃甜的食物，咸面包、咸饼干以及添加糖尿病专用甜味剂的食品不含糖，饥饿时可以用它们充饥，对它们不需要控制。其实，各种面包饼干都是用粮食做的，与米饭馒头一样，吃下去也会在体内转化成葡萄糖，从而导致血糖升高。目前市场上大部分无糖食品都只是"无蔗糖"，由一些热量相对较低的甜味剂提供"甜味"，其食品本身仍由粮食、奶粉等制成，因此这类食品仍应计入总热量范围，但它们可以改善单调的口味，提高生活乐趣。

误区七：饮食控制已经非常严格了，吃点零食没有关系

部分患者三餐控制得比较理想，但出于饥饿或其他原因养成了吃零食的习惯。其实这种做法同样会破坏饮食治疗，因为糖尿病患者要控制的是所有食物的总热量，而大多数零食均为油脂量或热量较高的食品，肆意食用会很快超出总热量范围，从而影响血糖的控制。

误区八：多吃核桃、花生、松子可以给胎儿补脑

很多孕妇听从老人的建议，在孕期摄入大量的花生、核桃等坚果类食物，为的是给胎儿补脑。从营养学角度，坚果类食物确属营养丰富的食物，尤其是含量较高的单不饱和脂肪酸对心脑血管有益。但是人体对脂肪酸的需要量有限，单纯炒菜用油已经可以满足需要，这些坚果类食物含有较高的能量，食用过多将导致能量超过身体的需要，进而影响血糖的控制。

误区九：膳食纤维对控制血糖有利，因此每日只吃粗粮不吃细粮

有些患者听说膳食纤维有降糖、降脂、通大便的功效，而粗粮含有较多的膳食纤维，因此每日只吃粗粮不吃细粮，这样做也违背了平衡膳食的原则。如果吃太多的粗粮，就可能增加胃肠的负担，而且影响蛋白质、某些微量营养素的吸收，长期这样容易造成营养不良，对身体不利。因此，无论吃什么食物，都应当适度、平衡，选择主食也应当粗细搭配。

误区十：采用胰岛素治疗后，饮食就不需要再控制了

有些糖尿病患者因饮食控制血糖不佳而需要改用胰岛素治疗，也因此认为有了胰岛素就天下太平了，不需再费神控制饮食了。其实，胰岛素治疗也只是为了保持血糖平稳，胰岛素的使用量也必须在饮食固定的基础上才可以调整，如果不控制饮食，血糖就会更加不稳定。因此，胰岛素治疗需要配合营养治疗。

误区十一：不吃糖，但可以多吃些蜂蜜

有些糖尿病患者不敢吃糖，就吃一些蜂蜜来代替，还听说蜂蜜有助于通大便，就用它来治疗便秘。其实蜂蜜、蜂王浆含有较高浓度的单糖，吃多了会使血糖升高，从而影响糖尿病控制，因此建议用一些安全的甜味剂食品满足自己的生活要求，享受妊娠期的快乐。

管理产后体重滞留：遵循科学、合理、适度的原则

经历十月怀胎和难忘的分娩过程，小天使终于伴随着嘹亮的啼哭声呱呱坠地，这让初为人母的女性沉浸在喜悦和幸福之中。照顾宝宝、当好宝贝的粮仓成为妈妈的第一要务。俗话说，"一人吃两人饭"，妈妈们自然是要在吃上狠下功夫，大鱼大肉少不了，汤汤水水不能停，这样的情况下怎么能让腹部的"游泳圈"一点点缩小呢？在产后这个特殊的生理阶段，尤其是对哺乳的妈妈来说，体重控制需要遵循科学、合理、适度的原则。

产后体重滞留指产后体重与孕前体重之间的差值。因哺乳的需要，产妇在一定时间内有一定的体重滞留是合理的。一般产后与孕前体重差值大于 1.5 千克即为产后体重滞留。严重体重滞留被定义为分娩 6 个月和 1 年后，比妊娠前体重增加 5 千克或更多。

育龄妇女在分娩后第一年最容易出现体重增加和体重滞留。流行病学证据表明，产后体重滞留可导致产妇肥胖。与生命中其他时期的体重增加相比，产后过多的体重滞留似乎危害更大，因为这个时期的脂肪堆积以腹部脂肪沉积为主，而这与胰岛素抵抗和心血管疾病风险增加密切相关。

母乳喂养

母乳喂养对母亲和婴儿来说的好处都是众所周知的。母乳喂养的妇女出血量减少，产后抑郁症也较少。值得注意的是，母乳喂养 6~12 个月对产后体重滞留的影响最大，而母乳喂养小于 3 个月对产后体重滞留的影响不明显。脂肪动员在泌乳早期是生理性和渐进性的，因此短期的母乳喂养并不能有效地减轻育龄妇女的体重。应鼓励产妇进行母乳喂养，特别是提倡超过 3 个月的母乳喂养，这么做有助于减小妇女产后体重滞留的概率。

生活方式

哺乳期是营养需求的关键时期。营养需求的增加不仅是为了支持婴儿的生长发育，也是为了促进产后恢复。在这一关键时期，摄取营养可能对母亲体重有重要影响，并不建议强力限制能量以及采用极端减重的方式。

管理产后医学减重：适度、适时地降低体重

要产后减重，不外乎做好两件事：在营养适宜的基础上安排健康的膳食结构，以及坚持适当锻炼。减重是个持久战，一般情况下，6 个月内体重下降 5%~10% 可视作理想的减重目标。产后大致需要 9 个月的时间才能恢复到孕前体重，而许多妈妈可能一直比孕前重 2~3 千克。为避免影响哺乳，保证妈妈的健康，《西尔斯怀孕百科》建议，哺乳期间妈妈们的减重标准可为每月体重下降 0.5~2 千克。

产后减重最关键的注意事项

注意减重速度，不要过于追求快，以免危害身体健康。

产后半年是减重的最佳时期，应该在平衡膳食的基础上适量运动。

产褥期（产后 42 天内）不能节食减肥，以免造成贫血或乳汁分泌减少等症状。

饭前吃水果，可加速肠胃蠕动，消耗多余脂肪。

适当的运动量，可缓解疲劳感和身体酸痛。

饮食调整有技巧：摄入充足能量，科学均衡才靠谱

哺乳是个消耗能量的活儿，以一个理想体重为 60 千克的乳母为例，每天需要摄入约 2200 千卡的能量才能充分满足哺乳的需要。这相当于每日摄入谷类（生重）200~250 克，同时摄入充足的肉（150~200 克）、蛋（1 个）、奶（500~750 毫升）、豆制品、蔬菜（500 克）、水果等副食。

减少饮食摄入可以消耗身体脂肪吗？可以，但摄入能量不足会带来哺乳失败的风险，同时导致妈妈的内环境紊乱。在整个哺乳期，妈妈都应该保证适量的饮食和能量摄入以满足哺喂婴儿的需要，所以严禁过度节食。

在摄入充足营养的前提之下，按照健康的原则安排膳食结构，有助于调整身体代谢状况及控制体重。产妇可以根据自己的年龄、身高、体重、活动强度等安排合理的膳食，既保证自己和孩子的营养需要，又避免摄入过多的脂肪和糖，引起脂肪的堆积。

总体原则

控制能量与脂肪。要始终小心食物的能量，在膳食中应减少肥肉，增加鱼肉和禽肉。

饮食要清淡。重口味的食物往往会让你食欲大开，吃得越多，就越想吃。少吃或不吃经加工带有酱汁的食物，这类食物含有较多的糖或盐，不经意间就会造成能量超标。

常吃蔬果。要适量吃些富含膳食纤维的水果、蔬菜。

平衡膳食，细嚼慢咽。

每天按计划均衡安排自己的饮食，同时要注意定时定量。放慢进食的速度，每顿饭的时间不少于 20 分钟。

保持能量动态负平衡。减肥的原则：摄入的能量要小于消耗的能量。

产后减肥，切忌操之过急。意志决定减肥的效果与质量。

主食是提供能量的主体，须适当且定量摄入，除了常规的米面类主食，别忘了含淀粉相对高的食物，如根茎类食物（土豆、萝卜、莲藕以及南瓜）、淀粉类食品（粉丝、粉条、凉皮、藕粉等），以及部分水果（如香蕉）也可被视作主食。如果饮食中有上述食物，那米面主食可适当减量，保证全天主食不过量。

此外，建议全谷物食品、杂粮或粗粮占主食的 1/3 以上。这些主食可提供更为丰富的膳食纤维、多种维生素等营养成分，饱腹感强，可在一定程度上帮助控制食量，且有益于调节血糖、血脂，减轻体重。

有的妈妈会问，全谷物食品、粗粮、杂粮都有哪些呢？"五谷杂粮"之说最早出现于春秋战国时期，《论语·微子》就有"四体不勤，五谷不分"之说。但是，"全谷物"在国内其实尚没有明确的定义。

全谷物食品、粗粮、杂粮都有哪些？

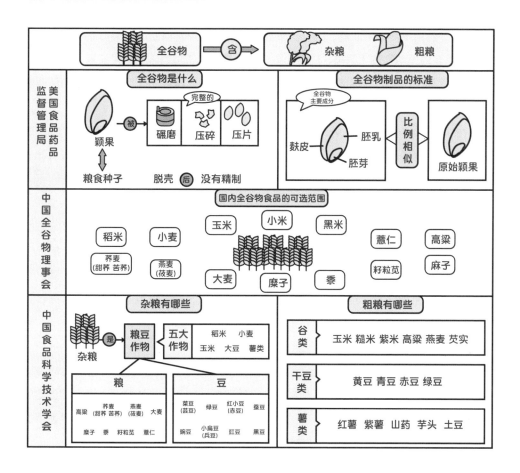

从上面的定义可看出，全谷物、粗粮、杂粮之间既有很大范围的交集，也有一定的区别。大部分粗粮或杂粮都属于全谷物，而其中的杂豆类及富含膳食纤维的块茎类虽非"全谷物"，但也具有类似的优点，可以作为主食。说了这么多，各类食物到底有哪些饮食原则和注意事项呢？我也为大家总结了一些规律，只需要照着执行，就能安全健康地减重。

动物性食品：肉、蛋、奶需充足安排。为避免过度摄入油脂，应尽量选择瘦肉，避免过多食用肥肉、肉皮、动物内脏。

蔬菜类：需充足摄入，种类多样（每日 4~5 种），保证充足的维生素、膳食纤维，既满足妈妈和宝宝的营养需求，又有利于减重。但注意，这里特指的是非淀粉类蔬菜，如根茎类的土豆、山药、莲藕应一类被视作主食。

油脂：避免不健康的油脂，如来源于氢化植物油的反式脂肪酸（烘焙点心、人造奶油等），适当避免动物油（肥肉、动物油脂）的过量摄入，适当限制坚果的摄入（不超过一把，约每日 30 克）。选择健康优质的油脂（橄榄油、亚麻籽油等植物油）作为烹调油，限量（每日 25 毫升）。

有的妈妈说，一家五口人吃饭，每餐 4~5 个菜不等，每人每天用油量不超过 25 毫升真是不易，算不过来啊。在这里，妈妈们无须过分纠结于精确的食物量，饮食量从计量、摄入到吸收均会存在一定的误差。少油清淡，首先需避免过多煎、炸、炒的菜式，避免在外就餐，以蒸、煮、炖的烹调方式为主，限量用油。

坚果：核桃、杏仁、松子……坚果含有丰富的单不饱和脂肪酸及多不饱和脂肪酸，哺乳期妈妈通过摄入坚果，也能使宝宝通过母乳获得这些有益于大脑及视觉发育的成分。《中国居民膳食指南（2016）》及《中国居民膳食营养素参考摄入量（2013）》均建议适量食用坚果，尤其孕妇、乳母可适当增加摄入量。但是，过量食用坚果，也会带来过量的油脂（坚果含油量高达 40%~70%）以及热量，增加代谢负担及产后肥胖的发生率，因此坚果有益，但适量很重要。

目前国内尚缺乏具体的推荐摄入标准，部分文献建议可每日摄入 30 克左右的坚果，这是去皮去壳后坚果果仁的重量，相当于一小把扁桃仁或 3~4 个核桃。生食坚果更健康，炒制的会进一步增加油脂的摄入，同时焙炒加工过程也易引起防腐剂、人工色素等添加剂以及盐、糖等调味品的过量摄入，对妈妈和宝宝来说都不健康。

零食：小零食，大热量。包括膨化食品、油炸炒制零食、精制糖、甜食、甜饮料在内的零食，不只让孕产妇额外摄入大量热量，更带来有害脂肪、高盐、人工色素等，也会给宝宝带来潜在风险。建议妈妈们应以健康的主食、副食为主要膳食，避免摄入过多零食。

适宜运动少不了

产后发胖，是许多妇女遇到的问题。伴随着婴儿的第一声啼哭，产妇对于自己臃肿的体形就开始发愁了。怎样才能既满足哺育孩子的需要，又减去身上多余的脂肪，恢复美丽的体形，成为很多年轻的妈妈迫不及待的问题。一般认为，产后生理恢复需要 42 天左右，也就是人们常说的"坐月子"阶段，在医学上被称为"产褥期"。按照中国传统观念，这个时期往往要求产妇绝对静卧，甚至门窗紧闭，不许通风，更不要说运动了。再加上为了保证乳汁充盈而大吃大喝，导致脂肪在体内堆积。这些老规矩使妊娠和分娩成为造成肥胖的高危因素，应予以摒弃。

现代科学提倡早期运动，认为早期运动对恶露的排出、子宫恢复及防止栓塞十分有利。哺乳期是产妇恢复体形的最好时期，需要产妇对自己的生活、饮食、锻炼加以综合调理，才能达到较为理想的体重水平。《中国居民膳食指南（2022）》推荐，健康生活方式应包括减少久坐时间，坚持日常身体活动。每周至少进行 5 天中等强度的锻炼，累计 150 分钟以上。在此基础上，推荐妈妈们保持每日中等强度活动 40 分钟。所谓中等强度，即指活动强度达到让人微微出汗、自觉心跳略加快的程度，相当于每日中等步速行走 6000~10 000 步。但对于忙于照顾宝宝的妈妈们来说，运动有时是个奢侈品。因此更建议妈妈们利用每天的零碎时间适当进行活动。散步、爬楼梯、做家务都可以被视作活动的方式。

产后的早期运动

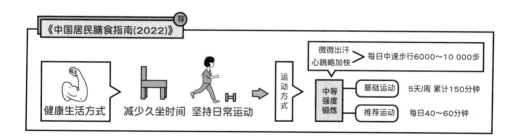

每天要安排 1~2 次形体锻炼，可以根据自己的条件合理选择运动的方式。例如产妇保健操、慢跑、跳绳、游泳、跳舞等活动，或者擦地板、吸尘、打扫卫生等家务，都可

以达到锻炼的目的。但需要注意的是，运动锻炼开始的时间越早越好，而且每次活动应保证在半小时以上。由此可见，产妇需要劳逸结合，合理安排膳食，生活有规律，适当加以锻炼，保持健康的心情。这样做既可以喂养好宝宝，又可以恢复窈窕身材。

很多女性在产后急切地盼望减肥，恢复优美的体形。其实，在顺产后 24 小时就应开始做产妇保健操，包括抬腿运动、仰卧起坐、提肛运动等，这可以促进机体的恢复。产后妇女锻炼的主要内容包括胸腹肌锻炼和臀部锻炼。

胸腹肌锻炼一般从产后次日开始，至产后第 4 周停止。动作要点：采用仰卧位，屏住呼吸，用力收紧腹肌，持续数秒后放松，再进行数次。每日操练的时间和次数可逐渐增加。

臀部锻炼一般由产后第 4 日开始，至产后第 6 周停止。动作要点：采用平卧位，以双肘和双足稍稍撑起身体，抬头，同时用力收缩臀部，反复数次。每日操练的时间和次数也可逐渐增加。

陈医生的减重小课堂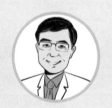

产后减肥的误区危害极大

对于产后瘦身或产后减重，很多妈妈简单地理解为只要能恢复到孕前的体重就已经达标了。但实际上我们在科学研究上发现，你关注的只是体重，并没有关注自己的身体状况。

我们发现很多产后已经恢复到孕前体重的人，其身体成分发生了很大的变化，脂肪含量特别是内脏脂肪的含量大大高于孕前，同样都是 55 千克，但是孕前脂肪只占 21%，到了产后，脂肪比重已经高达 35%。虽然你体重未变，但是你的身体会慢慢地受到影响。这种过多蓄积的脂肪，往往会增加将来发生糖尿病、高血压、高脂血症的风险。这一关一般在 40 岁或者是临近 50 岁的时候容易出现。

所以产后的减重不只是为了体形，更多的是为了健康，我们需要在产后完全停止哺乳后，尽早去了解自己的身体状况，来决定自己产后体重的实际目标。

3 儿童、青少年肥胖管理

妮妮，家中的大宝，10 岁，已经成为学校中的"小胖墩儿"，体重达标成了大问题，只能让爸爸、爷爷天天当陪练。最近，妈妈在帮大宝洗澡的时候发现，她的脖子和腋窝都黑黑的，以为没有洗干净，就每天拿肥皂和搓澡巾给她"搓"，却丝毫无效。并且妈妈发现大宝的小乳房已经开始鼓包了，小腋毛也冒头了，有时候脸上还冒出了"小青春痘"。妈妈赶紧带她到医院看病，医生诊断为"肥胖，黑棘皮病"。大宝目前身高 149 厘米，体重达到了 60 千克，原本小时候胖乎乎的，可爱至极，现在却成了问题。真愁人！

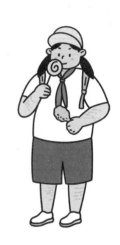

👩 医生好，为啥孩子就开始发育了，这算不算性早熟呀？原来感觉孩子长得快是好事儿。

👨 你可真应该早些给孩子管理好体重！她的颈部皮肤黝黑，就是因为体重快速增加进而造成脂肪蓄积过多，从而导致胰岛素抵抗，这是皮肤上的外在表现，但是最可怕的还是糖尿病过早出现。

👩 哎呀，那可怎么办呀？我觉得宝宝吃得不多呀！

👨 其实儿童肥胖是受多种因素影响，主战场并不在餐桌上，一个良好的生活习惯更重要。对于儿童肥胖防治，最重要的不是减重而是改变生活习惯！

陈医生陪你来减重！

儿童肥胖与成人的根本区别在于他们处于不断变化的生长发育过程中。身体的大小、比例、成分及器官功能都随着年龄增长不断在变化。儿童肥胖分为单纯性肥胖和继发性肥胖。2 岁以上儿童根据 BMI 进行超重或肥胖程度的判定。

年龄(岁)	男		女	
	超重	肥胖	超重	肥胖
7~	17.4	19.2	17.2	18.9
8~	18.1	20.3	18.1	19.9
9~	18.9	21.4	19.0	21.0
10~	19.6	22.5	20.0	22.1
11~	21.0	23.6	21.1	23.3
12~	20.3	24.7	21.9	24.5
13~	21.9	25.7	22.6	25.6
14~	22.6	26.4	23.0	26.3
15~	23.1	26.9	23.4	26.9
16~	23.5	27.4	23.7	27.4
17~	23.8	27.8	23.8	27.7
18~	24.0	28.0	24.0	28.0

注：中国肥胖问题工作组（WGOC2003），成年人超重与肥胖筛查BMI标准与18岁组一致。

充分照顾和调动兴趣，在减重上持之以恒

儿童期的体重管理目标

儿童肥胖的管理模式与成人完全不同。儿童肥胖的管理目标为身高正常增长，体重不增或增长缓慢，逐渐达到正常的 BMI。肥胖儿童的能量供给暂无统一的标准，主要根据肥胖患儿的年龄、性别进行能量目标的设定，原则上儿童能量供给不低于每天 1200 千卡，也可根据患儿身高对应的年龄计算推荐摄入量，根据患儿增长的情况及饮食执行耐受情况进行个性化调整。但是解决儿童肥胖问题最重要的是改变不良的生活习惯，恢复正常的生活方式。

儿童肥胖的解决方案

干预儿童肥胖的主要目的是改变不良的生活习惯，纠正不良的饮食行为。严格减少精制糖的摄入，杜绝所有的含糖饮料，包括各种所谓的无糖饮品，须知要改变口味，减少对甜味的依赖很重要。绝对不能用果汁代替水果，早睡觉不熬夜，减少电子产品的应用，并且鼓励父母及家庭的参与。

肥胖儿童的饮食模式一般采用限能量膳食，三大常量营养素的供能情况分别是：蛋白质 15%~20%，碳水化合物 55%~65%，脂肪 20%~25%。为了便于对儿童进行饮食控制，可形象地将食物分为红灯食品、黄灯食品和绿灯食品三种。

儿童肥胖解决方案

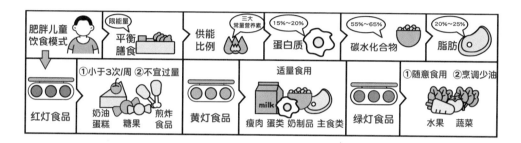

运动是儿童肥胖管理中不可或缺的一部分，有效的运动可以减少脂肪组织，增加瘦体重。在饮食控制的基础上，积极参加体育锻炼，可以收到极好的减重效果。减肥运动需在家长或老师的指导和监护下进行，并应充分调动兴趣，乐于接受并持之以恒，从而达到更好的锻炼效果。

孩子进行减肥运动时，应多鼓励，特别要照顾孩子微妙的心理感受和变化。根据孩子的兴趣选择安全有效的运动形式，如跑步、踢球、游泳、做减肥操等。

坚持锻炼，建议保证每周至少运动 5 天，每次 40~60 分钟。

可以尝试有氧运动（上学步行、爬楼梯）和中高强度运动相结合（游泳、打球）。

锻炼的时间并不需要固定，可选在早晨，也可根据孩子的习惯选在晚上 6 点至 8 点进行。

循序渐进，以 1 个月为一个运动周期，待孩子适应后，逐步增加运动量。对孩子的每一点进步都应给予充分的鼓励。

不应强迫孩子进行他们不愿或不宜进行的运动，或给孩子设定不切实际的"减肥目标"，以免适得其反。

在进行减肥运动时，孩子们的日常活动仍可照常进行。

保证睡眠充足，学龄儿童（6~12 岁）每天 10 小时，青少年（13~17 岁）每天 9 小时。

家长要以身作则，多花时间陪孩子进行户外运动或做游戏，减少孩子静坐的时间，限制电脑游戏、看电视的时间。

青春期肥胖管理

　　青春期是生长发育的一个特殊时期，是儿童到成人的过渡阶段。青春期开端及持续的时间存在较大的个体差异。此阶段身高增长出现人生的第二个高峰，后逐渐缓慢直至停止生长。青春期除身高迅速增长外，第二性征也发育成熟，要保证充足的营养以满足生长发育的需求。由于激素水平的变化，青春期肥胖的发生率也随着增加。身高快速增长是青春期的重要特征，男孩每年可增长 7~9 厘米甚至 10~12 厘米，整个青春期可增长28 厘米；女孩每年增长 6~8 厘米，整个青春期增长 25 厘米。青春期男孩每年体重可增长 5 千克，女孩增长约 4 千克。

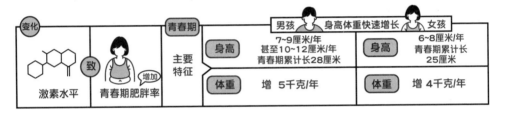

关注饮食和营养，是管理青春期肥胖的关键

　　要纠正不良进食习惯及行为，基本上可参照儿童肥胖的处理原则，在饮食上注意营养素的平衡搭配，多吃完全蛋白质、维生素和矿物质丰富的食物，如鱼、禽、蛋类、蔬菜、水果，少吃含脂肪多的食物。

　　加强体育锻炼，促进身体的迅速生长发育。注意补充丰富的钙质及维生素 D，保持骨骼的生长发育。家长更要以身作则，如果家长平常吃很多水果和蔬菜，孩子便会自然而然地去模仿并长期坚持下去，给自己的饮食习惯打下良好的基础。

　　待青少年身高增长逐渐停止，可参照成人减重模式。

　　当儿童、青少年 BMI> 40 或 BMI>35 并伴有严重并发症时，可考虑手术治疗。也可参考《中国儿童和青少年肥胖症外科治疗指南（2019 版）》进行手术适应证选择。

4 青年女性肥胖管理：关注多囊卵巢综合征

楠楠，家中的小姨，自从 13 岁月经初潮后体重暴涨，从人人心疼的 42 千克小瘦子，一跃成为让人心惊的 90 千克大胖子。最难的是月经周期特别不规律，经常是 2~3 个月都不见踪影，还得借助药物才能维持每月一次。每次经期之前，楠楠就疯狂地想吃零食、甜食，似乎不吃就过不去。在食欲的诱惑下，楠楠在有限的几次减重经历中，都是减 3 斤反弹 5 斤，减 10 斤反弹 20 斤，这直接导致她"破防"，再也不敢减肥了。楠楠目前身高 169 厘米，体重 90 千克，肚皮上"胖纹"林立，导致楠楠极度不自信，这也成为爸爸妈妈最着急的事情！为了久违的"大姨妈"，楠楠接受妇科医生的建议，来到营养科咨询体重管理。

👩 陈医生好，妇科医生让我来找你帮我减重，说我患有多囊卵巢综合征，需要通过减肥才能维持正常的月经周期。

👨 的确是这么一回事儿，不过你不要有太大压力。多囊卵巢综合征，与其说是一种疾病，不如说是肥胖的一种并发症，这种表现的生理基础是体内脂肪过多导致胰岛素抵抗，既增加了肥胖机会又影响经期。但是安全合理的减重，能让你在恢复正常体重之余，恢复正常经期。

👩 哎呀，那可太好了，有没有最快的减肥方法呢?

👨 其实多囊卵巢综合征也与生活方式有关，需要用最强的减重方案，配合最严格的生活管理才能得到最佳效果。

陈医生陪你来减重！

多囊卵巢综合征是导致女性月经不规律和雄激素过多的重要原因。其临床表现包括月经周期不规律、多毛、痤疮，并且大部分多囊卵巢综合征患者伴有超重或肥胖，她们患糖尿病和代谢紊乱的风险高于平均水平。很多多囊卵巢综合征患者需要生育药物促排卵才能受孕。尽管多囊卵巢综合征不能完全逆转，但经过治疗可以减轻症状。绝大多数多囊卵巢综合征患者能够过上正常生活，也没有明显的并发疾病。对于患有中度至重度多毛症（毛发生长过多）的女性，建议对睾酮和硫酸脱氢表雄酮进行血液检查。另外，所有被诊断为多囊卵巢综合征的妇女都应接受医疗保健人员的长期监控。

营养目标

多囊卵巢综合征的处理包括治疗该病症的各种表现（多毛、月经稀发、不孕、肥胖和糖耐量受损），具体取决于患者的目标。减轻体重可降低代谢风险，恢复排卵性月经周期，并且可能增加活产率，因此减重成为大多数多囊卵巢综合征女性的基本干预措施。多囊卵巢综合征的治疗方法与肥胖相同，包括饮食和运动减重，服用减肥药物，做减肥手术。

对于多囊卵巢综合征女性，即使轻度的减重（体重减少 5% ~ 10%）也可能恢复正常的排卵性月经周期并提高妊娠率。另外，体重减轻还可以改善胰岛素抵抗。

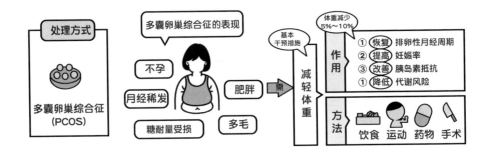

营养解决方案

生活方式干预是多囊卵巢综合征患者首选的基础治疗，尤其是伴有超重或肥胖的患者，包括饮食、运动和行为干预。生活方式干预可有效改善超重或肥胖合并多囊卵巢综合征患者健康相关的生命质量。

超重或肥胖合并多囊卵巢综合征患者在减重时应以限能量膳食为首选的治疗方法。每日饮食总能量减少 500~1000 千卡，即可在 6~12 个月减少 7%~10% 的原体重。在此基础上，采用高蛋白 / 低碳水化合物饮食（蛋白质 30%、碳水化合物 40%、脂肪 30%）可以更好地降低体重和胰岛素水平，明显增加胰岛素敏感性、减轻高胰岛素血症，继而减轻胰岛素抵抗。也有研究认为低血糖指数饮食可降低多囊卵巢综合征患者（无论是否肥胖）的胰岛素、睾酮水平，缓解多毛和痤疮。蛋白质的来源以植物蛋白与乳清蛋白为主，同时摄入丰富的维生素、矿物质及膳食纤维。

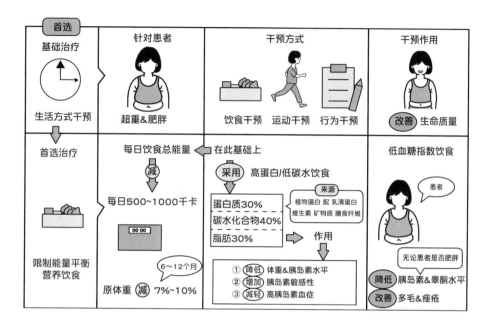

运动解决方案

对于肥胖的多囊卵巢综合征女性，建议采用限制饮食热量并结合积极运动的减肥策略。有效运动可能改善排卵并增加胰岛素敏感性，还可有效保持瘦体重及维持体重。要达到减肥目的，建议至少每周进行 250 分钟的中等强度运动或 150 分钟的剧烈运动或两者的等效组合，以及 2 次（非连续日）涉及主要肌肉群的力量训练。尽量减少久坐时间。增加身体活动，包括休闲时间的身体活动、步行、骑自行车、工作、家务、游戏、运动。运动成本不必高昂，可以在社区中心、运动场所进行，也可以使用低成本的电子设备（电子跳绳）。不过需注意评估患者的运动风险，必要时由运动生理学家／专家进行结构化运动干预。

行为解决方案

行为干预可以加强超重或肥胖合并多囊卵巢综合征患者对低能量饮食计划和运动措施的依从性。行为干预包括以下策略：设定目标，自我监控，刺激控制，解决问题，自信训练，减慢进食速度，加强变化，预防复发以及获得社会、家庭的支持。之后持续联络治疗（面对面或电话）也可以改善减肥效果。强化行为干预可取得更明显的体重减轻效果。

5 老年肥胖管理：享受健康、快乐的长寿生活

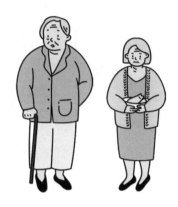

爷爷、奶奶都是从苦日子过来的，从小赶上饥荒，那时候满脑子想的都是怎么能够吃上饭、吃饱饭，最痛恨的就是"浪费粮食"，所以每天吃饭，爷爷总是负责打扫"剩菜剩饭"，吃不了的主食、菜肴都进了爷爷的肚子，奶奶则总怕炒菜用的油、盐浪费，吃到最后还在菜汤里倒上热水一碗喝下。他们说得最多的就是："我们小时候什么都没得吃，什么食物都吃！千万别浪费呀！"但是日久天长，两位老人从精瘦如排逐步发展为膀大腰圆，一开始他们望着逐渐隆起的腹部还很有成就感，想着终于摆脱贫困了。但一天天下来腰围越来越大，到了老年阶段已经成为累赘，他们上楼会喘，弯腰费劲，原来容易低血糖的奶奶还被诊断为糖尿病、骨质疏松，爷爷更是得了高血压、冠心病，成了一个每天吃药的"病人"。在门诊看病的时候，医生建议他们看看营养科，说要从改变生活习惯着手。

　　🗨 陈医生，我们老两口好不容易过上好日子了，想吃啥就能吃到啥，不用再为吃发愁，而且我们也不愿吃人参、鲍鱼、燕窝呀那些稀罕东西，每天就是粗茶淡饭，怎么还说我们吃得不对呢？

　　🗨 老人家，你们经历过苦日子，知盘中餐的珍贵，不过这些慢性疾病也被称为"生活方式病"。一些老规矩未必是有利于健康的，比如喝菜汤就会将炒菜的油、盐尽数饮入，看似不起眼，却是高油、高盐、高能量。此外，你们的三餐吃得不多，可吃完饭嘴巴从来不闲着，太多零食也是额外的高能量呢！

　　🗨 陈医生，我不喝菜汤，除了三顿饭啥零食也不吃，我就是好吃口肉，每天都得吃

上半斤熟食、腊肉，这也和心脏病有关系吗?

老人家说得有道理，您的问题就出在一日三餐上。吃得太咸，每餐都要有咸菜相伴，同时吃得太油了，那些熟食、腊肉都是高脂肪、高盐产品，再加上您每日一杯酒更不得了。因为大体重，运动很少，日积月累，您的心脏和血管也就越来越承受不住脂肪之重了。

陈医生陪你来减重!

随着现代社会的发展，人类平均寿命逐渐延长，很多国家已经步入老龄化社会。由于生活方式和膳食结构的改变，老年肥胖发病率也逐年上升。《2014 年国民体质监测公报》显示，2014 年我国老年人的超重率和肥胖率分别为 41.6% 和 13.9%，比 2010 年分别增长了 1.8% 和 0.9%。2022 年发布了老年人身高最新数据:与 60~64 岁组相比，75~79 岁组男性、女性身高平均值分别低 1.7 厘米、1.8 厘米。

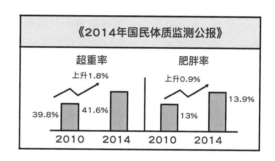

女性体脂率则高于男性。对于老年人来说，肥胖的发生不但会增加多种慢性病的风险，还会导致平衡能力下降、跌倒风险增加，出现认知功能损害、生活质量下降，加重家庭和社会负担。

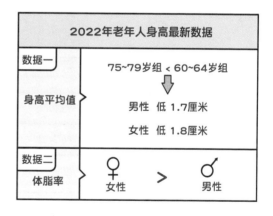

随着年龄的增长，老年人的身体功能逐渐减退，而激素水平异常是其中的变化之一。人体衰老的过程会伴随着生理和身体成分的变化，主要是肌肉和脂肪组织进行重新分布，老年人群的身体成分倾向于脂肪量增加，肌肉量减少，并有可能发展成肥胖。肥胖不仅是一种独立性疾病，也是诱发糖尿病、高血压和肿瘤等疾病的危险因素。

老年人群代谢紊乱的发生发展与其肥胖程度和脂肪堆积的部位密切相关，如 BMI 与心血管疾病的发病风险之间存在"U"形关系，腹部脂肪和肌肉间脂肪堆积会加重胰岛素抵抗，影响空腹血糖浓度。向心性肥胖和胰岛素抵抗是引起代谢紊乱的重要原因，而代谢紊乱可增加多种疾病的发病风险，如心血管疾病、糖尿病、高尿酸血症、慢性肾病等。

那么，我们一般如何诊断老年肥胖呢？可以参考以下几个标准。

BMI：诊断老年肥胖的 BMI 标准仍与其他年龄的成人相同，即 BMI ≥ 28 为肥胖，但身高采用现实身高。

腰围：老年人随年龄增加全身脂肪向腹部和内脏集中，考虑到老年人向心性肥胖的特点，腰围是目前公认的衡量脂肪在腹部的蓄积程度最简单实用的指标，男性 ≥ 90 厘米或女性 ≥ 85 厘米可作为老年肥胖的诊断指标。

体脂率：世界卫生组织推荐使用体脂率判定肥胖，判断标准为男性 ≥ 25%，女性 ≥ 33%。

体成分分析：肌少症性肥胖的患病率随着年龄的增长而增加，尤其是 80 岁以上的老年人。2013 年亚洲肌少症工作组提出根据四肢骨骼肌质量指数来诊断肌少症，判断标准为生物电阻抗法男性 $< 7.0kg/m^2$，女性 $< 5.7kg/m^2$。

老年人肥胖诊断标准		
指标名称	诊断标准	说明
BMI	BMI ≥ 28	其他成年人 标准相同 老年人
腰围	男性 ≥ 90 厘米　女性 ≥ 80 厘米	老年人 易 腹部堆积脂肪　腰围 ⇨ 简单实用指标
体脂率	男性 ≥ 25%　女性 ≥ 33%	WHO 推荐
体成分分析（四肢骨骼肌质量指数）	男性 $< 7.0kg/m^2$　女性 $< 5.7kg/m^2$	80 岁以上老年人 易 肌少症性肥胖　2013 年 亚洲肌少症工作组　提出 肌少症诊断标准 ⇨ 四肢骨骼肌质量指数

我们一起来看看爷爷奶奶的数值，可以根据以上标准和本书中的计算方法，算一算

爷爷奶奶是否真的已经处于"肥胖"状态。

爷爷 78 岁，身高 168 厘米，体重 80 千克，BMI=28.3。

奶奶 78 岁，身高 153 厘米，体重 60 千克，BMI=25.6。

体重管理目标

老年人群要控制体重，一般不宜服用减肥药物，也不能过度减轻体重，因此最基本、最重要的做法就是进行生活方式干预。通过改变饮食习惯、增加身体活动、减少久坐行为及加强自我监测等方式控制体重和改善心血管代谢都是有效的。老年人体重过低会增加营养不良和死亡风险，而肥胖又会增加多种慢性疾病发生的风险。因此，原则上建议老年人的 BMI 最好不低于 20.0，不超过 26.9。老年肥胖者的减重目标和策略应根据体脂和健康情况进行个性化判断。对于 65 岁以上的老年人，可以不以月或季为时间单位制定减重目标，而以年为单位制订长远的减重计划，在一年内减去体重的 5%~10% 即可。第一阶段目标实现后，再根据实际情况制定第二阶段目标，使体重逐步达到理想范围，改善肥胖相关并发症和躯体功能。同时老年人要特别注意肌肉问题，尽可能做到减重不减肉，保护自己的肌肉才是最重要的。

体重管理方案

加强自我监测

每天测量体重，定期测量腰围、臀围，并准确记录，便于前后对比。尤其注意将每天进食的食物进行称重或定量，详细记录餐次、食物、重量及进餐时间等，定期请营养医师评估，看看如何及时调整。避免久坐，坚持运动并对运动方式、运动时间等进行记录。

行为改变

尽量减少在外就餐，避免节日期间暴饮暴食，务必减少高糖、高脂、高盐食物的摄入量。在外就餐时，预先考虑好合适的食物摄入量。积极寻求家庭成员的鼓励和支持，做到饮食有节制，不吃零食，适量运动，避免久坐。

营养减重

限能量膳食或者"5+2"轻断食模式比较适合肥胖老年人。

每日食物摄入量建议：谷类 150~200 克，最好一半全谷物，蔬菜类 ≥ 500 克，水果类 100~200 克，畜禽肉类 40~75 克，鱼虾类 40~75 克，蛋类 25~50 克，低脂奶类 300~500 克或者豆制品类 50 克，油脂类 10~20 克，盐 5 克。

限制总能量，缓缓达标：能量限制要逐渐降低，避免突然降低到最低安全水平以下。建议老年人群每天减少能量摄入 300~500 千卡，每天能量供给不少于 1000 千卡，这是可以较长时间坚持的最低安全水平。

充足的完全蛋白质：在控制总能量的基础上，最大限度地摄入蛋白质以维持身体肌肉量。老年肥胖人群蛋白质摄入量占总能量的 15%~20%，或者每千克体重 1.0~1.5 克，完全蛋白质比例最好能达到 50%，可选用牛奶、鱼、鸡、鸡蛋清、瘦肉、大豆制品等。

限制膳食脂肪供给量：老年肥胖者每日脂肪摄入量应控制在总能量的 20%~25%。烹调应选用植物油，如大豆油、花生油、芝麻油、橄榄油、山茶油、米糠油、菜籽油等，有利于降低血液中胆固醇水平和预防动脉粥样硬化；忌用动物脂肪，如猪油、牛油、黄油、奶油等。限制胆固醇高的食物，如动物内脏、蛋黄、鱼子等。

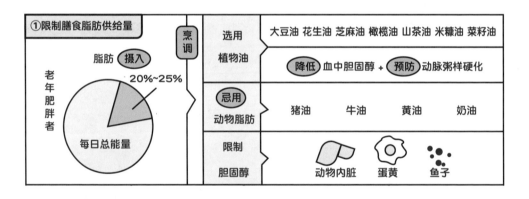

适量碳水化合物：碳水化合物饱腹感低，易增加食欲。老年肥胖人群每日的碳水化合物供给量占总能量的 40%~55% 为宜。碳水化合物的来源以淀粉类复合碳水化合物为主，严格限制简单糖类的摄入，如蔗糖、麦芽糖、果糖、蜜饯、甜点心及甜饮料等。每日膳食纤维的摄入量以 25~30 克为宜，可在饮食中增加全谷物、藻胶、果胶等。

保证足够的维生素和矿物质：蔬菜、水果富含维生素、矿物质等营养素。蔬菜能量低，有饱腹感，老年肥胖人群可多进食，每日 ≥ 500 克，注意蔬菜种类多样化；水果与蔬菜相比含糖量较高，进食不要过量。

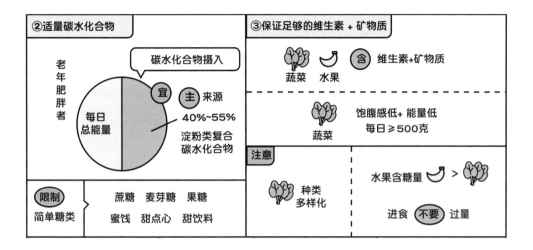

限制食盐和嘌呤摄入量：老年肥胖人群常同时患有高血压、心脑血管病、慢性肾病等，需限制饮食中的食盐量，每日食盐摄入量以 3~5 克为宜。嘌呤可促进食欲及增加肝肾代谢负担，因此应限制高嘌呤食物，如动物内脏、海鱼、贝类、肉汤等。

烹调方法和餐次：饮食宜采用蒸、煮、烧、汆、炖等少油的制作方法，忌用油煎、油炸、油浸等。进食的餐次因人而异，少量多餐、定时定量，每天 3~5 餐即可。

戒酒：1 毫升纯乙醇可产生 7 千卡左右能量，须严加控制。

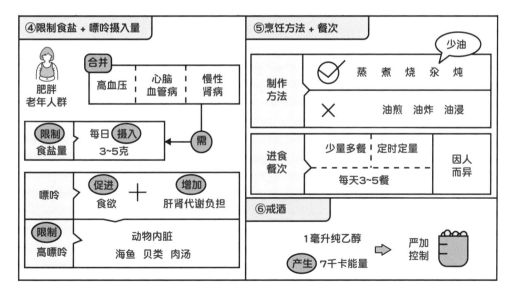

加强运动

运动是老年肥胖人群减重不可缺少的措施。合理的运动可减少腹内脂肪，增加肌肉和骨量，降低血压，改善糖耐量和胰岛素敏感性，改善脂代谢，对长期控制体重有积极作用。老年肥胖者的体力活动应根据其体能、年龄、有无基础疾病和兴趣等安排，进行包括有氧运动、抗阻运动、平衡性及灵活性运动在内的多模式运动，以达到需要的能量消耗。

运动方案的实施应该循序渐进，运动量和运动强度逐步递增，最终目标可达到每周有氧运动 150 分钟以上，运动 3~5 天；抗阻运动 2~3 次，每次 10~20 分钟；灵活性和平衡性运动 2~3 次；注意减少静坐时间。

晒太阳，每天保持 20~30 分钟，必要时补充天然维生素 D_3。

6 更年期女性的体重管理：
特殊时期，不为减重烦恼

王妈妈刚刚退休 1 个月，经常在饭前出现饥饿感，手抖，出虚汗，不马上吃点儿东西就过不去。她自己都觉得不好意思，年轻时也没有对吃如此有兴趣，退休了反倒"爱吃起来"。结果这一吃不要紧，1 年内体重从 59 千克增加到 69 千克，从体形丰腴变成了体形肥胖，原本体检时指标都正常，如今出现了脂肪肝、高胆固醇血症、高血糖等。原本王妈妈经常锻炼，但是最近从肩到腰再到腿都是酸痛难忍，按摩后也不得缓解，王妈妈不得已来到医院就诊了。

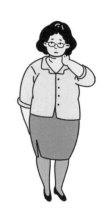

🙂 陈医生好，我最近特别想恢复原来的运动，以便减掉过多的赘肉，但是浑身无力并有酸痛感，稍微走一会儿就浑身是汗，就像蒸桑拿，特别不舒服，这是得了什么病？

🙂 王妈妈好，您这多半是由更年期所致，这段时期，体内雌激素水平下降，导致身体的诸多不适应，您还缺钙了，需要采取措施防治更年期综合征以及骨质疏松。

🙂 好的，我去妇科看看病吧。可是我总是饥饿，怎么办呀？越吃越想吃，实在控制不住。

🙂 您这个饥饿感，应该和胰岛素抵抗有关，既来源于更年期，也与肥胖密切相关。体内脂肪蓄积越多，胰岛素越不敏感，被迫分泌的胰岛素就越多，身体就很容易出现低血糖症状，就越发想吃东西。您如果适度减重，就能大大缓解低血糖的表现，也不会越来越想吃了！

围绝经期是女性特殊的生理阶段，一般指女性绝经前后的一段时期，从激素水平开始出现迹象（卵巢功能开始衰退的征兆），到最后一次月经后 1 年。通常情况下，人们把围绝经期或绝经过渡期统称为"更年期"，以代表绝经前后出现改变的一个阶段。在围绝经期这一特殊阶段，女性会出现月经周期不规律，常伴潮热、睡眠障碍、情绪波动和阴道干涩等症状。伴随着女性卵巢功能逐渐衰退及雌激素水平下降，各种代谢紊乱的发生率也显著增加。

最主要的表现是体重与体脂的增加，卵巢功能衰退使得较高代谢状态的黄体期在绝经后缺失，进一步降低了基础代谢率及能量消耗，加上多缺乏运动、瘦体重不足、脂肪堆积增加，机体处于低代谢状态。此外，处于围绝经期的女性由于内脏脂肪逐渐积累、胰岛素抵抗逐渐增加，罹患代谢综合征的风险亦显著增加。大样本流行病学研究发现，处于围绝经期的女性在最后一次月经到来之前约有 32.7% 存在代谢综合征，在度过最后一次月经而进入绝经状态时代谢综合征的发病风险会进一步增加 13.7%，并在绝经后的 6 年内持续增加，其发生血糖异常升高的风险也在绝经 5~9 年后显著增高。

营养管理方案

2018 年中华医学会妇产科学分会绝经学组发布《中国绝经管理与绝经激素治疗指南》，建议绝经过渡期和绝经后期的女性应接受全面的生活方式指导和健康管理，包括饮食、运动、控烟、限酒等，以促进更年期相关症状缓解，提高生命质量。

中华医学会结合《中国居民膳食指南（2016）》，建议围绝经期女性应在膳食中充足摄入全谷物纤维、蔬菜和水果，每周吃 2 次鱼类食品，做到控糖（每天 ≤ 50 克）、少油（每天 25~30 克）、限盐（每天 ≤ 6 克）、限酒（每天 ≤ 15 克）、戒烟、足量饮水（每天 1500~1700 毫升）；同时，建议保持规律运动的习惯，每周累计运动 150 分钟，并额外增加 2~3 次抗阻运动，促进肌肉量和肌力的改善。

地中海饮食作为合理膳食模式的一种，已被广泛应用于包括绝经女性在内的普通人群。地中海饮食源自地中海沿岸国家的膳食结构模式，其特点是对食物的加工尽量简单，以种类丰富的植物性食物为基础，包括多种新鲜果蔬、豆类、谷类和种子，用植物油（尤其是橄榄油）、坚果而非动物油提供脂肪，适量摄入奶酪、酸奶等乳制品以及蛋类、鱼类、低度葡萄酒，减少红肉、加工肉类、添加糖等食品的摄入。有研究表明，坚持地中海饮食可以促进总胆固醇或低密度脂蛋白胆固醇（LDL-C）降低，有利于改善腰围及向心性肥胖，降低绝经后女性罹患乳腺癌的风险，减少 20% 的血管舒缩症状（潮热、盗汗）发生。长期坚持地中海饮食还可显著降低罹患 2 型糖尿病的风险，有利于维持骨量，降低绝经女性 20% 的髋部骨折风险，并有助于降低认知障碍及抑郁症的发生风险。当然，坚持《中国居民膳食指南（2022）》推荐的东方健康膳食模式，也有助于更年期女性远离糖尿病。

更年期女性的营养需求

进入更年期，女性超重或肥胖的发生率增加，体脂及腰围增大，合理的能量摄入对于体重管理、控制代谢性疾病风险非常重要。建议每日减少摄入能量 500~750 千卡，或按照每日摄入 1200~1500 千卡进行能量规划，通过加强生活方式管理，促进体重在 6~12 月下降 6%~8% 就能改善营养代谢。

建议更年期女性的蛋白质摄入为每天每千克体重 1.0~1.2 克，同时全天均衡摄入蛋白质、分次给予可改善吸收利用效率，建议早、午、晚餐应分别摄入完全蛋白质 25~30 克，更有利于促进全天的肌肉蛋白质合成。推荐充足摄入乳蛋白（乳清蛋白、酪蛋白），其较植物蛋白（大豆蛋白）具有更显著的促肌肉合成作用。支链氨基酸的补充也有利于肌肉合成，可每天摄入亮氨酸 2.0~2.5 克。充足的维生素 D 也有益于改善绝经女性的肌肉健康，建议每天补充 800 国际单位的维生素 D，使 25 羟维生素 D 大于 20ng/mL 以改善肌力和肌肉量。碳水化合物摄入可占全日能量摄入的 45%~55%，建议保证膳食纤维的充足摄入（每天 20~30 克），同时避免进食高 GI（GI > 70）食物，严格限盐（每天 ≤ 5 克），充足补充水分（每天 ≥ 2 升）。此外，充足摄入富含钙、镁及其他矿物质的食物（乳制品、种子、坚果、豆制品、绿叶蔬菜类）有助于改善骨量，缓解潮热、失眠、心悸、易激惹症状。

对于合并糖尿病的绝经女性，应增加多不饱和脂肪酸及单不饱和脂肪酸的比例，减少饱和脂肪酸的摄入，降低碳水化合物的总体供能比例，尽可能多地选择来源于蔬菜及全谷物的碳水化合物，选择来源于脱脂乳制品、鱼类、禽类的蛋白质，控制酒精摄入。

近期，植物雌激素在骨质疏松的治疗上也得到了越来越多的关注。植物雌激素是一类存在于植物中的杂环多酚类化合物，具有与内源性雌激素相似的结构和功能，可直接或间接作用于雌激素受体，发挥生物学效应。常见的植物雌激素包括异黄酮、黄酮、黄烷酮、胆甾烷、木脂素、芪类等，广泛来源于大豆、亚麻籽、桑葚、坚果、橄榄油、谷物种子外膜等。在日本进行的大样本横断面调查显示，异黄酮摄入增加与围绝经期女性的腰椎 / 股骨颈骨密度改善正相关。

更年期女性的食物选择

更年期妇女膳食要清淡，忌厚味。这是因为体内雌激素水平下降，易引起高胆固醇血症，从而引起动脉硬化。应少吃或不吃富含胆固醇和饱和脂肪酸的食物，要选择植物油，如菜籽油、橄榄油，吃些玉米面及蔬菜、水果、瘦肉、鱼类等低胆固醇食物，多吃豆制品，如豆腐、豆腐脑、豆浆、豆腐干。许多蔬菜，如豆芽、萝卜、芋头、海藻、叶菜、土豆、黄瓜、青椒以及苹果、橘子等中的纤维，有助于消化液分泌，增加胃肠蠕动，促进胆固醇的排出。应经常食用高钙食品，如乳制品、海产品、豆制品等，保证每天钙摄入量不少于 1000 毫克。

7 中年男性的体重管理

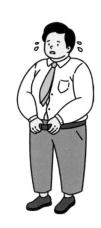

李爸爸年过 50 岁，已经成为公司副总经理。他每日业务繁忙，出差成为常态，要参加各种应酬，看着自己越来越少的头发，越来越鼓的腹部，体检报告中越来越多的向上"箭头"，终于意识到健康已经逐渐远离自己了。小孙女看着爷爷的大肚子，常常会说爷爷身上藏着个大苹果。在最近一次体检中，医生告诉李爸爸他已经患有重度脂肪肝，并且在向肝硬化发展了，李爸爸才真正重视起来，赶紧来医院就诊。

　　😟 医生好，我的体检报告显示有脂肪肝了，我身边的朋友好像都有脂肪肝，也没觉得它是个病，不是少吃点儿就能恢复吗？

　　🙂 李爸爸，您可一定要重视了，脂肪肝也是一种慢性疾病，而且一旦向肝硬化演变，就属于严重的不可逆疾病了，很多人还容易得肝细胞癌呢？

　　😟 啊？还会得癌症，那可太可怕了，你快说说我怎么做才能远离癌症。我还能喝酒、喝饮料吗？

　　🙂 这可不是危言耸听，"脂肪肝—肝硬化—肝癌"三部曲确实是存在的，因为您属于脂肪、酒精、高糖三层叠加，确实危险！

陈医生陪你来减重！

　　脂肪肝是以肝细胞脂肪过度贮积和脂肪变性为特征的临床病理综合征。临床上，根据有无长期过量饮酒分为非酒精性脂肪性肝病和酒精性脂肪肝。病因不同，肝内沉积的脂肪成分也不尽相同，通常以甘油三酯居多。

　　非酒精性脂肪性肝病是指排除酒精和其他明确的致病因素所致、以弥漫性肝细胞大泡性脂肪变性为主要特征的临床病理综合征，包括单纯性脂肪肝以及由其演变的非酒精性脂肪性肝炎和非酒精性肝硬化。肥胖是最常见的发病因素，近 50% 的肥胖患者有不同程度的脂肪肝。来自上海的成人脂肪肝调查研究结果表明，过量饮酒组、肥胖组、过量饮酒 + 肥胖组与对照组相比，脂肪肝的患病风险分别增加 3.6 倍、11.6 倍和 17.1 倍。在过量饮酒者中，肥胖使脂肪肝的患病风险增加约 5 倍。肥胖患者周围脂肪组织过多，分解的未酯化的脂肪酸增加，肝细胞内脂肪沉积速度超过分解速度，引起脂肪肝，体重与脂肪肝程度呈正相关。

脂肪肝是怎么形成的？

过量摄取膳食中的脂肪和糖是脂肪肝的主要成因。膳食中的脂类绝大部分为甘油三酯。甘油三酯，在胰脂酶催化下分解成脂肪酸和甘油一酯，由肠上皮细胞吸收，在肠上皮细胞内合成甘油三酯，再与胆固醇、磷脂、载脂蛋白结合，经过复杂的变化和漫长的旅程，最终供给肝脏。肥胖的人经常过量摄取膳食中的脂肪及糖，进入肝脏的脂肪酸过剩，引起肝内脂肪蓄积。并且，肥胖的人由于外周脂肪组织增多，空腹时血液中游离脂肪酸也比正常人高，这样进入肝脏的脂肪酸增加，合成的中性脂肪也就增加了。

脂肪肝的管理方案

轻度脂肪肝虽然一般不会影响生活，但是它可能发展成其他疾病。所以我们仍应该建立良好的生活方式，远离烟酒、减少社交，采取各种改善向心性肥胖的措施。减肥的目标是体重下降"标准体重 10%"以内，或者 BMI 降至 24 左右，实际减轻量以每月 1~3 千克为宜。

饮食管理

对于像李爸爸这样体检报告已经显示脂肪肝的情况，建议采用严格的膳食管理来减重。可以采取 1~2 个月的短期高蛋白减重方案，再过渡至限能量膳食进行长期管理。

总能量摄取建议每天每千克体重 20~25 千卡。过量摄入精制糖及脂肪是脂肪肝的主要成因，所以应重点限制这两类物质的摄入量。

控制脂肪摄取：脂肪的摄取应尽量减少，摄入量不超过总能量的 20%，尤其要控制饱和脂肪酸的摄入，应以富含必需脂肪酸的食物为主要的脂肪来源。

蛋白质摄取建议每天每千克体重 1.2~1.5 克，而且一半以上应为完全蛋白质，例如低脂奶、蛋、肉类等。但是食用 2~6 周后或肝功能恢复时，就应将蛋白质的摄取量减至正常量，以避免造成肾脏的负担。

避免精制糖的摄取：含有蔗糖的甜食较易造成肝脏中脂质的蓄积，因此应以淀粉类食物为能量的主要来源，而且应多摄取富含膳食纤维的蔬菜。另外，含糖量高的水果也应尽量避免。

正常摄取维生素与矿物质：一般而言，维生素与矿物质的摄取量不需要特别增加。但是，过度控制脂肪摄取时可能会造成脂溶性维生素吸收不良。另外，控制能量摄取时，也有可能造成蛋白质的消耗以及矿物质的丧失，必须随时注意。

保证膳食纤维的摄入：肥胖患者应增加膳食纤维的摄入，以每日 25~30 克为宜，多摄取富含膳食纤维的蔬菜有利于减少糖和脂肪的吸收。

多喝水，每天喝 2000~3000 毫升水。

运动管理

肥胖是缺血性心脏病的一大危险因素，因此剧烈运动对肥胖患者来说有危险。在确认无心血管疾病后，对其进行合理的运动指导是必要的。有科学研究显示，对肥胖的脂肪肝患者实施 3 个月膳食疗法（总能量限制在每天每千克体重 25 千卡以下）加运动疗法（每天步行 3000~10 000 步及隔日进行 20 分钟慢跑），改善了其转氨酶指标以及肝脏组织。

药物辅助

药物不是必需的。肥胖引起的脂肪肝是一种可通过膳食及运动疗法改善的病理生理状态，用药物辅助是为了更好地减轻体重或者保护肝脏功能。

行为改善

改变生活才是最优解，为了远离肝硬化或是肝癌的威胁，奉劝"李爸爸们"尽早远离自己熟悉的应酬场合，拒绝酒精的诱惑，每天称体重，了解自己的状态，尽可能减少熬夜和出差的频率，回归规律的生活。

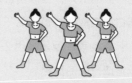

　　在《红楼梦》中，一首《好了歌》道尽了沧海桑田，"世人都晓神仙好，惟有功名忘不了！古今将相在何方？荒冢一堆草没了……"而在减肥界，每一位胖友都应谨记："世人都晓减肥好，盲目乱法瘦不了！并发疾病十八罪，医护应对远离了！"很多胖友只看到减肥的益处而忽略了过程的艰辛，须知减肥过程本身是对现有身体的"极大挑战"，稍有不慎就易招致身体受损，从而得不偿失。你可以在医护人员的监护或本书的指导之下，不躲事儿不怕事儿，详细记录自己的各种不适表现，预知可能出现的减肥不良反应，采取有效的防治措施，真正实现"安全健康减重"。本章将详细列举减肥中常见的不良反应以及可能的错误，以及你能够采取的应对措施，帮你远离减肥相关疾病。

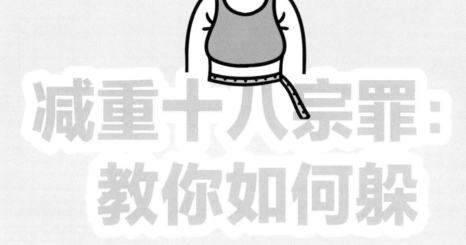

第五章

减重十八宗罪：教你如何躲

1 第一宗罪：营养不良

老王因为肥胖且患有糖尿病不得不来到医院营养科就诊，抬头看到科室的名称"营养不良专科门诊"，就呵呵笑起来，和陈医生开玩笑说："医生，我是不是走错地方了，我是营养过剩呀，怎么到了营养不良门诊，我会不会越看诊越胖呀？"

谁料想，陈医生却说，你可没有走错！

营养不良的定义和原因

2014 年世界卫生组织定义的营养不良包含营养不足、营养过剩以及营养不均衡三种状态。特别是肥胖者，其膳食结构长期不合理，碳水化合物和脂肪摄入过多、能量超标，而维生素、微量元素及矿物质摄入不

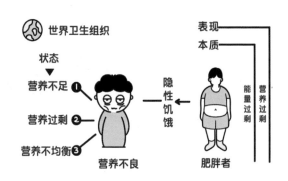

平衡，从而引发"隐性饥饿"，这也是一种营养不良。虽然从体态来看，肥胖确实是营养过剩的表现，但实质上只是能量过剩，对人体健康非常重要的维生素和微量元素其实严重缺乏，后者的缺乏直接导致人体能量代谢的失衡，产生的脂肪无法充分"燃烧"，肝脏代谢能量和维生素的酶进一步缺乏，导致肝脏代谢能力下降，从而加重脂肪尤其是内脏脂肪的蓄积，最终导致减肥越来越难！

营养不良的表现

（1）进食营养不均衡：不少人为了减肥不吃肉类或主食，长期不平衡的膳食结构就

会引起营养不良。同时不良的饮食习惯如偏食、挑食还可能导致蛋白质、维生素、矿物质等摄入不足，最终造成营养不良。

（2）乏力、头晕、怕冷、眼前发黑、口角炎、脱发等，在减肥生活中都很常见，这是过大的运动量、过少的能量或碳水化合物进一步加重微量元素缺乏的表现。

（3）月经不调、情绪低落或焦虑也是营养不良对情绪及激素水平的不良影响。

（4）肌少症性肥胖：这是一种专属于胖人的营养不良类型，是指肥胖者很容易出现体重很大但肌肉很少的现象，最终导致糖尿病、心脑血管疾病、骨质疏松症以及跌倒、衰弱症等多重慢性疾病并发。

营养不良的预防及治疗

（1）增加有关减肥中发生营养不良的知识储备，做好心理准备，杜绝采用单纯的饥饿疗法或营养素不均衡的饮食方案。提倡合理膳食，避免因不良减重造成营养不良。

（2）尽早识别营养不良的临床表现，早发现早治疗，提前补充容易缺乏的多种微量营养素。

（3）早期发生轻度营养不良的胖友采用"饮食补充＋营养教育"即可治愈，并且不必中断医学减重。每日营养素摄入可根据其营养状态、身体活动量、疾病状态及耐受性进行个体化调整。总能量的 20% ~30% 来自脂肪（同时限制饱和脂肪酸和反式脂肪酸的摄入量），40% ~55% 来自碳水化合物，15% ~30% 来自蛋白质。补充高于正常需求量的微量营养素。如果已经发生中度营养不良或者已经出现营养素缺乏症，比如缺铁性贫血、锌缺乏症等，应及时就医并采取其他方法进行营养补充。

（4）加强监测，除了体重，还可以在医院检查微量营养素、血浆蛋白水平等，既能了解可能缺乏何种营养素又能确保补充的效果。

小贴士：营养不良不一定都表现为面黄肌瘦、骨瘦如柴，那些"坚硬"和"柔软"的胖人缺乏的不是脂肪，而是肌肉及微量营养素，为了防止各种慢性疾病的发生，请随时关注自己容易缺乏的营养成分，缺啥补啥，以避免营养不良。

2 第二宗罪：贫血

张女士开启减重计划 4 个月了，她每天严格控制饮食，坚持锻炼，吃饭用秤量，运动用步量，每天泡在健身房里挥汗如雨，体重如期下降。然而，最近几天她始终提不起力气，吃饭不香，即使爬二层楼梯也会气喘吁吁，甚至不如减重前的状态。终于有一天她晕倒在沙发上，把家人吓坏了，叫了救护车送到医院，一查血红蛋白只有 75 克每升，被诊断为缺铁性贫血，经过补铁治疗才好转。

从此，家人再也不允许张女士减肥了，因为害怕她再次晕倒，并认为这是减肥惹的祸。其实这个"晕"，还真不应该由减肥来背锅。

贫血的定义和原因

当人体外周血红细胞容量减少到低于正常范围的下限时，则不能对组织器官充分供氧，从而带来一系列症状，甚至导致进一步的器官病变，这一临床综合征统称为贫血。

与减重相关的最常见贫血类型主要包括缺铁性贫血和巨幼红细胞性贫血。红细胞和血红蛋白生产所需的微量营养素摄入不足是导致贫血的主要原因。

铁是血红蛋白的重要组成部分，是生成红细胞所必需的一种关键营养素。膳食铁摄入量不能满足需要（例如节食减肥），或摄入大量植酸盐或酚类化合物从而导致吸收障碍（例如长期素食），或铁元素的损失超过其摄入量（例如月经期节食）都会引起缺铁性贫血。

巨幼红细胞性贫血是由于维生素 B_{12} 缺乏和（或）叶酸缺乏，这些营养素的缺乏会影响脱氧核糖核酸（DNA）合成、细胞分裂和红细胞生成。维生素 B_{12} 缺乏最常见的原因是营养素摄入不足，特别是动物性食物的摄入不足。在依赖未经发酵的小麦或大米作为主食，并且较少食用豆类和绿叶蔬菜的人群中，叶酸缺乏更为常见。

贫血的表现

（1）由于供氧不足，体内的血液更多地流向重要脏器，而那些暂时影响不大的脏器的血管开始收缩，例如皮肤、眼睑内黏膜变白，其中口唇、指甲和耳垂等部位明显变白。

（2）身体出现各种不适症状，如呼吸急促、心跳加速、乏力、易疲劳、食欲减退以及嗜睡等。

（3）脑内缺氧，影响正常思维，思考能力变差、健忘以及经常出现头晕眼花、耳鸣等。

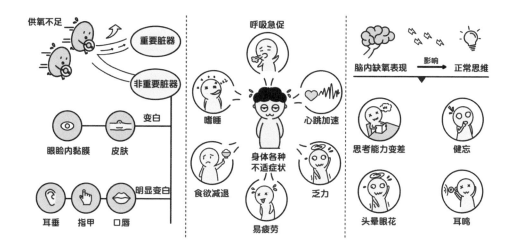

贫血的预防及营养治疗

保证饮食多样化，提高微量营养素的生物利用度。

（1）增加易吸收的富含铁元素的食物，比如红肉类、动物肝脏、动物血液、鱼类、禽类等。

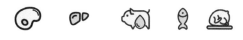

红肉类　动物肝脏　动物血液　鱼类　禽类

（2）在饮食中添加富含维生素 C 的水果和蔬菜（如柑橘类水果），以增加对非血红素铁的吸收。维生素 C 会随着烹调而降解，因此鼓励食用未烹调（或轻度烹调）的维生素 C 含量高的水果和蔬菜，如酸枣、柠檬、青椒等。

（3）推广文化上适当可行的食品加工和制备方法，以提高生物利用度和吸收率。比如对食物进行发酵，因为发酵过程中形成的酸性环境可以促进铁元素的吸收。

（4）避免将铁吸收抑制剂与铁元素含量高的膳食在一起食用，如大量浓茶或咖啡等，应与用餐时间错开。

（5）必要的时候服用补铁制剂，如多糖铁、琥珀酸亚铁等制剂。

请注意，就补充铁元素或维生素 B_{12} 而言，传统的补血食品，如红枣、红糖、阿胶等并不能提供足够的铁元素。

3 第三宗罪：脱发

小王减重两个月，效果不错，减重了 10 千克，本应该惊喜，却随即遇到了糟心事：枕头上、洗手间、写字台到处都是她脱落的头发，每天清晨一梳头发就会掉很多，以至于小王不敢梳头了，生怕自己变成秃子。那么，脱发与减肥有关吗？能否做到只掉体重不脱发呢？

脱发的定义和原因

广义的脱发包括生理性脱发和病理性脱发，通常所说的脱发是指病理性脱发。病理性脱发是指由遗传、免疫、应激、服用某些药物、内分泌失调等导致头发非正常脱落，造成头发稀疏，每天掉的头发通常会超过 100 根。生理性脱发是指毛发为了维持退行期与生长期的平衡而出现的正常脱落，健康成年人一天掉 50~60 根头发属于正常现象。但如果像小王这样则属于脱发过了。

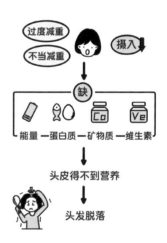

过度或不当减重时多数人会减少摄入，从而导致能量、蛋白质、矿物质和维生素等缺乏，头皮得不到应有的营养，头发因严重营养不良而脱落。其中，微量营养素是维持正常毛囊周期的主要元素，它们在毛囊球中迅速分裂的基质细胞更新中发挥重要作用。科学研究发现，在减重中多种微量营养素缺乏与脱发关联密切。

脱发的表现

脱发并没有特殊表现，不同的脱发，表现形式也各有不同。

（1）斑秃。斑秃的主要表现是突然出现的圆形或椭圆形片状脱发，脱发处头皮光亮正常，伴有瘙痒感。头发全部脱落的被称为全秃，除了头发脱落，眉毛、睫毛、胡须，甚至全身汗毛也脱落的被称为普秃。

（2）脂溢性脱发。脂溢性脱发是指头皮油脂分泌较多，头发从头顶或额部开始缓慢脱落，头发变得稀少，头发细软，发际线逐步向后移，尤其是两侧额角。最终头顶头发全部脱落，不再生长，俗称"秃顶"。

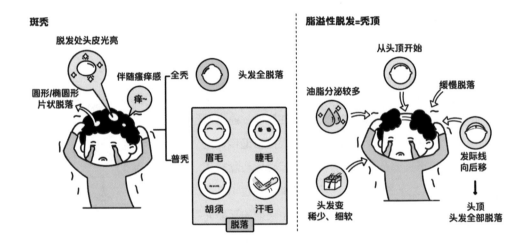

脱发的预防及营养治疗

（1）减重过程中要科学减重，不宜盲目节食减肥，应合理摄入各类营养素，保证头皮的营养充足。

（2）减重过程中，补充充足的维生素，维生素 E 可抵抗毛发衰老，促进细胞分裂，使毛发生长。维生素 E 含量丰富的食物有植物油、杏仁、榛子、核桃、瘦肉、乳类、蛋类、牛油果等；补充矿物质，研究证明铁补充剂在非缺铁性贫血脱发中有积极作用，铁含量丰富的食物有红肉类、动物肝脏、动物血制品等，锌补充剂也有促进头发增长的作用；补充蛋白质，在减重过程中在保证铁元素摄入充足的前提下增加蛋白质的摄入，保证头发生长的基本营养。

（3）药物治疗时需要皮科医生诊断，按处方外擦 2% 米诺地尔酊，口服非那雄胺片可能有助于头发的生长。

（4）物理性脱发者不要使用易产生静电的塑料梳子和塑料头刷，在空气粉尘污染严重的环境中需要戴防护帽并及时洗头。

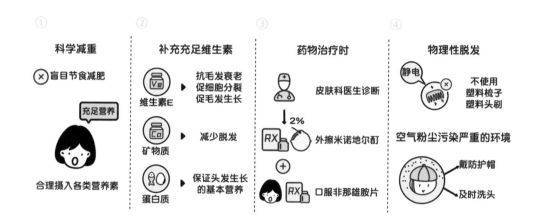

① 科学减重

盲目节食减肥

充足营养

合理摄入各类营养素

② 补充充足维生素

维生素E ▶ 抗毛发衰老 促细胞分裂 促毛发生长

矿物质 ▶ 减少脱发

蛋白质 ▶ 保证头发生长 的基本营养

③ 药物治疗时

皮肤科医生诊断

↓ 2%

RX 外擦米诺地尔酊

＋

RX 口服非那雄胺片

④ 物理性脱发

静电 不使用 塑料梳子 塑料头刷

空气粉尘污染严重的环境

戴防护帽

及时洗头

4 第四宗罪：乏力

李先生的愿望是成为史泰龙模样的肌肉男，每天将"史先生"的照片挂在家中对着"肌肉"练习。但是近几天，李先生经常缺席健身房，即便到了健身房也是没精打采。对此，李先生说不知道为什么，最近每天都提不起精神，稍微一动就浑身发抖，肌肉震颤，双腿总是发软，也就不敢动了。陈医生告诉他，可能是运动过度、饮食不平衡导致低钾血症或者甲状腺功能异常，从而觉得乏力了。经过医院检查及对症治疗，生龙活虎的李先生再次出现在健身房，为自己的"肌肉男"梦挥汗如雨了。

乏力的定义和原因

乏力是减重过程中经常发生的一种现象，也是多种疾病的常见症状，既可指客观肌力下降导致的乏力，也可指主观感觉上的乏力（难以／无法活动、易疲劳、精神疲劳等），或是难以抑制的睡意。一般来说，乏力按原因分为生理性乏力和病理性乏力。生理性乏力的原因包括劳累、精神压力、睡眠不足、时差等，病理性乏力的原因包括急慢性躯体疾病、不良的减重、药物毒性等。

一般来说，借助大量运动减重或者借助减肥药物减重都有可能导致身体乏力。营养不良和乏力之间可以相互作用，乏力可能会通过影响食欲和间接限制饮食摄入，造成蛋白质等营养物质摄入不足，从而加重营养不良，形成恶性循环。减肥药物则通过抑制食欲或抑制胃肠道吸收功能发挥作用，也会造成营养物质摄入不足或吸收障碍，长此以往容易导致电解质失衡、厌食、乏力等症状。

在病理性原因中还包括饮食摄入过少诱发甲状腺功能减退，甚至发生低T3综合征而表现出乏力、面部浮肿；大量运动，尤其是器械锻炼中肌肉动员消耗大量的钾元素、镁元素，也会引发低钾血症、低镁血症，导致乏力。

生理上，大量肌肉动员，尤其是抗阻训练会导致乳酸分泌增加，容易产生乏力感，严格限制碳水化合物饮食导致血糖偏低，也容易出现乏力。

另外，心理方面，有人因为减肥不当而产生抑郁、焦虑的心理状态，也会觉得乏力。

乏力的表现

全身无力、身体虚弱、没有精神的表现称为乏力。全身疲乏，是一种非特异性症状，可以是某些疾病的早期症状，也可以是其他疾病的预警信号，甚至是生理性的，比如过度的劳累。乏力也是一种自我感觉，具有一定的主观性，主要是与日常活动相比较，比如平时可以上三层楼，现在上一层楼就感觉到气喘、双腿发软或懒得活动等。

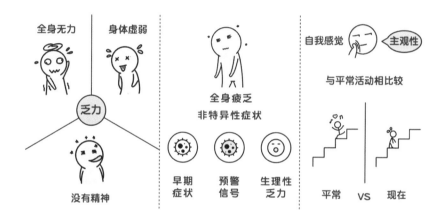

乏力的预防及营养治疗

（1）寻找可能的原因，在医院检查血液甲状腺功能、铁蛋白、钾、镁等水平，如果出现偏低水平，及时补充能够快速改善乏力症状。

（2）适当减少运动量并改变运动形式，量力而行，逐渐增量。

（3）营养补充:增加富含钾、镁食物的摄入，如土豆及薯类食物、香蕉、柑橘、杨桃、肉类、坚果等，弥补摄入不足的情况。此外，研究表明，富含 ω-3 脂肪酸、维生素 D 和优质蛋白的膳食、增加水果和蔬菜摄入量、食用可可和黑巧克力对乏力的治疗也有积极作用。

（4）补充益生菌，因为益生菌可能通过减少促炎性细胞因子并改善肠道菌群和黏膜屏障功能从而改善乏力症状。

5 第五宗罪：便秘

张女士一直致力于减肥事业，什么方法都会去尝试一下，针灸、埋线、利尿、排便、穿小鞋等。她常备"小粉丸"（有效成分为药品比沙可啶）保证每天排便，否则就会焦虑异常。但张女士最近几天崩溃了，连续 1 周丝毫没有便便的踪影，1 天连吃 5 粒"小粉丸"也完全无效，肚子胀得像个皮球，不得已来到急诊治疗，经过医生灌肠后才得以缓解。医生告诉她这个便秘和不当减重有关，张女士不得不暂停减重，回归到正常饮食，排便才逐渐正常。

便秘的定义

随着生活节奏的加快，全世界便秘的发生率约为 14%，意味着有接近 10 亿人饱受便秘的折磨。中国老话经常说，"活人哪能让尿憋死"，但便秘的确属于难言之隐，严重影响人们的生活质量，很多便秘者都"痛不欲生"。这点儿生活中的小秘密，却造成巨大经济负担并占用大量卫生资源。

便秘是一种功能性胃肠道疾病，包括排便次数减少、便质硬结、排便困难、排便时间延长、肛门堵胀、便不尽等一组综合症状，伴有或不伴有腹痛、腹胀、恶心、便血等。根据病理生理改变，便秘可分为正常传输型便秘、慢传输型便秘、排便障碍型便秘和混合型便秘。

不当减重导致的便秘多是由过度节食导致的进食量不足、膳食纤维摄入不足、饮水量不足引起。进食量不足，一方面，可以通过胃结肠反射使肠中食物残渣减少，结肠壁产生的刺激减弱，直肠壁受到的压力减少，排便反射减弱而引起便秘；另一方面，可使肠道细胞的更新和修复速度下降，肠道运动能力减弱，进而引起便秘。研究表明，膳食纤维摄入不足会增加结肠运输时间，引起便秘。此外，饮水不足或非有效饮水也会导致机体缺水，肠道会吸收更多水分以补充体液，从而使大便干结，造成便秘。值得注意的是，长期反复服用泻药（比如酚酞片、比沙可啶、大黄类药物等）也会导致排便神经功能受损、直肠肌肉运动失调，很难恢复到正常排便状态。

便秘的表现

有些人是有便意但排不出，有些人则是完全没有便意，也有些人排完便依旧有便意，还有些人则是因为排不出来而腹胀如球。对应不同病因、不同表现的便秘，临床干预也各有不同，如果确实严重影响到生活了，就需要在医生的帮助下完成一些必要的医学检查，对症用药。

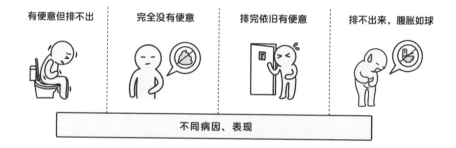

便秘的预防及营养治疗

（1）放松心情，每天留出足够的时间排便，至少 15 分钟。

（2）增加水分的摄入，有效饮水，少量多次，推荐每天饮水量 2.0~2.5 升。

（3）增加膳食纤维的摄入。推荐每天摄入 25~35 克。富含膳食纤维的食物有：全谷物（如荞麦、燕麦等）、蔬菜（竹笋、菠菜等）、水果（如西梅、香蕉）等。

（4）食用一些可溶性膳食纤维制剂（每天约 10 克车前草或 20 克菊粉和麦芽糊精的混合物）可以改善便秘症状，一些不可溶性膳食纤维补充剂也可以改善慢性便秘患者的肠道症状，一些特定益生菌（如双歧杆菌、乳杆菌等）也有助于改善便秘症状。

（5）必要时采用药物治疗，比如胃肠动力药物、肠道膨松剂、促进肠道蠕动等药物，一旦服用就应在减重期间持续，不让便秘成为减肥的拦路虎。

6 第六宗罪：失眠

　　小张是一个虔诚的减肥"爱好者"，每天精心安排自己的时间，几点起床、几点运动、几点吃饭，前后不差半小时。然而最近他遇上了烦心事儿，单位加班越来越多，挤占了晚饭前的健身时间，他不得不睡前才去运动，结果上床后完全处于清醒状态，在床上翻来覆去 5 个小时还是睡不着，整个人完全迷离，第二天不得不靠一杯饮料才能压制焦虑的心情，减肥计划也到此为止。失眠真的是既伤神又伤身！

失眠的定义

　　临床上的失眠症是指以频繁而持续的入睡困难和（或）睡眠维持困难并有主观不满意为特征的睡眠障碍。

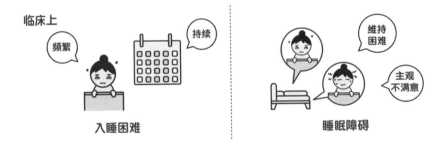

失眠的表现

　　顾名思义，失眠的表现概括一下就是睡不着、醒得早、睡不好。临床上将失眠亚型分为入睡困难型、睡眠维持困难型、早醒型或三者混合型。

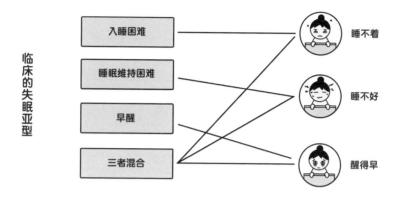

你可以通过一个简单的失眠严重程度指数量表（ISI）进行自评，判断自己失眠的严重程度。

失眠严重程度指数量表

对于以下问题，请你圈出近1个月以来最符合你睡眠情况的分数。

	无	轻度	中度	重度	极重度
1.入睡困难	0	1	2	3	4
2.睡眠维持困难	无	轻度	中度	重度	极重度
	0	1	2	3	4
3.早醒	无	轻度	中度	重度	极重度
	0	1	2	3	4
4.你对目前睡眠模式的满意/不满意程度如何?	非常满意	满意	不太满意	不满意	非常不满意
	0	1	2	3	4
5.你认为你的失眠在多大程度上影响了你的日常生活?	无	轻度	中度	重度	极重度
	0	1	2	3	4

6.你的失眠问题影响了你的生活质量，你觉得在别人眼中你的失眠情况如何？	无	轻度	中度	重度	极重度
	0	1	2	3	4
7.你对目前的睡眠问题的担心/痛苦程度如何？	无	轻度	中度	重度	极重度
	0	1	2	3	4

结果解读:

总分是 ＿＿＿＿。

总分范围是 0~28 分。0~7 分：没有临床上显著的失眠症，8~14 分：失眠症，15~21 分：临床失眠症（中重度），22~28 分：临床失眠症（重度）。

失眠的预防和生活方式调整

对于超重或者肥胖患者而言，适当的减重能够显著减轻睡眠呼吸暂停综合征，改善机体的缺氧、新陈代谢，增强心肺功能，舒缓压力，并有助于重塑体形、增强自信。为此，适当的减重能够有效改善睡眠。

但是不恰当的减重方法可能导致失眠甚至加重失眠。比如一些减肥药中含有安非他命或者咖啡因，这些成分能够控制食欲，但是同时会造成中枢神经过度兴奋而难以入睡，严重者会出现妄想、幻觉、情绪不稳定等。另外，与极端的节食减肥相关的营养失调，易导致低血糖，严重时诱发甲状腺功能亢进，也会导致失眠。有的胖友为了减重，心理负担过大造成了焦虑和抑郁情绪，同样也会影响睡眠。另外，长期极端节食也会诱发神经性厌食症，导致心理和生理均严重失衡，失眠的风险就更高。

对于失眠，首先要明确引起失眠的原因，排除其他疾病因素。失眠的治疗包括生活方式调整、心理治疗、药物治疗等。

（1）生活方式调整主要包含睡眠和起居方式的调整：无节制地上网、打牌、娱乐等是造成失眠的常见原因，经常性熬夜也会引起生物钟节奏变化，导致失眠，所以应不熬夜或少熬夜。同时避免睡前过度疲劳或过度兴奋，上床之前半小时应保持安静，尽量将烦恼和工作放一边。睡觉前洗澡泡脚，做好心理建设，放松心情，深呼吸，甚至听听"英语"也会有助于你快速进入深睡眠。

一个良好的睡眠环境也是成功入睡的保障，居室太大或太小，温度过冷或过热，环境噪声太大，光线过强均会干扰睡眠。有时睡眠环境的改变，甚至是床铺的变化，也会影响睡眠。如果存在上述因素，应予以调整，戴上眼罩保证环境绝对"黑暗"也有利于睡眠。

（2）如果有运动锻炼的计划或习惯，尽可能在白天进行至少半小时的体育锻炼，能在阳光下进行更好，从而避免夜间运动导致过于兴奋而难以入眠。

（3）改善饮食习惯：晚餐不要吃得过晚、过饱，不要吃过于刺激的食物，避免酒精、咖啡、浓茶等，不要吃油腻或者煎炸等不易消化的食物；晚餐或睡前可选择一些助眠保健食品，如褪黑素、γ-氨基丁酸等，一些健康食品，如牛奶、酸奶、莴笋、桂圆、核桃、莲子、苹果、橘子、香蕉、橙子、梨等也有一定的助眠作用。还可以适当补充富含钙、镁以及B族维生素的食物（如用杂粮替代部分白米白面，选用绿叶蔬菜或者口服复合维生素B）等均有助眠作用；睡前不要喝太多水，避免频繁起夜干扰睡眠；尽量避免服用影响睡眠的药物，如含有甲状腺素、类固醇激素和抗帕金森病成分的药物以及一些含有安非他命或者咖啡因的不良保健品等。

（4）经过心理医学科医生评估确实需要药物治疗的胖友，也不要拒绝，须知在医生的监督下服用这些药物能够帮你改善睡眠质量，这样才能用心减肥，实现目标。

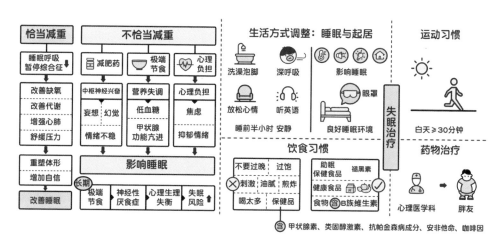

7 第七宗罪：月经失调

赵女士结婚 5 年一直未育，去医院看病时医生说先减肥才能有利于成功受孕。赵女士很是听话，每天坚持饮食、运动，两个月时间减了 10 千克，达到了医生的要求，却突然发现每个月准时报到的"大姨妈"已经消失两个月。赵女士非常恐惧，担心影响孕育大计。陈医生告诉她，这确实属于减肥生活中的插曲，对于胖人来说，过多的脂肪增加了月经不调的概率，适度减重则有助于月经保持规律，但过快的减重容易导致月经失调，需要加以关注。

月经失调的定义

医学上所说的月经失调是指妇女月经周期或出血量的紊乱，临床上包括不规则出血、月经量变化（每次月经量少于 10 毫升）、周期变化（多次月经周期改变超过 7 天）甚至闭经等。

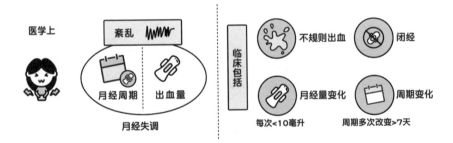

月经失调的表现

因长期不当减重引起的月经失调，主要表现为月经量减少，周期推迟，严重者则表现为闭经。减重期间的女性往往对月经的变化察觉度低，直到出现闭经才开始重视。闭经分为原发性闭经和继发性闭经两类。原发性闭经是指女性 18 岁以上或第二性征发育成熟两年以上仍无月经来潮；继发性闭经则通常发生在正常月经周期建立 24 个月后出现 3 个月以上的停经或长达 6 个月以上的月经异常。

继发性闭经的致病因素复杂，除了器质性病变或其他病理性诱发因素，多见因摄取能量不足而导致的功能性下丘脑性闭经（FHA）。现如今，功能性下丘脑性闭经越来越多地见于通过极端手段（如过度节食、超负荷运动）减重的女性群体中。不当减重导致闭经的女性大都伴有饮食障碍。饮食障碍包含的范围很广，如饮食减量、暴食、催吐、滥用泻药等，但多数还未构成神经性厌食症。而继发性闭经则可能成为神经性厌食症的前兆，因此当出现因不良减重导致的月经失调或闭经时，胖友一定要提高警惕，及时干预治疗。

走入误区的快速减重，是依靠过度节食（限制能量摄入），或结合超负荷运动（增加能量排出），使身体达到能量负平衡以起到减重作用。这样的减重模式大大限制了体内用来维持新陈代谢的可利用能量。长此以往，身体在"低能"状态下选择降低或关闭部分"次要"的生理功能来维持生存，其中就包括生殖功能，如月经来潮。一般少女体脂率至少达到 17% 才可发生月经初潮，成年女性体脂率则要达到 22% 才能维持正常的月经周期。因此，月经形成需要适当的能量摄入和体脂率作为必备条件。极端的减重方法导致的慢性营养不良和长期的心理压力抑制了下丘脑功能，就容易导致停止排卵和功能性下丘脑性闭经，同时不孕不育和骨质疏松的风险也会随之提高。

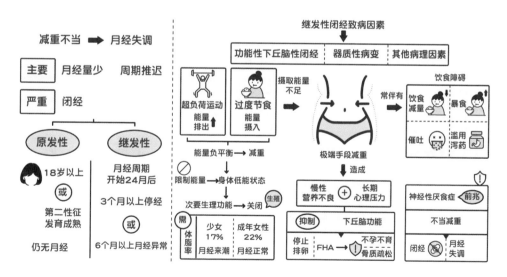

预防及非药物治疗月经失调

（1）科学减重可以预防月经失调。首先，建议减重速度不超过每周 1~2 千克，对应在每日能量需求基础上达到 500~1000 千卡的负平衡，可通过饮食及运动的调整达标。限制膳食能量摄入可能导致部分营养素的缺乏，因此建议通过限能量膳食减重的人群参考每日推荐摄入量，有针对性地补充可能缺乏的微量元素。其次，减重目标要明确。研究表明，体重低于理想体重（IBW）10%~15% 的人群闭经概率显著增加。因此，患者应树立正确的健康管理观念，循证地计划适合自己的目标体重。

（2）由营养不良导致的月经失调需包括内科医生、心理医师、营养医师、运动教练在内的多学科团队配合治疗，以达到最佳效果。第四版美国《药理学原理与实践》中"闭经的诊疗流程"强调"治本"，先通过非药物治疗方式解决根本问题，效果不佳再尝试药物治疗。

（3）加强膳食性钙质和维生素 D 的摄取，不能保证膳食来源时应考虑相关补充剂（推荐每日补钙 1000~1300 毫升，每日补 400~800 国际单位维生素 D、高运动量人群每日 1000 国际单位）。

（4）心理与行为干预。节食过程中带来的精神压力，同时很多胖友伴有不同程度的精神性饮食障碍，因此心理干预治疗必不可缺。在对体重和体形的认知上，患者应得到正确的引导，并有专业人员帮助制订科学的治疗计划。

行为干预主要包括调整运动和饮食计划。有超负荷运动习惯的患者建议减少运动强度和时间以提高能量消耗。饮食计划应由营养师评估后制订。社会性支持（比如家属帮助制作饮食，朋友对患者的督促和鼓励）在心理和行为干预过程中也是不可缺少的。

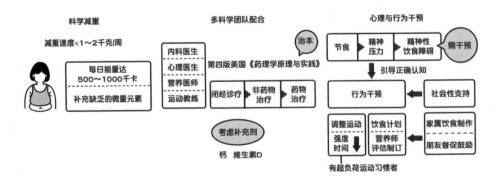

8 第八宗罪：胆石症及胆囊炎

　　小孙从成年后就已经是膀大腰圆了，历经上学、工作，体重与日俱增。为了能够有个健康体重，他选择了不吃早饭，每天只吃午晚两餐，严格控制主食，坚持了半年时间，有一天午饭后突然感觉右上腹剧烈疼痛，还恶心、呕吐，被送到医院急诊，被诊断为胆囊炎急性发作，也发现了胆囊结石。医生说就是由长期饮食不规律所致，建议小孙按时进食一日三餐，切不可再盲目断食了。

胆石症的定义

　　根据流行病学调查，胆石症在一般人群中的发病率为 10%~15%，是最常见的胆道手术适应证之一。胆石症是指胆道系统内发生结石，按发生部位分为胆囊结石和胆管结石。

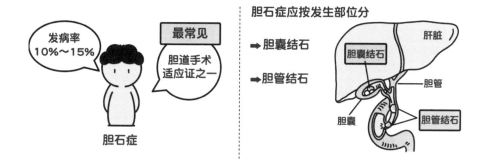

胆石症及胆囊炎的表现

胆囊炎分为急性和慢性，通常表现为右上腹痛、墨菲征阳性、发热、白细胞增高，可结合影像学表现进行诊断。还有些人发生了结石嵌顿在胆囊颈或胆管可能引起继发性感染，造成急性炎症。胆石症的临床表现包括阵发性痉挛性腹痛、恶心呕吐，发生炎症时还会伴有发热，梗阻者出现黄疸。

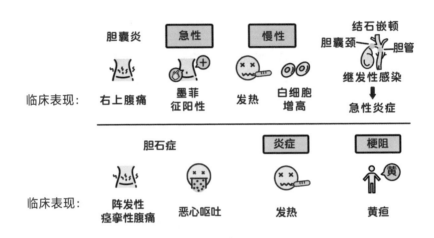

胆囊疾病及胆石症更多发于女性（尤其是孕期、在激素治疗或服用避孕药时期）、60岁以上、肥胖、习惯久坐、饱和脂肪酸和添加糖摄入过高、有过极端节食的减重史、减重手术后的人群中。靠节食或断食减重的人群，因饮食量限制导致胆汁分泌减少，胆汁中饱和的胆固醇在胆囊内形成沉淀，久而久之成为结石。

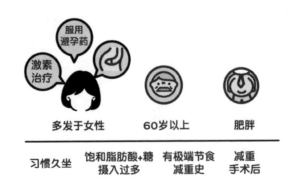

预防及处理胆石症

胆石症和胆囊疾病情况复杂，除了临床观察，应结合患者的社会史、饮食史、运动习惯等分析病因，这样才能准确治疗和预防复发。

（1）饮食应有节制：规律饮食，按时吃早餐，少食多餐，不可暴饮暴食。膳食中的饱和脂肪酸有助于刺激分泌胆囊收缩素，但是科学减重必须限定脂肪的摄入，故可以将每天需要的膳食脂肪平均分配在三餐中，以避免胆汁的浓缩。低糖、低脂且富含膳食纤维的饮食、以素食为主的饮食、富含维生素 C 的饮食都有助于防治胆石症。

（2）减重方法得当：采取长时间禁食或者摄入极低能量饮食减重，可能导致胆囊收缩功能下降，造成胆石症。通过长期持续的努力，尽可能选择限制总能量的医学减重方案。应在饮食、运动等方面多加注意，积极预防胆石症，必要时口服熊去氧胆酸等药物。

（3）运动：适当的身体活动也能够降低胆囊炎、胆石症的发病率。

（4）药物治疗：对那些生活方式改变后依然存在的结石，用胆酸盐、鹅去氧胆酸、熊去氧胆酸等药物进行治疗，可使新发生胆石症的概率下降 50% 以上。

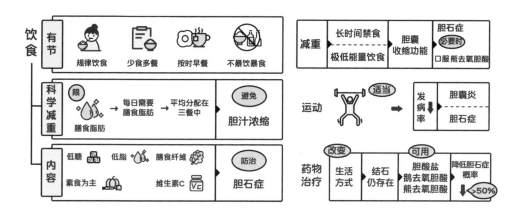

9 第九宗罪：胃肠功能紊乱

张女士近期工作紧张，连续出差，在外地出差的时间竟然比在家还多，但是最近几天张女士发现自己被迫和厕所很"亲密"，不是每天腹泻就是几天都不排便或者腹胀，为此看了很多消化科医生，胃镜肠镜也做了，但是都被告知没有器质性疾病，难道这也是减肥之罪吗？

胃肠功能紊乱的定义

在排除器质性病变的前提下，特殊饮食、滥用代餐产品、长期吃泻药、减重中的情绪压力都是导致腹泻和便秘的常见因素。紧张、焦虑、烦恼等情绪，均可影响胃肠功能的正常活动，进而引起慢性的、反复的胃肠道功能障碍，我们将其统称为胃肠功能紊乱或者胃肠神经官能症。具体症状表现为：功能性反酸、吞咽障碍、消化不良、肠易激综合征、长期便秘、腹泻、腹胀等，而这些症状往往在影像学检查中并无异常生化指标。

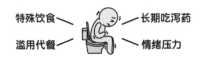

胃肠功能紊乱的表现

事实上，由不良减重导致的胃肠道问题多且复杂，其中最常见的是腹胀和排便异常（包括腹泻和便秘）。在排除器质性病变的前提下，腹胀主要由精神因素引起，又被称为功能性腹胀。功能性腹胀表现为反复发作的腹部胀满感、压迫感或者气体堵胀感和（或）

视觉可见的腹部膨胀，女性更多见，常表现为腹胀与腹泻交替出现。

长期过度节食和特殊饮食也会导致消化问题。研究发现，通过严格生酮饮食减重的群体中，有 30% 的人会便秘，另有少部分人会出现腹泻。同样的问题也出现在其他特殊饮食中，如哥本哈根饮食、旧石器饮食等，原因包括膳食纤维摄入不足导致便秘、常量营养素配比不均导致胃肠道不耐受，以及在减重过程中的情绪问题导致胃肠功能紊乱。

特殊饮食中的部分营养素（如咖啡因、纤维素、代糖）和泻药、减肥药也会改变排便习惯。这些物质会增加肠道的渗透压，使水分大量聚集而引起渗透性腹泻。

造成腹泻与便秘的常见膳食和药物因素

腹泻	便秘
膳食因素 • 乳糖 • 果糖（蜂蜜、高果糖玉米糖浆） • 咖啡因（咖啡、可乐、能量饮料） • 酒精 • 甘草精 • 糖醇（乙糖醇、山梨聚糖、甘露醇，常见于口香糖、代糖饮品、保健品中） 减重相关药物因素 • 奥利司他、呋塞米 • 含镁盐的药物 • 降糖药品（二甲双胍、DPP-4抑制剂） • 草本泻药（如荷叶、决明子等）	膳食因素 • 膳食纤维摄取不足 • 脱水 减重相关药物因素 • 长期滥用泻药 • 利尿剂 • 抗抑郁药物 • 过量摄入补铁剂或钙片

预防及改善

对于胃肠功能紊乱者而言，在治疗初期，应该找出诱因，对症治疗。比如在减重过程中引起的胃肠道症状，应排查是否由错误的饮食习惯或滥用药物导致。从根源上解决问题，疗效才会提高。

（1）功能性胃胀的防治

饮食均衡并改变不良的饮食和生活习惯，可以有效预防功能性腹胀，并减少复发。洋葱、生姜、生蒜、薯类、甜食、豆类、粗粮可大量产生氢、二氧化碳和硫化氢等气体，应减少摄入。可适量摄入可溶性膳食纤维，同时戒烟忌酒。

改变生活方式，如适度运动；养成规律的排便习惯，避免长期便秘，导致肠道产气增多；调整心态，树立积极健康的生活态度，进行有针对性的心理疏导；减少服用会导致腹胀的药物，如减肥药、减肥茶等。一旦发现可疑症状，应及时就医，明确病因。

（2）功能性腹泻的治疗

纠正腹泻后的脱水、电解质与酸碱平衡问题：适量补充口服补液盐以补充丢失的水分与电解质，重置酸碱平衡（世界卫生组织推荐的标准补液盐调配方法：1 升蒸馏水中加入 2.5 克食盐、13.5 克糖、3 克小苏打、1.5 克氯化钾，在家调配时可忽略小苏打和氯化钾，糖可用果汁或米汤代替）。

减少肠道易激惹状态，促进排便规律的恢复：①避免肠道刺激性食物，如高糖饮料、奶制品、含有糖醇的饮品和食物、咖啡因、酒精等；②避免高膳食纤维食物和产气食物，如十字花科蔬菜、豆制品、粗粮和坚果；③含有果胶的食物，比如香蕉、苹果（去皮易消化）、草莓等，可帮助大便成形；④待胃肠症状好转后，可选用低膳食纤维、低脂食物，根据耐受情况逐步进阶至正常饮食。

重建肠道菌群平衡：可长期服用益生菌或含有益生菌、益生元的食物（如酸奶等）帮助肠道菌群重建。

（3）功能性便秘的治疗

短期便秘可借助通便药物缓解。

10 第十宗罪：运动损伤

　　王先生发胖之前是退役国家二级运动员，在做运动员期间虽然每天摄入 3000 千卡的能量，瘦肉吃到 1 斤仍然体形壮硕，腹肌满满，但是在退役后，即便少摄入 1/3 的能量，仍然在十年间体重增加了 30 千克。看着自己日益丰满的肚腩，他决心减重，每天在健身房挥汗如雨，拿出当年的"撸铁"劲头，哑铃、杠铃举个遍。后来他突然在运动中感觉背部剧痛，无法弯腰，到医院诊断时已经发生了脊柱损伤、肌肉撕裂，只能卧床 3 个月，结果体重再次上涨 10 千克。运动损伤的案例在临床上比较常见，这也告诉我们，科学减重不能只靠勇气与意志力，还要结合个体化的科学指导，循序渐进才能得偿所愿。绝对不能因为看到别人在社交平台上跳得热闹，或时不时跑个马拉松，就一腔热情地盲目跟随，结果毁的是自己的脊柱、膝关节。

运动损伤的定义

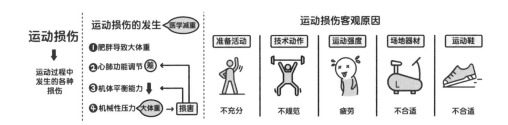

　　运动损伤指运动过程中发生的各种损伤。

　　在医学减重过程中发生运动损伤主要有以下 3 个因素：肥胖带来的大体重、心肺功能调节能力变差、机体平衡能力下降。与此同时，大体重带来的机械性压力也会进一步损害心肺功能和平衡能力。

　　造成运动损伤的客观原因依次是：准备活动不充分、技术动作不规范、运动疲劳、场地器材不合适、运动鞋不合适。

运动损伤的表现

　　运动损伤在各类人群中都很普遍，尤其在男性、青少年人群、习惯久坐的超重与肥胖人群中更常见。超重与肥胖者体重负荷大、运动器官承受了过多的负荷，平时缺乏体力活动，加之骨质疏松，故在运动减重过程中较容易发生损伤。据统计，超重与肥胖人群因运动损伤而就医的比例比普通人高 15%~48%。运动损伤多发生在缺乏专业指导的运动中，如因跌倒、撞击或用力过度导致的扭伤和拉伤，尤其是关节损伤和肌肉拉伤。

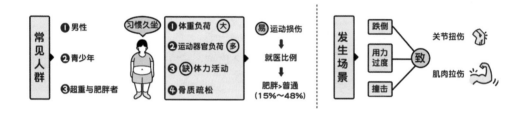

运动损伤的预防及营养防治

（1）运动损伤重在预防

　　至少 1/3 的运动损伤是可以预防的。运动前，应对运动减重的人群进行详细的、透彻的运动安全教育。针对超重人群体重过大、行动不灵敏等特点，运动计划负荷应合理。体重过大且运动基础较差的人群，应考虑从每日 30~60 分钟的低中强度运动开始，根据耐受力循序渐进地增加运动量，优先考虑对关节压迫较小的运动方式，如游泳和骑车。持久力差的人群应把运动强度分割为少量、多次，如每日 3~4 次，每次 10 分钟，以达到目标。除了集中运动，还应改变生活方式、加强日常生活中的身体活动，比如把坐电梯换成爬楼梯、坐车改成走路或骑车、减少久坐等。

　　集中运动时，要提高准备活动和整理活动的质量，消除运动性疲劳，规范使用运动场地设备、运动器械，督促运动者配备合适的运动鞋、运动护具等装备，使运动减重更加安全、有效。发生运动损伤后，适当调整运动方式，避免受伤部位再度损伤。

（2）运动损伤的营养防治

发生运动损伤后应确保摄取足量的优质蛋白来修复损伤、增强免疫力并保持肌肉含量和力量。优质蛋白指包含完全必需氨基酸的蛋白质，主要包括动物蛋白和豆制品。建议选择低脂的优质蛋白，以避免在康复期间囤积多余的脂肪。维生素 C 和锌能在体内促进胶原蛋白的生成，在肌腱和韧带修复过程中起到非常重要的作用；钙和维生素 D 促进骨伤愈合；骨胶原和氨基葡萄糖的保健医疗作用虽然临床证据并不充足，但是很多胖友反映确实减少了疼痛感。康复过程中长期卧床或服用止痛药可能会引发便秘，应确保膳食纤维的合理摄入。具体可参考下表中富含营养素的食物。

富含各类营养素的食物列表

营养素	富含该营养素的食物
优质蛋白	瘦肉、蛋、低脂奶和奶制品、海鲜、大豆及豆制品
维生素C	奇异果、莓类浆果、带皮土豆、西蓝花、辣椒
锌	瘦肉、低脂奶和奶制品、海鲜、豆制品、坚果、粗粮
钙	低脂奶制品、豆制品、绿叶蔬菜、虾皮、骨部分可食用的鱼类
维生素D	高脂鱼类、肝脏、蛋黄
膳食纤维	西梅、西梅汁、蔬菜、水果、杂豆粗粮

（3）炎症反应的防治

对于运动损伤产生的炎症反应，可适当增加高不饱和脂肪酸的食物（如橄榄油、花生油、菜籽油、芝麻油以及牛油果等）；水果和绿叶蔬菜也含有 α-亚麻酸，是 ω-3 脂肪酸的良好来源，但机体将 α-亚麻酸转化为活性更高的 ω-3 形式 DHA（二十二碳六烯酸）和 EPA（二十碳五烯酸）的效率很低。富含亚麻酸的植物性食物包括小麦胚芽、芸豆、菜豆、豆腐、冬季和夏季的南瓜、西蓝花、花菜、四季豆、生菜、甘蓝，还有某些浆果（覆盆子、树莓和草莓）。上述食物缺乏时，可服用 ω-3 脂肪酸补充剂。

（4）针对高强度运动胖友的建议

对于一些高强度运动的胖友而言，如果部分维生素（如维生素 B_1、维生素 B_2、维生素 B_6 和维生素 C）的每日摄取量低于 RDA（推荐每日膳食供给量）的 1/3 并持续 4 周，就会出现最大摄氧量和无氧阈值下降的情况。年轻运动者最容易缺乏的两种矿物质是铁和钙。同时，坚持素食的女性胖友还应额外关注锌元素、铁元素以及维生素 B_{12} 的补充。

11 第十一宗罪：进食障碍

为了晋升，王女士最近 3 个月给自己设定了一个体重目标——90 斤！这可是她上大学时的体重，为了达到这一目标，她杜绝碳水化合物食物的摄入，饿了就喝水，坚持 3 个月时间，体重确实降到了目标体重，但是王女士在陪女儿去买蛋糕的时候，闻到香气四溢的蛋糕时瞬间崩溃，她冲到店内狼吞虎咽吃了足足 1 千克奶油面包，一边吃一边哭泣，并且在后面几天自暴自弃，把自己认为最"罪恶"的食物，如烧烤、厚油火锅吃了个遍，2 周时间体重复重了 5 公斤。这就是我们强调的"减肥别减崩，一崩毁所有"！

进食障碍的定义

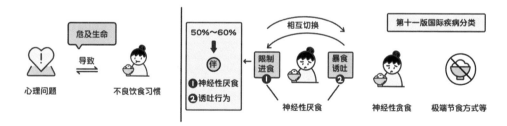

进食障碍是指由心理问题引起不良饮食习惯或者由于不良饮食习惯导致严重的心理疾病，久而久之可能成为危及生命的健康隐患。

根据第十一版国际疾病分类，禁食障碍分为三大类：

（1）神经性厌食：根据饮食行为的不同，分为限制进食型和暴食 / 诱吐型。很多人经常在这两种亚型中来回切换，50%~60% 的限制性进食者同时伴有神经性厌食和诱吐行为。

（2）神经性贪食：是以反复发作性暴食，并伴随防止体重增加的补偿性行为及对自身体重和体形过分关注为主要特征的一种进食障碍。

（3）其他类型，包含程度不如前两种行为严重的厌食或贪食行为，经常采用极端节食方式等。

进食障碍的表现

进食障碍常见于对饮食和营养有偏见，尤其是过于严格控制体重甚至成瘾的人群中，原因复杂，可能与社会、心理、身体等有关。绝大多数进食障碍多见于女性，在普通年轻女性中患病率高达 0.4%，是男性的 6~10 倍。调查数据显示，50% 以上的女大学生有过极端节食的经历，其中有 40% 曾借助药物或代餐减重，而这部分人群中近 20% 都是偏瘦体形（BMI<18.5）。在体形认知上，大多数女性以减重为目标，而男性中希望增重 / 增肌和希望减重的人群比重相近；女性人群多见催吐和滥用泻药的行为，男性多见暴食和超负荷运动的行为。

进食障碍的高发年龄介于青春期至 40 岁之间，通常由某事件的打击或压力而致，如离家上学的不适应、外界舆论的刺激、为达到目标设定的自我要求等。

进食障碍者因长期严格限制能量、体重减轻从而导致诸多营养不良及躯体并发症，包括闭经、雌激素缺乏、骨质疏松、体温调节异常、贫血、心功能异常等，严重时危及生命。并且，进食障碍患者常伴有心理障碍，比如抑郁、焦虑、社交恐惧症、强迫症、滥用药物等问题。

进食障碍的预防与干预

（1）针对进食障碍患者的治疗，最重要的是实现体重目标和进食行为的统一，在心平气和的状态下了解自己减重的初心，体重目标的可行性等。一般不推荐首选药物治疗，除非是营养与心理干预无效或针对并发症的辅助治疗。而病情较重、显著低体重的患者应住院治疗并分阶段进行营养重建。

（2）营养干预。由专业营养医师帮助患者调整能量出入的平衡，以此维持体重或者增重，进而辅助治疗或预防并发症，同时应为患者传达正确的营养知识并帮助其树立良好的饮食观。营养治疗的核心是帮助患者找到合理的能量平衡方案并长期执行。治疗型膳食应以营养均衡、少食多餐为原则，以缓解长期饥饿造成的消化不良（视情况而定，多餐可能增加部分患者的进食罪恶感）、逐步缓慢地增加碳水化合物摄入量，保证摄取适量的纤维素和足够的水分，预防便秘。倡导患者自主进食，若在治疗初期或者在长期拒绝合理经口进食，可考虑提供静脉补液和口服或肠内营养支持，而全合一肠外营养只在病情需要时才使用。

（3）心理干预是进食障碍治疗的最重要环节。治疗的形式包括：①患者与心理治疗师一对一的会面沟通治疗；②治疗师对患者与其家庭的共同治疗；③与有同样困扰的患者一起治疗。但是，应该注意，一旦出现进食障碍，完全康复可能需要数年之久，痊愈后也要定期随诊以避免病情反复。

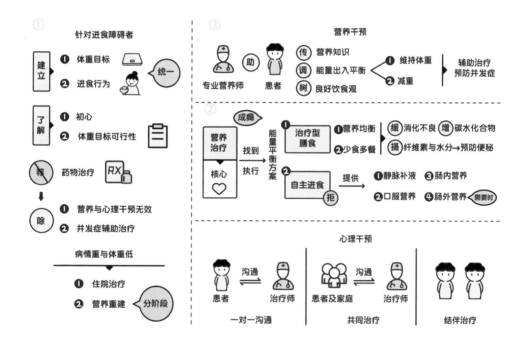

12

第十二宗罪：泌尿系结石

　　小张为了能在举办婚礼时穿上韩式新郎装，决定开启 2 个月的进阶强化减重，每天少吃多动，甚至因为担心喝水会喝胖，连喝水也很注意。然而就在婚礼前不久，小张突发小便尿血，小便时剧烈疼痛，到医院被诊断为"肾结石"，这可把小张吓坏了。他连忙到医院咨询医生："医生，是不是我前期减肥把肾搞坏了？我吃的蛋白粉代餐减肥，看来这蛋白粉真的很伤肾呀！"好在医生的回答让他放松下来："首先你的肾结石很可能之前就有，只是没有表现出来，胖人本来就容易长肾结石，之前你喝水少也容易长结石！其次，我要恭喜你，通过减肥你已经把石头排出来了！"

泌尿系结石的定义

　　泌尿系结石在我国发生率为 1%~5%，南方地区发病率相对较高。泌尿系结石是指发生在肾脏、膀胱、输尿管、尿道在内的结石，以肾、输尿管结石最为常见。结石是因尿液浓缩、沉淀形成结晶，根据成分主要划分为五类：草酸钙结石最为常见，其他包括磷酸钙结石、尿酸结石、磷酸镁结石、胱氨酸结石。

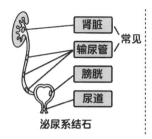
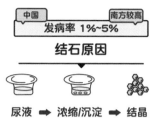
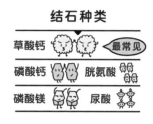

泌尿系结石的原因

每一种结石的形成原因都不同，但与生活、作息、饮食习惯息息相关。比如在绝对高脂肪比例的生酮饮食以及过度节食过程中产生大量酮体，尿液中的酮体过多导致尿酸的清除减少，诱发高尿酸血症或痛风，这也是造成减重人士泌尿系尿酸结石的重要原因。此外，长期素食者、低钙摄入的人群、饮水过少导致尿液浓缩的人群等也容易发生泌尿系结石。

泌尿系结石的预防与干预

（1）保持足量饮水：每天饮水 2000~2500 毫升，少量多次，是降低泌尿系结石风险的前提。

（2）低钠饮食：有助于降低尿液中的钙含量，建议有泌尿系结石病史或高风险人群每日钠摄取量不超过 1500 毫克（每天食盐摄入不超过 4 克）。

（3）高钙饮食：足够的钙（每天补充 800~1000 毫克钙元素）摄取可降低草酸钙结石的风险。饮食中的钙可在消化道内与草酸结合并通过粪便排出体内。

（4）限制食物中的草酸：高草酸食物包括菠菜、薯片、薯条、坚果等。过量服用维生素 C 也会增加草酸沉积，增加草酸钙结石风险，如需补充，应遵医嘱。

（5）限制动物肉制品：饮食中动物肉制品过多易引发高尿酸，尿酸结石风险升高，所以泌尿系结石高危人群应适当限制动物肉制品的摄入。

（6）益生菌及益生元：有研究提出长期服用抗生素的人群，可适量补充益生菌及益生元以调节泌尿系统菌群平衡，有助于预防尿路结石。

（7）均衡饮食，科学减重：当今流行的极低碳水饮食、严格生酮饮食、原始人饮食、哥本哈根饮食等均要求食用大量的动物蛋白，这会导致尿酸升高；同时严格限制碳水化合物会引发酮症，降低尿酸的肾清除率，提高了尿酸结石风险。所以提倡均衡饮食，科学减重。

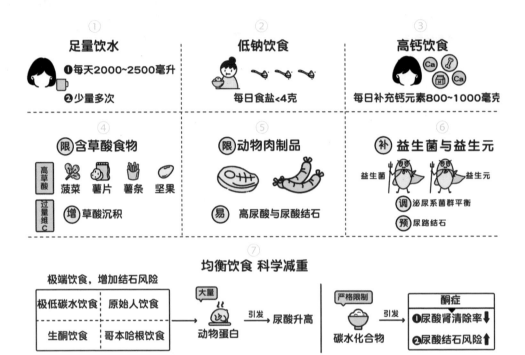

13 第十三宗罪：痛风／高尿酸血症

王女士最近很辛苦，经常每天工作十几个小时，步数都在 2 万步以上，而她希望借此实现减重大计。与此同时，她还在执行代餐饮食，结果有一天清晨，她的脚踝部出现红肿并感觉疼痛，起初以为是扭了脚，但是接下来几天越来越肿，到医院检查后被诊断为痛风性关节炎，经过药物治疗后才得以好转。王女士怀疑地问医生："痛风不是男士专属吗？我也没有喝酒吃海鲜呀。"医生告诉她："痛风面前人人平等，它的发作不仅仅和吃东西有关，肥胖、不当的减重、疲劳、高强度运动等都是痛风发作的诱因呢！"

痛风/高尿酸血症的定义

在正常饮食状态下，非同日两次空腹血尿酸（SUA）浓度 > 420 μmol/L，可定义为高尿酸血症。在许多大型流行病学研究中，高 BMI 已被确定为痛风的危险因素。肥胖会促进胰岛素抵抗，进而减少肾尿酸排泄，从而导致高尿酸血症。

痛风可发生于任何年龄，但多见于中老年人，男性多于女性，肥胖及身体活动较少者易患痛风。临床特点为高尿酸血症、反复发作的痛风性关节炎、痛风石和间质性肾炎形成，严重者伴有关节畸形或尿酸性尿路结石。

痛风的临床表现

如果你在日常生活中出现以下情况，就要警惕是否"痛风来袭"了。

（1）急性表现：多在午夜或清晨突然起病，关节剧痛，数小时内到达高峰，受累关节出现红、肿、热、痛和功能障碍。首次发作累及单一关节，单侧第一跖趾关节最常见。发作呈自限性，多于两周内自行缓解，红肿消退后受累关节处皮肤脱屑。可伴高尿酸血症，但部分人急性发作时血尿酸水平正常。

（2）出现痛风石：痛风的特征性临床表现，典型部位在耳廓，也常见于关节周围以及鹰嘴、跟腱、髌骨滑囊处。痛风石的外观为大小不一的、隆起的黄白色赘生物，表面菲薄，破溃后排出白色粉状或糊状物。

（3）慢性关节炎表现：多见于未规范治疗的患者，受累关节非对称性不规则肿胀、疼痛，关节内大量沉积的痛风石可造成关节骨质破坏，导致患者出现关节畸形，尤其在手和足部位，严重时可造成残疾。

痛风的预防与治疗

（1）痛风的治疗药物可分为痛风性关节炎急性发作用药、抑制尿酸合成药物、促进尿酸排泄药物等。秋水仙碱是痛风性关节炎急性发作的首选用药之一，疗效确切但不良反应较多。对于不耐受秋水仙碱治疗者，非甾体抗炎药可作为首选。抑制尿酸合成的药物主要有别嘌醇和非布司他，别嘌醇适用于体内嘌呤产生过多的患者，而肾功能正常及痛风石较多的患者宜用非布司他。非布司他属于一种新型黄嘌呤氧化酶抑制剂，作用机制与别嘌醇类似，但不具有别嘌醇的超敏反应和肾毒性。促进尿酸排泄的药物主要有苯溴马隆和丙磺舒，可与碳酸氢钠配合服用，以碱化尿液促进尿酸排泄。

（2）肥胖患者减轻体重，可以降低尿酸水平，减少痛风性关节炎的发生。研究表明，体重下降超过 5% 的受试者反复发生痛风的风险降低 40%，而体重增加超过 5% 的受试者反复发生痛风的风险增加 60%。不当的饮食和超大运动负荷常常是肥胖者痛风发作的诱发因素，因此，选择营养平衡膳食，增加有效饮水量，配合适度有氧运动，不仅可以减轻体重，还可以降低痛风的发生风险。

14 第十四宗罪：骨质疏松和生长障碍

张女士刚 30 岁，也是一位"减重爱好者"，用她自己的话说，从成年起就开始致力于减重，为了达成目标体重，什么妙招都用了，一口不敢多吃，总算把体重控制在理想范围内。最近，张女士却经常腰酸、晨起抽筋，后背也经常疼痛，不敢运动，到医院检查身体发现，她的骨密度还赶不上 70 岁的老人，年纪轻轻就得了骨质疏松症，又添一烦恼！医生说这和长期饮食节制导致的营养不良有关。

骨质疏松和生长障碍的定义

骨质疏松是一种骨代谢性疾病，患者骨骼密度与强度减退，骨折风险增加。骨质疏松的主要风险因素包括：女性绝经后或闭经、大量吸烟或饮酒、低体重、营养不良、缺乏运动、长期低钙膳食、口服糖皮质激素超过 3 个月等。

不良减重相关的骨质疏松多数是由低体重和女性雌激素缺乏引起。骨重建是由成骨细胞和破骨细胞在生长代谢与骨骼的承重和撞击的刺激下，不断调节骨结构与密度的过程。雌激素能促进成骨细胞的分化，辅助体内钙的代谢，维持骨密度。当雌激素缺乏时，破骨细胞的产量增加且活性延长，导致骨密度降低，发生骨质疏松。雌激素缺乏症不只出现在绝经期女性身上，还常见于因神经性厌食、不良减重、低体重导致的月经失调的人群中。雌激素缺乏导致的闭经困扰着 70% 的女性神经性厌食患者，而她们的骨折风险也比正常人高出 3 倍，并且 57% 的女性厌食症患者经历过一次以上的骨折。

骨质疏松症的临床表现

　　骨质疏松症的临床表现主要是骨痛、肌无力、骨折，还有其他相关的并发症表现。轻症患者可能没有症状，仅仅是在做骨密度检查或者 X 射线检查时会被发现。

　　重症骨质疏松的患者经常说腰背疼，觉得乏力、周身骨痛，没有固定的部位，检查也不能发现压痛点，经常是在劳累或者活动之后就加重，负重能力有所下降或者是不能负重，最严重的表现是骨折。

　　发育期的青少年、儿童则表现为生长延迟，发育迟缓。

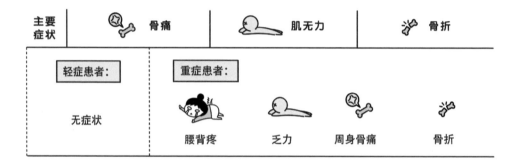

骨质疏松症的预防与治疗

　　（1）保持适当的体重和适度的户外运动，胖人容易骨质丢失，但不当减重同样容易导致骨质的丢失。

　　（2）摄取足够的食源性钙（800~1000 毫克钙元素）、维生素 D（800~2000 国际单位维生素 D_3）以及高生物利用率蛋白质（每千克体重 1 克），有助于达到最好的钙吸收。

　　（3）体内钠过量会促进钙通过尿液排泄，因此应低盐饮食（每天 5 克）。

　　（4）主食：应以米、面、杂粮为主，做到品种多样、粗细搭配。副食：应多吃含钙多的食物，如牛奶、奶制品、虾皮、豆类、海藻类、鸡蛋等；植物性食物中，应以绿叶菜、花菜等为主。

　　（5）儿童、青少年若有挑食、厌食等问题，容易导致能量和营养素摄取不当，可能引起发育迟缓和生长障碍。因此，应定期进行人体测量与评估饮食，及时发现并纠正营养问题。同时鼓励社区、学校或家庭多为孩子提供健康生活方式与饮食的科普知识，鼓励孩子科学饮食。

（6）以经过发酵的面粉制成的面包为主食，因酵母细胞能合成植酸酶以破坏全麦粉中的植酸，或在面食中加入黑麦，因黑麦中也含有较多的植酸酶，从而避免了饮食中钙、磷、锌等元素的丢失。

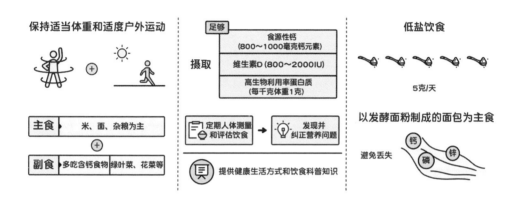

15

第十五宗罪：免疫系统功能降低

李女士以往身体健康，体形微胖，她工作一直比较忙，出差也多。因为老公的一句"怎么觉得你最近发福了"，她痛下决心减重。由于认真执行，李女士的减重效果斐然，已基本达到理想体重。然而近期她却频繁感冒甚至有些发烧，这可是十年来都没有发生过的事情，回娘家的时候妈妈心疼地说："瞧你脸色这么差，蜡黄蜡黄的，头发也没有光泽，肯定是减肥减的，快别减了，再减就没有免疫力了！"于是李女士停下了体重管理，回归原本的生活，当然，体重也逐步恢复到最初的体重。为此，李女士问陈医生："减肥真的会降低免疫力吗？"

免疫力的定义

免疫系统能够帮助人体有效地识别、抵抗、攻击、摧毁外来的"侵犯"。免疫又分为特异性免疫和非特异性免疫，从人体的结构性屏障（如皮肤和黏膜）到化学屏障（如细胞溶酶体、胃酸）再到特异性噬菌细胞，都属于"免疫力"的一部分。

一般来说，"邪不胜正"，免疫系统越强则病毒越不容易发威。两军交战，自然是兵强马壮的一方胜出，一支羸弱的军队很快就会向入侵者投降。我们的身体也是同样的道理。当微生物攻击人体时，免疫系统就会立即投入战斗。细菌、病毒是引起许多疾病的罪魁祸首，可一旦遇上强大的免疫系统，它们就没有用武之地了。

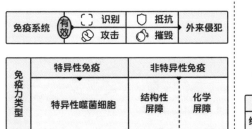
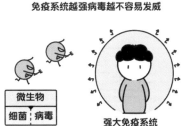

减肥和免疫力的关联

　　科学研究表明，营养缺乏会损害免疫功能，导致或加重感染。长期能量摄取不足的人群（如患有厌食症的人）患感染性疾病的风险将增高。两周内减重 2 千克，会明显影响巨噬细胞的噬菌作用。同样，蛋白质摄取不足也会影响免疫细胞的增殖和成熟；严重蛋白质营养不良者也会出现 T 淋巴细胞数量下降，抗炎细胞因子的形成、数量和功能均会受到影响。另外，长期营养不均衡，如摄入过多的糖、盐或脂肪，久坐不动的生活方式和环境应激相关性肥胖都可能破坏宿主的免疫反应，使其对各种与年龄有关的慢性疾病的易感性增加。

　　人类身体的皮肤、黏膜甚至黏膜分泌的黏液，以及自身细胞产生的抗体大多是由蛋白质构成的。这些蛋白质就像恐龙的大骨架构成了机体抵抗力的物质基础。蛋白质从何而来？答案是必须靠吃饭。不像植物可以通过阳光进行光合作用产生营养，而人体则必须靠嘴将营养吃进去，吃到科学与合理的营养就能够吃出我们的免疫力。此外，一些微量营养素，比如脂溶性的维生素 A 和维生素 E、水溶性的维生素 B_6、维生素 B_{12}、叶酸、维生素 C，还有矿物质锌、铁、铜、硒、锰等营养素，都会对免疫功能的形成和修复起到关键作用，缺一不可。而在以限能量摄入为主的减重过程中，加速了这些微量营养素的流失，免疫力有可能随之下降。

提升免疫力的营养干预

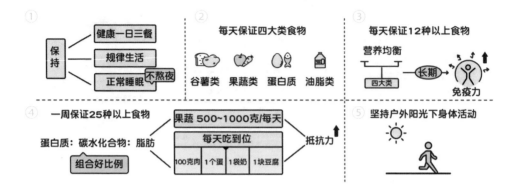

免疫力能够靠吃而获得，因此吃得科学就显得尤为重要，在减重期间更要认真执行营养计划：

（1）保证健康的一日三餐。保持生活规律，保证正常睡眠，不熬夜，更要保证健康的一日三餐。欲增强免疫力，必须吃三餐，不能随意减餐，不能一天只吃一顿饭，而导致营养素缺乏，所以早、中、晚餐顿顿要吃。

（2）每天保证四大类食物。这四大类食物包含：谷薯类，也就是粮食类；蔬菜水果类；"好东西"类，也就是优质蛋白食物类；还有油脂类，即烹调用油和坚果类。每天至少选择四大类食物，不轻易漏掉某一种食物。

（3）每天保证 12 种以上食物。在需要选择的四大类食物中至少保证 12 种食物，这样更容易保持营养均衡，长期营养均衡才能够帮你提高抵抗力。

（4）一周至少要吃 25 种食物。这样更有助于保证营养均衡，合理搭配，组合好蛋白质与碳水化合物、脂肪的比例，有效增强抵抗力。蔬菜、水果每天应该吃到 500~1000克，以满足营养的基础需求，这样既补充了维生素又能吃上所需的膳食纤维；"好东西"应吃到位，也就是肉、蛋、奶、豆制品，其中每天至少吃 100 克肉，吃 1 个蛋，喝 1 袋奶，再吃 1 块豆腐，就能帮你补充优质蛋白，助你强身健体。如果你遵循了这四点建议，就既能满足一日三餐的营养需求，又能够增强抵抗力。

（5）坚持户外阳光下的身体活动，在增强骨密度的同时也能极大提升免疫力。

16 第十六宗罪：皮肤受损

宋女士也属于减重大军中的一员，但时值三伏天，除了懒得动，宋女士发现自己的面部皮肤异常干燥，即便是保湿水用尽也未有起色，比较严重的还有腿上的湿疹也犯了，夜里异常瘙痒，难以入睡。同时，她还口腔溃疡了，这些皮肤和黏膜的损伤，让宋女士很烦恼，一边去看皮肤科，一边还要忙于减重，想问问医生是不是减重惹的祸。医生问她采用何种减重方案，有没有按照要求补充维生素。宋女士说，只是按照减重食谱吃饭和运动，没有注意细节，也不知道还要补充维生素。医生说这可能就是减重导致的皮肤受损。

皮肤受损的定义及表现

皮肤受损通常会出现皮肤干燥、脱屑、潮红等症状。如果肌肤角质层受到破坏，角质层就会变薄，角质层细胞和细胞之间的连接空隙变大，此时皮肤水分会流失，出现干燥、脱屑等现象。此外，很多人的主诉症状是瘙痒、紧绷感或烧灼感。

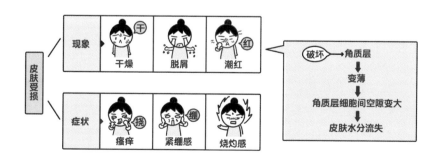

皮肤受损与减重的关系

在执行严格限能量的减重计划的过程中，因能量及蛋白质摄入不足而发生的营养不良可能会对皮肤产生不良影响。主要表现为皮肤萎缩，产生皱纹、鳞屑和色素沉积，皮肤弹性降低和皮下脂肪减少。足背、肘部等摩擦部位皮肤易粗糙、肥厚，小腿前部可出现鱼鳞病样改变，四肢及臀部伸直侧常出现带毛囊角化的小丘疹。暴露部位的皮肤对光过敏，产生水肿、湿疹或色素沉着变化。口腔黏膜可能肿胀和糜烂，头发经常干燥和缺乏光泽，并可能改变颜色；指甲变薄、变脆或混浊、变厚和变形。

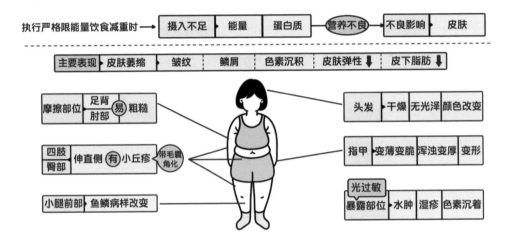

合理营养塑造皮肤健康

（1）皮肤的健康需要多种营养物质，比如足量的优质蛋白，尤其是瘦肉、蛋类、奶类及大豆制品等。

（2）维生素 A、维生素 C、维生素 E 和锌元素都是促进皮肤胶原蛋白合成的重要营养素；维生素 C、维生素 D、维生素 E、锌元素、铜元素、硒元素也能抗氧化、抗炎，抵御和修复紫外线造成的皮肤损伤。每日补充足够剂量的维生素和微量元素能帮助皮肤重新获得健康。

17 第十七宗罪：神经系统功能减退

两年前小邹因为重度肥胖接受了代谢手术治疗，但由于工作繁忙没有去医院随诊，最近他出现手足麻痹，难以行走，更严重的是记忆力下降，于是紧急到医院检查，发现血液中的维生素 B_{12} 含量已经接近于 0，血钾、血磷均低于正常值，颅脑磁共振成像检查显示大脑都出现了萎缩，这是典型的严重营养不良带来的影响。

神经系统受损与减重的关系及临床表现

代谢手术一般通过限制胃容量从而达到快速减肥的目标。但是手术也降低了胃肠道吸收的效率，因此非常容易导致营养不良。

手术后过度限制进食会引起营养不良和微量营养素缺乏，如果不同时补充微量营养素，就会影响到神经系统功能。长期的营养不良和体重下降过多过。过快可能会诱发痴呆症，并增加死亡风险。同时已经发生认知障碍的患者，其营养不良与体重下降也会加速神经性退变。

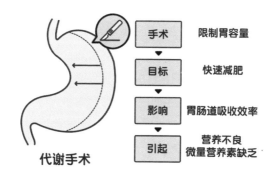

代谢手术

手术	限制胃容量
目标	快速减肥
影响	胃肠道吸收效率
引起	营养不良 微量营养素缺乏

合理营养应对神经系统受损

（1）对于代谢性手术后的营养缺乏症，急需尽快补充各种营养素补充剂，以防止出现更加严重的并发症。补充 B 族维生素，如维生素 B_1、维生素 B_{12}、叶酸，补充充足的铁、锌等微量元素制剂，促进神经功能的快速恢复。

（2）在日常生活中注意各种营养素的补充。

补锌：锌参与脑组织中不少酶类和神经递质的合成，应及时补充。含锌元素较多的食品有瘦肉、豆类、鱼类等食品。

补硒：硒具有抗氧化活性，可能具有一定的协同作用。含硒元素较多的食品有羊肉、火鸡腿、鸡肝、青鱼、带鱼等。

补镁：镁是各种酶反应的辅助因子，与钾、钙等元素协同维护心肌功能和防治动脉硬化，从而增强脑的血流量。

补血：维生素 B_{12} 和叶酸的摄入有利于避免常见的精神分裂症。富含维生素 B_{12} 的食物有香菇、大豆、鸡蛋等，叶酸丰富的食物有绿叶蔬菜、番茄、牛肉等。

补油：必需脂肪酸是大脑维持正常功能不可缺少的营养物质，核桃、杏仁、开心果的必需脂肪酸含量较多，在膳食中可适量增加。同时深海鱼体内含有丰富的 ω-3 脂肪酸，具有降低血液黏稠度、改善大脑功能的作用，每周吃 1~2 次海鱼也是不错的选择。

限糖：因为过多摄入糖，特别是精制糖摄入过多，易使脑功能出现神经功能障碍。但是以主食为来源的多糖则可以多多益善。另外，烹调菜肴时，不要使用过多的味精、鸡精。

排毒：现代科学证明，体内自由基过多是神经功能受损的发生机制之一。消灭自由基的有效营养成分，主要有维生素 C、维生素 E、β-胡萝卜素及硒元素。含维生素 C 较多的食物集中在新鲜的水果蔬菜中。含维生素 E 较多的食物有腐竹、豆腐干、素鸡、黄豆、腐乳等豆类制品，以及杏仁、生麦芽、葵花籽油等食品。含 β-胡萝卜素较多的食物有胡萝卜、甘薯等；鸡肝、鹅肝、猪肝中含维生素 A 较高。

补充胆碱：胆碱缺乏是痴呆症的主要诱因。卵磷脂是大脑内转化为乙酰胆碱的原料，补充卵磷脂可使乙酰胆碱增加。含有卵磷脂丰富的食物有大豆及其制品、鱼脑、蛋黄、鱼子、猪肝、芝麻、山药、蘑菇、花生等。

18

第十八宗罪：急性胰腺炎

赵女士最近迷上了生酮饮食，效仿严格的阿特金斯饮食方案，每日摄入的碳水化合物总量不超过 5%，每天大碗吃油、大块吃肉，对于任何形式的主食、饮料、蔬菜、水果均敬而远之。两个月下来体重的确减了不少，但在一天夜里，赵女士突然腹部疼痛难忍，送到急诊，被诊断为急性胰腺炎。医生在了解她的经历后警告她，这次她是幸运捡回了一条命，急性胰腺炎又凶又急，属于威胁生命的危重疾病。而胰腺炎的发生原因却与她的不当减重密切相关。

急性胰腺炎的定义

急性胰腺炎是一种严重的消化系统疾病，是多种病因导致胰酶在胰腺内被激活后引起胰腺组织自身消化、水肿、出血甚至坏死的炎症反应，临床以急性上腹痛、恶心、呕吐、发热和血胰酶浓度增高等为特点。大多数急性胰腺炎患者病情较轻且具有自限性，但也有高达 20% 的患者会出现病情加重，其中最终导致死亡的比例高达 30%。

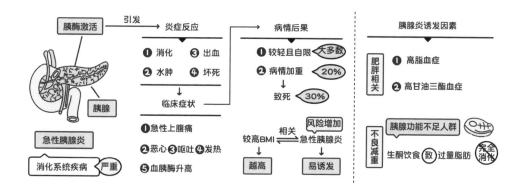

临床研究发现，较高的 BMI 与急性胰腺炎风险增加存在显著相关性，越胖越容易发生胰腺炎，而肥胖相关的高脂血症或家族性高甘油三酯血症也容易引发胰腺炎。除此之外，不当减重尤其是极高脂肪比例的生酮饮食可能对一些胰腺功能不足的人有害，导致过量脂肪无法被完全消化，很容易引发胰腺炎。

急性胰腺炎的临床表现

最主要的临床表现是腹痛，多为急性发作，呈持续性，典型的腹痛位于上腹或左上腹，可放射至背部、胸部或左侧腹部；少数患者无腹痛，多为钝痛或锐痛。但腹痛的程度、部位与病情的严重程度缺乏相关性，其他伴随症状包括恶心、呕吐、腹胀、发热等。

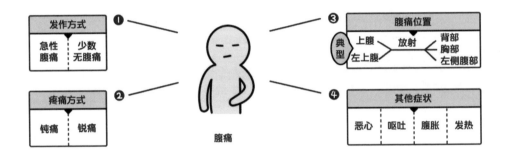

急性胰腺炎的预防与营养干预

急性胰腺炎的患者常常无法自行进食，需要进行临床营养支持。早期肠内营养支持是危重症患者综合治疗的重要措施之一，以保持肠道结构和功能的完整性。但如果肠内营养摄入不足也可以临时输注静脉营养。

（1）腹痛和呕吐基本消失后，可先吃不含脂肪的纯碳水化合物流食，包括米汤、稀藕粉、杏仁茶、果汁、菜汁等。待胃肠道适应后，在此基础上适当增加过萝粥、冲蛋清（不用含脂肪的蛋黄）。缓解后改为无脂肪（或极低脂肪）的半流食，除流食食品外还可以吃点米粥、素面片、挂面、面包、饼干（少油）及少量碎软蔬菜、水果等。

（2）应摄入充足的维生素。

（3）忌摄入引发胃液及胰液分泌的食物，如肉汤、鸡汤、鱼汤、牛奶、蛋黄等。

（4）禁止饮酒、忌暴饮暴食。

（5）脂肪的摄入量可从严格限制（每日20克）过渡到中度限制（每日40克），病情好转能耐受时可轻度限制脂肪摄入。必要时也可用中链甘油三酯取代部分长链甘油三酯，在烹调方法上多采用蒸、煮、烩、炖等用油少的烹调方法。

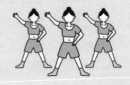

　　绝大多数胖友都渴求一种"天赐神力"：多吃不动、想吃啥就吃啥、想瘦哪儿就瘦哪儿。其实，从心理学角度说，这是一种自我逃避的行为。因为绝大多数人的本能是"趋利避害"，其逃避痛苦的动力远远大于追求快乐的动力。一方面是科学指导下的挥汗如雨、营养进餐、减少社交场合，另一方面则是躲开行动逃到自己编织的"瘦盒"里享受人间美味，还告诉自己只偷吃一顿应该没有问题，绝大多数胖友都会不自觉地选择后者。但是，当他们再次面对自己的大体重时，只好接受一个又一个"减肥神话"，践行形形色色的"减肥秘诀"，什么"不挨饿也能减肥""一周就能轻松减掉 10 公斤""穿个小鞋子或裹保鲜膜也能减肥"等。这些所谓的"减肥秘诀"听起来似乎都有一点点道理，但执行起来都是苦海无边。于是，人们习惯于尝试一个又一个的神话，再接受一个又一个泡沫的破裂，最终，只能追逐下一个神话。我从网上、坊间，帮助胖友们搜集了一个个"神话"，从科学层面分析了这些"神话"的错误本质，让大家知道错在哪里，以及如何规避这些误区，从而不犯别人犯过的错误，指引你走向医学减重的康庄大路。

第六章

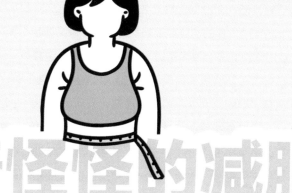

奇奇怪怪的减肥
"神话"

1 越快越好的减重法：
"一周减 10 公斤"靠谱吗？

在各大热门网站的搜索引擎中输入"减肥"两字，点击率最高的往往是那些标题中含有"快速减肥"或"X 天减 X 斤"的视频或文章。在这个万事讲求高效的时代，人们当然希望自己的身形在短时间内就产生巨大变化。那么，网络上热传的多种快速减肥法，如"一周减 10 公斤"，真的能够实现吗？对身体健康又有什么影响呢？

这种在短时间内减去大量体重的方法，我们称为快速减重，也的确存在此种减肥方法。快速减重常被应用于那些按重量级别参加比赛的运动员身上，比如为了能够参加比自己体重低一个重量级别的比赛以获得更好成绩，运动员往往会在临近比赛前一周或更短时间内通过各种手段使体重快速降低到比赛要求内。研究显示，许多运动员都有过一周内减少超过自身体重 10% 的经历。此外，一些演员或明星，因特定角色需要或为了在观众面前呈现良好的个人形象，也会采取一些措施使体重在短时间内大幅下降。网络上至今还有关于某明星"3 天减重 17 斤"的报道。

"快速减重"不科学，要警惕

大家不能仅仅看到快速减重的成果，更应该了解其背后的艰辛以及对健康可能产生的不良影响。首先，这些快速减重法，绝大多数均是依靠极度限制能量摄入或增加能量消耗的方式，使机体在短期内产生巨大的能量负平衡，或者直接通过脱水、通便来达到减轻体重的目的。而网络上一些打着"某专家传授""多个网友亲历有效"旗号的快速减肥方法，尽管花样繁多，实质上也难出其右。已有的科学研究显示，通过类似于严格节食实现的快速减重，失去的大部分体重并非脂肪，而是身体中的水分及蛋白质，这不是我们减重的初心，减重的终极目标是减去身体中过度囤积的脂肪。机体储备脂肪的消耗是一个缓慢的过程，减去 1 千克脂肪需要消耗约 7000 千卡的能量，所以想"快速减脂"并不现实。

一个成年人身体中，水分约占总体重的 60%~70%，水不仅是构成身体组织的重要成分，还具有多种生理功能。通过限制液体摄入、增加排汗、服用泻药或利尿剂等方法减重都会导致机体大量脱水，虽然体重在短时间内迅速下降了，但这些方法也会扰乱正常生理功能，对健康造成负面影响。此外，当身体快速减重时，体内蛋白质分解，肌肉含量降低，易导致基础代谢率下降，能量消耗减少，减重速度也会越来越慢。一旦稍微恢复正常饮食和生活方式，体重则极易迅速反弹，甚至快速超过减重前的体重。

总而言之，虽然听上去"一周减 10 公斤"很有诱惑力，但长远来看并不利于健康。

2 存在"不节食、无副作用、绝对有效的神奇减肥产品"吗?

　　一说到"减肥",很多资深的减肥人士都愿意相信,世界上一定存在某种神奇的方法,无须体验饥饿之苦,就能轻松解决肥胖的问题。因此,那些以"无副作用,不节食"为卖点宣传的减肥产品,总能吸引大批拥趸。然而,这些方法的减肥机制到底是什么呢?我们将目前市场上的减肥产品大致分为以下几类,一起来逐一探究吧。

酵素类

　　"酵素"原本是日语词汇,是汉语"酶"的同称。生物体内的"酶"确实可以分解肠道内吸收后的糖、脂肪和蛋白质等产能营养素,但只有直接和这些物质化学接触,并有相应的内环境,才会起到分解效果。但是"酵素产品"并不等同于"酶",甚至还有一些商家只是套用"酶"的概念,将一些瓜果蔬菜经微生物发酵而来的混合液称为酵素。这些产品中的酶往往是一些多糖类物质,它们在进入人体的消化道后,生物活性下降,被水解后最终被人体吸收,并没有机会发挥生理作用。至于这些产品带来的排便作用,可能跟产品中添加的低聚果糖、低聚木糖等促进肠道益生菌生长有关,但食用过量则可能会引起腹泻。

左旋肉碱类

　　"左旋肉碱"是脂肪代谢过程中的一种关键物质,可以作为脂肪转运的载体,将长链脂肪酸运送到线粒体内进行氧化分解。然而,一些减肥产品通过添加左旋肉碱,宣称可以借此增加肌肉中的左旋肉碱浓度,从而提高脂肪氧化作用。研究表明,正常成人体内所合成的左旋肉碱已足够机体利用，完全不用担心其缺乏；同时，单纯口服 1~2 克左旋肉碱也并不能改变肌肉中的左旋肉碱浓度。此外，脂肪氧化并不单纯依靠左旋肉碱载体运输，还需要多种酶及其他物质的参与，因此，单纯靠摄入左旋肉碱并不能达到燃脂的目的。

添加了咖啡因、绿茶多酚、螺旋藻、决明子、荷叶等各类成分的口服减肥产品，其减肥效果都缺乏临床证据。少数如咖啡因和绿茶多酚等确实有一些特性在机制上可以促进脂肪代谢，但临床作用则效果甚微。

值得减重者注意的是，还有一些不法商家甚至违规添加违禁药品来达到"减重疗效"，长期使用此类违规产品可能会严重损害健康，甚至威胁生命。

代餐

时至今日，"代餐"的字义为取代部分或全部正餐的食物，2019 年中国营养学会发布了"代餐食品团体标准"，而在国内还没有相关的国家标准，这就意味着目前"代餐"只是一个概念名词，而不是一种"标准"产品。目前标有代餐食品名号的产品，多数具有高膳食纤维、低能量、有持续饱腹感的特性，因此被一些商家定名为"减肥食品"，其实这是不符合国家法律法规要求的。当然针对那些被医生判定为超重或肥胖的患者，在科学指导下选用一些代餐食品来代替部分正餐，以便减少总能量摄入，在一定程度上的确有助于减肥。

目前大多数代餐食品的营养素种类和含量并不均衡，如果长期三餐全部使用代餐食品，容易导致营养不良，从而引发一系列疾病，反而得不偿失。其实，食用代餐来取代正餐，恰好也是限制食物的种类和数量，是一种变相的"节食"，又何谈"无须节食"呢？

外用减重产品

理论上讲，任何可以对机体产生额外影响（"功效"）的物质都有产生副作用的可能，无论是内服还是外用，都没有绝对安全的产品。

宣称可以"瘦腿"的弹力袜、塑身衣等其实并无燃脂功效，不过是靠压缩肌肉与束缚肢体，让腿围感觉小了那么一点儿。而添加了各种减肥成分的"瘦身霜"，在涂抹按摩后体重减轻，多数是脱水的缘故。至于针灸、埋线、拔火罐等利用中医经络学进行减重，目前长期应用的临床证据尚不充分，多数还必须配合控制饮食和运动才能起效。

"无副作用，不节食"，医学减重才能做到！

减重，是一种需要终身坚持的行为。医学减重应是对健康生活习惯的一个重塑过程：合理膳食，改变膳食结构和摄入量以降低脂肪和总能量摄入；加强身体活动和体育锻炼，选择自己喜欢的运动并培养运动习惯；行为的改变也同样重要，可以约束人们不轻易放弃减重计划。虽然这样的减重进程略显缓慢，但它不会损害健康，也无须极度节食，因此会取得更稳定持久的减重效果。

3 0 碳水 vs 生酮 vs 低碳水，真的可以减重吗？

0碳水饮食是否科学？

采用完全戒碳水的方式进行减重，非常不可行。

很多减重的人觉得只要吃了碳水化合物，就会影响到自己的减重大计。实际上，从营养学的角度来看，碳水化合物是人体必需的营养物质之一，它的作用是蛋白质、脂肪所不能完全替代的。长期不摄入碳水化合物，会导致葡萄糖功能不足，引起头晕、乏力、记忆力下降、注意力不集中、嗜睡等精神症状。另外，如果碳水化合物摄入过少，身体除消耗小部分脂肪外，会分解蛋白质，造成肌肉分解、水分流失。

其实，碳水化合物并不是肥胖发生的根源，减重的策略是基于限制总能量。人总是会饿的，完全不吃主食就容易吃其他食物，比如不吃主食而改吃肉和油，反倒容易增加能量摄入，所以说完全不吃碳水化合物是不可行的。

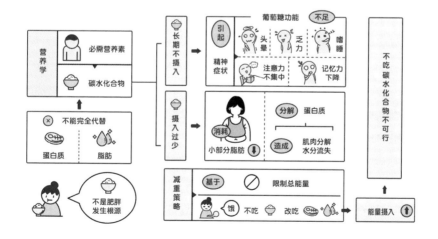

控制摄入食物的总能量、增加运动、选择适合自身的碳水化合物食物才是避免肥胖的关键。在各种食物中，主食的饱腹感仅次于蔬菜，所以吃完主食以后，会有很强的饱腹感，不饿时就不容易去寻找别的食物吃，有助于控制总能量摄入。但如果总能量有60%~70%以上都是由主食提供，特别是以精米、精面为来源的时候，确实不利于减肥。

"生酮饮食"到底是否管用？

"生酮饮食"通常是指碳水化合物含量非常低、蛋白质含量适中、脂肪含量高的饮食，旨在诱导酮症或酮体的产生。酮体作为神经元和其他不能直接代谢脂肪酸的细胞的替代能源，尿酮水平经常被用作衡量饮食依从性的指标。经典生酮饮食通常是指医学监督下的极低碳水化合物饮食，"膳食脂肪"与"膳食蛋白质+碳水化合物"的比例为4:1或3:1。

从作用机制来讲，我并不推荐大家擅自采用生酮饮食。因为最早的生酮饮食实际上不是用来减肥的，而是治疗难治性癫痫儿童的，在没有特效药的情况下，通过生酮的模式来减少脑电波过多释放，最终减少癫痫的发生次数。从生理机制上来说，生酮饮食是以生成过多的酮体来替换体内的脂肪产生的作用，但是生成的酮容易进入血脑屏障，对大脑的影响其实是不利的，甚至可能产生愤怒、攻击行为。所以生酮饮食有很大的危险性，不建议胖友们自行采用，而应该在医生的监督之下完成。

"多吃脂肪多吃肉，不吃主食"也能减重？

"多吃脂肪多吃肉，不吃主食，就可以轻松减肥"的说法一出现，便迅速蹿红网络，得到了广大减肥人士尤其是肉食主义者的支持。这种膳食结构早在20世纪五六十年代就被提出了，实质上就是一种极端的"低碳水化合物饮食"。

低碳水化合物饮食，即饮食中碳水化合物的供能占比不超过40%，而用富含蛋白质或脂类的食物以及其他低碳水化合物食物补充替代，从而限制总能量摄入，它是增加蛋白质和脂肪消耗的一种饮食方案。但长期临床研究显示，低碳水饮食的减重效果并不比限制总能量或脂肪的减重效果更好，在对健康的影响上也并不具有科学优势。

长期采用此饮食方案可能带来不可忽视的健康危害。一是当机体长期消耗脂肪供能，产生的大量酮体可以导致酮血症或酮尿症的发生，甚至发生酮症酸中毒。二是从碳水化合物的角度来看，碳水化合物作为人体组织的重要组成部分，参与细胞的组成和多种功能活动，并且是血糖的主要来源。当机体组织长期缺少碳水化合物时，血糖会下降，容易出现头晕、眼前发黑、出冷汗、乏力等低血糖、低血压反应；葡萄糖是大脑唯一的能量来源，长期缺乏葡萄糖，容易导致不可逆的大脑损伤，如记忆力减退等；因低血糖而昏迷严重时会使脑细胞严重受损，甚至导致脑死亡。三是摄入食物种类单一，也会造成维生素、膳食纤维、微量元素等的摄入大大降低，容易引发便秘、肠道菌群失调、营养不良等问题。

　　科学管理饮食对健康减重至关重要。合理选择主食不但能增加饱腹感，减少食物摄入量，还可以激活体内合成代谢的关键酶类，增加膳食纤维，提供多种矿物质、维生素，从而维持机体营养均衡。

4 吃水果、辟谷、过午不食的减肥法，请不要尝试！

每天吃5个水果并不会让你瘦

目前并没有科学设计的临床研究显示每日吃 5 个水果能够真正减肥，也并未有权威的组织和机构发表相关言论。多数水果的蛋白质和脂肪含量极低，仅靠吃水果无法满足人体正常营养需求，长此以往必会给健康带来危害。一旦恢复正常饮食，体重就会迅速反弹。若是饱食后再吃 5 个水果，反倒是增加了能量摄入，不仅起不到减肥作用，还会导致增重。即便将水果和其他食物自由组合不限制吃法，水果也不能多吃。多数水果的含糖量为 5%~20%，主要是果糖、葡萄糖和蔗糖。而果糖的甜度较高，甜味会刺激食欲，令人摄入更多的能量。另外，大量摄入果糖将促进脂肪合成，从而可能加剧肥胖。

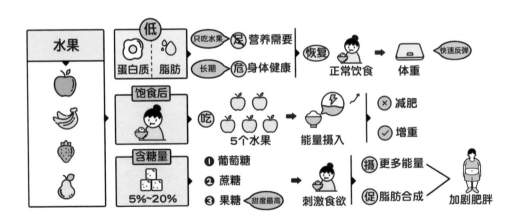

当然，很多研究都表明，食用水果可以有效预防或缓解肥胖以及肥胖相关疾病，如糖尿病、冠心病等。可以将水果作为零食代替一些高脂肪高能量的食品在两餐间食用；也可在餐前摄入一些水果，提升血糖，增加饱腹感，从而减少正餐摄入量；或者可将水

果代替正餐的部分主食，搭配其他蔬菜及畜禽肉蛋奶类食品食用。

"辟谷减肥法"可取吗？

网上流行着多种形式的"辟谷减肥法"，从医学的角度来说，我都不太推荐。

这些方法都是通过短期内摄入极低能量的方式来达到减重的目的，往往会导致营养不良，甚至是身体损伤。最严酷的饥饿疗法导致的最常见问题就是肝损伤，由于控制了碳水化合物的摄入，机体会大量分解脂肪提供能量，脂肪代谢产生的大量游离脂肪酸有肝毒性，因此部分过度节食的人容易查出转氨酶升高，有些人甚至出现幻视、幻听等情况。另外，过度节食或者超大量运动，或者两者结合，这些快速减少体重的方法能够坚持下去的很少，而且发生反弹的比例很高，这种方式违背了正常人该有的生活状态，一旦回到原来正常的生活状态，体重很快就会反弹，这也是体重陷入循环的重要原因之一。

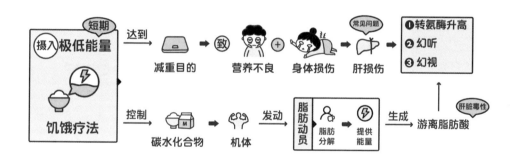

"过午不食"减肥法：杀敌一千，自损八百？

"过午不食"即"中午以后不吃东西对身体有好处"，也被很多人当作减肥的"制胜法宝"。但是，过午不食真的能减肥吗？这是一种可以长期执行的科学减肥方法吗？

很多人认为"过午不食"这一说法来源于中医，但其实它来源于佛教。作为一条佛家戒律，对其确切的理解应为"不非时食"，即不在许可吃东西的时间以外吃东西。但佛教对于"过午不食"的执行也有其灵活变通之处，比如佛教徒允许吃"药食"，指的就是晚餐。之所以叫"药食"，是提醒僧人不可贪恋食物，晚餐只能当作治疗饥饿的"药"来吃。

由此可见，绝对意义的"过午不食"如同海市蜃楼，看似存在，实际上并不适用。

以"过午不食"来增加禁食时间的减重效果尚未可知，但对健康的影响很确定。让人体处于短时间的饥饿状态时，机体会利用体内储备的能量物质来保证重要脏器的供能，而首先被利用的是体内糖原分解的葡萄糖，随后利用的是氨基酸、甘油等物质，再通过"糖异生"转变成的葡萄糖来供能。在蛋白质摄入不足时，人体骨骼肌等器官组织中的蛋白质等将会被分解产生氨基酸，造成肌肉的消耗。肌肉减少不但会降低机体代谢速率，脂肪更容易堆积，还会导致皮肤松弛，免疫力下降，肌肉耐力、身体核心力量减弱，更加容易疲劳。另有研究表明，长期坚持"过午不食"的做法对降低体重以及增加机体能量消耗的效果可能并不显著，反而会给人体带来很多负面影响。

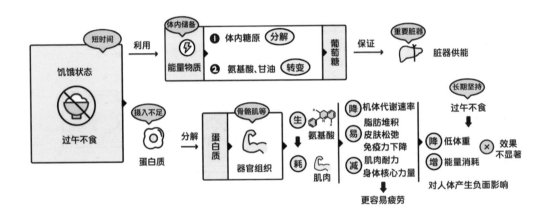

尊重人类已经形成的生物节律，控制能量摄入，适量运动才是减重的正道。俗话说，"听话听音，刨树刨根"，也就是说，很多事情不能只听字面意思，一定要刨根问底，三思而后行才能避免误区。

5 多喝咖啡或吃辣椒减肥，
小心得不偿失！

喝得越多，瘦得越快，咖啡是否真的能减重？

现有的研究发现，咖啡中所富含的绿原酸、咖啡因、膳食纤维可能是咖啡发挥减重作用的主要物质。其中，"绿原酸"作为一种多酚类植物化学物质，具有抗炎、预防糖尿病、促进胃肠蠕动和胃液分泌等多种功效；"膳食纤维"具有促进胃肠蠕动以及排空的作用，而"咖啡因"被认为是咖啡发挥减重功能的重要物质。有研究表明，咖啡因可以影响人体的能量平衡，通过提高机体代谢率、加快能量消耗、促进脂质氧化及分解产热来增加机体的能量消耗等，进而产生一定的体重控制作用。

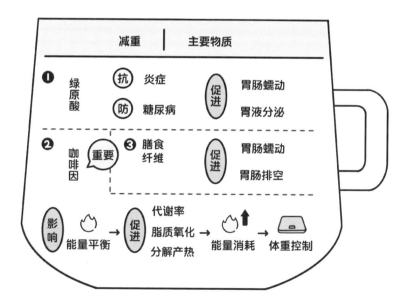

尽管咖啡在控制体重方面的作用得到了证实，但是在减肥过程中仅仅依靠咖啡也不可能达到理想的效果。在一项调查中，一天摄入 300 毫克咖啡因，仅能额外带来 79 千卡的能量消耗。而根据减重的原理，减少 1 千克体重平均要消耗 7000 千卡的能量。根据上述的比较不难看出，仅依靠每天喝 3 杯左右的咖啡就想实现每天减重 0.5 千克，肯定是不现实的。除此之外，咖啡因对人体体重控制效果是在咖啡因摄入比较少的受试者中得到的，至于长时间服用是否有这种效果，目前尚无数据支持，因此对于长时间以咖啡"续命"的人们来说，还需要慎重看待其减重效果。

咖啡减肥绝对不是简单地多喝几杯咖啡就行，稍有不慎还会对正常的生活产生影响。如果以对人体不产生副作用（一般毒性、心血管效应、对骨骼状态和钙平衡的影响，成年人行为的改变、癌症发病率的增加以及对男性生育能力的影响）为原则，健康成年人每天摄入的咖啡因不宜超过 400 毫克（相当于 2 杯美式）、孕妇每天的咖啡因摄入量更是不能超过 300 毫克。

在减重过程中，可以将咖啡作为加快机体能量代谢的补充物质，可以选择咖啡因含量高的黑咖啡，不加入糖等调味剂，以避免额外增加能量摄入，在饮用后进行一定的身体活动增加能量消耗。但减重的核心依然是控制能量摄入以及加大能量消耗。

多吃辣椒能减肥？无辣不欢可不是减重良方

"辣椒减肥法"最初起源于日本，其作用机制是辣椒中富含一种化学物质——辣椒碱。一项动物研究发现：辣椒碱可以通过激活辣椒素受体（TRPV1）相关信号通路，抑制脂肪酸合成，促进能量消耗，导致脂质聚积减少，显著减轻饮食诱导的肥胖小鼠体重。同时研究证实，它可以通过增强交感神经的活动，进而抑制食欲，增加能量代谢。日本学者在人群试验中验证了"早餐食用辣椒对人体碳水化合物、脂肪、蛋白质摄入的抑制作用"。

除此之外，人群试验还证实了辣椒碱可显著降低餐后血糖、胰岛素、C 肽水平，改善胰岛素抵抗，这也可能在控制肥胖中发挥一定的作用。尽管基础研究提示了辣椒碱潜在的减肥功效，但在高质量的人群研究中，辣椒碱的减肥作用并不理想。在一项严格设计的随机对照试验中，实验组人群每日服用 6 毫克辣椒碱，经过 12 周的干预，与安慰剂组相比，两组人平均体重都有所下降，但并没有显著差异。在国内的对照试验中，10 位超重志愿者经过 4 周的口服辣椒碱干预后，其体重指数、肥胖程度、内脏脂肪重量、体脂率和臀围都较干预前明显降低。另一组包括 9 项随机对照研究的荟萃分析结果显示，口服辣椒 / 辣椒碱可以使超重及肥胖者的平均每日能量消耗增加 58 千卡，这仅相当于普通人一日总能量摄入的 1/30 左右，说明单纯依靠食用辣椒减肥是远远不够的。

综上所述，辣椒减肥的效果虽然在动物研究中均获得了比较肯定的结论，但是在人群中使用辣椒减肥的效果并不显著，或者说辣椒只可以作为减肥过程中的一种辅助性食物，完全依赖辣椒减肥并不现实。目前还缺少长时间食用辣椒进行减重的研究，长期食用辣椒后机体是否会因耐受作用而导致减肥作用下降，仍是一个未知数。

由于我国当前"无辣不欢"饮食文化的流行，火锅等美食在制作过程中加入了大量的辣椒来刺激食欲，食用这类含辣椒比较多的食物后的不适症状也普遍存在。对减肥的人来说，食用加工后的辣椒也同样增加了油脂和盐的摄入，对于减肥非常不利。因此，即使在减肥过程中食用辣椒作为辅助，也要注意辣椒的加工方式，避免油腻，避免过量食用给人体带来的不适症状。

6 排宿便 vs 洗肠，哪个方法减肥更"魔性"？

被杜撰的"宿便"和被杜撰能减肥的"排宿便法"

近年来，随着人们对外形和养生的重视，各大美容、养生、保健行业等紧抓商机，形形色色的新产品、新概念不断涌出。伴随而来的是各种清肠减肥药品、保健品和清肠术，"排便清毒""排便减重"成了随处可见的减重广告标语。那么，人体中真的有"宿便"这一"危害"产物吗？

医学上根本不存在"宿便"这一概念。只要了解粪便的形成过程及成分，便很容易揭开"清宿便，排肠毒，快速减重"的真相。首先是食物经过口腔的咀嚼和初步消化到达胃部，随后在胃部蠕动和胃酸的作用下进一步成为食糜，接下来进入小肠，在小肠中经胆汁、胰酶等分解成小分子被吸收，最后无法消化分解的纤维素等食物残渣进入结肠，在结肠内经过水分重吸收和肠道菌群发酵后集聚成形，至此才开始形成粪便。也就是说，小肠是吸收营养的主要场所，而大肠是吸收水分、菌群发酵、形成粪便的场所。一般来说，从摄入食物到形成粪便排出体外需要 12~50 小时，如果按照"宿便"的字面意思，那么我们每天排出的粪便都是"宿便"了。

至于粪便和肥胖的相关研究，只有一项儿童排便功能障碍（包括便秘和非滞留性大便失禁）与超重肥胖的关系研究表明两者具有相关性，但并不能说明两者存在因果关系，且可能与两者的共同影响因素（饮食、运动、激素调节、肠道菌群、遗传史）有关。此外，并没有其他证据显示宿便会导致肥胖或者排便能够减重。

洗肠减重法：脱水危及生命，还需慎重

美容机构的"洗肠"，类似于医学上的"灌肠"，后者是一种肠道疾病治疗方法，但是要严格限制频率、灌肠剂等，而一些美容机构尤其是不规范的机构所宣传的"洗肠""排毒"，不但不能减肥，还有可能导致肠道过度清洁，肠道菌群紊乱，破坏肠道免疫系统，引起继发性腹泻、便秘、感染等。

　　"清宿便、排肠毒"类减肥保健产品，往往添加了很多泻药成分，如番泻叶、芦荟、大黄这些刺激性致泻物质，它们可以通过刺激胃肠道蠕动，快速将肠内容物排出体外。这种人为的腹泻不但会导致机体水分大量丢失，还会带走各种电解质，发生电解质紊乱、低血压、甚至休克危及生命；长期腹泻，食物中的营养成分吸收不足、排泄增多，还会导致严重的营养不良，肠道功能下降。另外，泻药的刺激性早期会导致肠黏膜变得敏感，发展成应激性肠炎，变成"肚拉拉"。长期服用这些产品将损害肠道自主的节律性运动，减弱直肠的排便反射敏感性，最终导致"无药不动"。

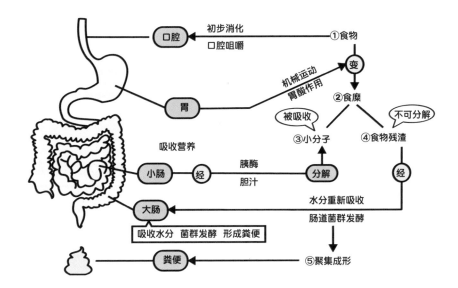

7 "马拉松式"减肥：
跑得越久，减得也越多？

对于运动减肥的认识，很多人还存在不足或误区。马拉松式减肥人群往往认为，跑步时间越久，所消耗的能量越多，对减肥越有效。有研究表明，跑步每小时所消耗的热量比游泳、跳绳、打羽毛球都高。然而，跑步的减重效果与跑步时长不一定成正比，而与是否限制能量摄入、运动的方式或形式有着密切关系。

研究表明，运动的减重效果在不同个体间可以表现出巨大的差异，但总体来看，在不限制能量摄入的条件下每周进行中等强度运动 150 分钟或马拉松式长跑均可能出现体重不变甚至反升的现象。此外，跑步的减重效果还与跑步的速度、强度、规律有关。以下问题是导致运动减肥效果甚微的常见原因。

跑得太快

减重的目的在于减少体内脂肪，而脂肪燃烧主要以有氧的方式进行。所以如果跑步速度过快，不仅不能燃烧脂肪，反而会加速体内糖原的消耗，从而导致运动性低血糖与运动能力降低等。45%~65% 最大耗氧量的中低强度有氧运动的脂肪氧化效率最高，而高于 70% 最大耗氧量的运动的脂肪氧化效率反而会下降。

运动后乱吃东西

运动后能量消耗、血糖下降、缺水等会使得食欲大增、极度口渴。很多人会喝运动饮料或吃美食犒赏自己，而这些饮料或食物往往含有较高能量，轻易就能补足甚至超过运动所消耗的能量。

运动之外生活懒散

减重的关键是使能量消耗大于能量摄入，实现能量负平衡。如果日常生活体力活动很少，仅依靠运动消耗能量，往往很难达到理想的效果。

执行困难

长时间跑步运动负荷大、耗时久，难以长久坚持，久而久之容易产生心理负担，增加自我挫败感和愧疚感甚至自暴自弃，偏离原本减重的美好初衷。

跑步环境单一

长时间遵循单一跑步路线，肌肉很快就适应，心理上也易产生厌烦感，容易达到减肥平台期，导致跑步计划难以持久。

马拉松式的长跑也未必能有效减肥，还有可能带来很多的身体负担。研究显示，即使是接受专业训练的马拉松运动员，在跑步结束后也会存在严重关节受累、肌肉撕裂伤、大腿内侧皮肤红肿发炎，甚至出现血尿、蛋白尿等急性肾损伤。此外，长时间、高强度的运动还会导致免疫系统应激性损伤，容易出现感冒、发热症状，甚至增加感染风险。而非专业运动员不规范的跑前准备、跑步方式、跑后修复，更会加重自身关节、软骨的损伤，增加心肺负担，尤其是对有呼吸系统和循环系统疾病的人而言，马拉松长跑无疑是雪上加霜。因此，不建议普通人选择马拉松长跑来减肥健身，应该根据自身情况量力而行。

 # 桑拿浴 vs 裹保鲜膜，水分流失减重不减肥

桑拿浴减肥法：泡个澡就能减重？

桑拿一词是芬兰语，原意是"无窗户的木屋"，指在封闭房间内用蒸汽对人体进行理疗的过程。传统的芬兰桑拿浴是用水泼在封闭室内烧热的石头上来产生蒸汽，这种方式因能够营造高温度（80～100℃）、低湿度（5%～25%）的室内环境，而被称为"干蒸浴"。另一种从土耳其传来的蒸汽浴，可使室内温度达到40～70℃，湿度接近饱和，故被命名为"湿蒸浴"。两种蒸浴构成了我国桑拿浴的主体，因有研究显示其具有多种保健功效，故逐渐被大众接受，成为一种时尚的休闲方式。

桑拿浴减肥之所以能够在减重市场占据一席之地，是因为它迎合了人们不爱运动的懒惰心理。但引起肥胖和超重的一项重要因素是缺乏身体活动，而超重和肥胖又会加剧懒惰心理从而让人更加不想运动。不爱运动又想要消耗能量，因此催生了多种号称可以消耗能量的"被动运动减肥法"，如泡浴、按摩、甩脂机等。那么，仅靠外力来帮助完成运动的"被动运动减肥法"真的如宣传所言那般有效吗？

无论是干蒸浴还是湿蒸浴，本质上都是一种高温疗法。随着外界环境温度的升高，人的体温也会随之升高。为了增加散热使体温恢复正常，体温调节中枢会释放信号促进汗腺分泌。有研究显示，桑拿浴的排汗速度大约为0.6~1.0千克每小时，15~30分钟桑拿浴的平均排汗量为0.5千克。又有实验发现，连续6次15分钟的桑拿浴可使受试者减去2.3%的体重，而若受试者在每次桑拿浴之间的休息时间喝下与前一次桑拿浴减去体重等量的水，实验结果发现受试者只减去了0.4%的体重。

因此，桑拿浴能够减重的主要原因只是体液的流失，难以实现减脂的效果。

　　裹保鲜膜运动并不能减重！因为这种方式减掉的体重都是身体脱的水，在运动出汗时，每一个毛孔都要呼吸，与外界互相换取能量。如果这个时候把毛孔憋住了，虽然目的是希望能出更多的汗，减掉更多的水，这样看似体重下降了，但体内的每个细胞都像花儿一样蔫了，补充两杯水后，细胞就又展开了。

　　也许有人会问，为什么练高温瑜伽会有不错的减重效果呢？其实，高温瑜伽减重的重点还是在于"锻炼"，本质上是以运动来消耗一定的能量。人体出汗是为了将体内多余的能量排出，以维持体内温度均衡。当人在运动时，体温适当升高，人的基础代谢率小幅增加，热量消耗只是比一般情况略有增多，并不能大量燃烧脂肪，而健康的减重是以减少脂肪为目标，所以从这个角度来说，裹保鲜膜运动并不能减重。

　　只有进行较长时间的中等强度以上运动，脂肪才会参与供能并作为主要供能物质，身体成分才会得到改善。有文献报道，长期坚持每周 200~300 分钟中等强度的有氧运动，能显著提高机体的基础代谢率。

9 吸脂减肥能一劳永逸吗？

　　抽脂术在医学上又称为吸脂术，即脂肪抽吸术，可以快速地去除人体某些部位的皮下脂肪，达到形体重塑或辅助治疗疾病的目的。目前它已经成为最常见的外科整形手术之一，据估计，目前全世界每年约进行 145.3 万例抽脂手术。

　　吸脂的主要方式可分为：肿胀负压吸脂术，共振吸脂术，超声吸脂术，水动力吸脂术。此外，还有电子脂肪抽吸术、激光辅助脂肪抽吸术、射频辅助脂肪抽吸术、内镜辅助脂肪抽吸术。不同的吸脂术原理基本一致，均是先通过某种技术使脂肪细胞溶解破裂，而不对神经血管结构产生影响，同时保持体液平衡，随后利用特定的抽吸设备将脂肪移除体外，可以最大限度地减少不适。目前，随着医学技术的不断发展，吸脂术适应证在迅速扩大，它已经成为一个改善其他美容手术的重要辅助技术，包括颈阔肌成形术、缩小乳房成形术、腹壁成形术、上臂成形术、大腿提升和减肥后的身体轮廓调整等。

吸脂减肥并非一劳永逸

　　与饮食控制和运动等减重方式相比，抽脂最大的优点是"快速，并且是唯一能真正减少体内脂肪细胞数量"的方式。甚至很多人认为可以通过抽脂手术减少脂肪细胞数目实现"永久"减重。

　　然而，抽脂减肥并非一劳永逸。研究表明，虽然进行腹部脂肪切除术的女性在 1~2 个月内可能有显著的体重减轻和 BMI 改善，但这种影响在手术后几个月（3 ~ 20 个月）就会消失，手术去除脂很可能会触发脂肪再分配和代偿性脂肪生长的反馈作用，尤其是内脏脂肪的代偿性增加。另外，抽脂只是抽除机体冗余的脂肪，并不会增加基础能量消耗，很多术后饮食和生活习惯不加以改变的人，更容易出现体重反弹。

吸脂术也有并发症

随着科学技术的发展，抽脂手术已经成为一项相对安全的皮下手术，但仍具有一定风险性。国外统计数据显示，每 47 415 宗手术中，就有 1 人丧命，比例为 0.0021%。而抽脂手术可能带来的并发症多达 20 余种。虽然有研究报道抽脂手术通过减少大量脂肪细胞，可在一定程度上改善机体糖脂代谢，提高胰岛素敏感性，但一旦出现并发症，往往得不偿失。

吸脂术应注意什么

对于某些因重度肥胖（BMI>30）造成下肢骨关节炎及其他脂肪相关疾病，如脂肪水肿、淋巴营养不良综合征、多发性对称性脂肪瘤病、胰岛素诱导的脂肪营养不良等，严重影响生活质量，通过控制饮食和体力活动难以改善的患者，抽脂手术可能是一种较好的治疗手段。此时，一定要找有经验的专业整形外科医生进行严格的术前评估和检查，详细交流、讨论并制订全面细致的脂肪抽吸计划。总而言之，吸脂术并不是一种普遍适用的减重方法，正确减重应该询问医师及营养专家，靠均衡的饮食与适当的运动，来达到减肥又不危害身体健康的目的。

10 拔罐 vs 针灸 vs 局部按摩，哪个更减重？

拔罐减重

拔罐到底能不能减重，目前还缺乏研究证据。但如果通过拔罐能让减重者不饿，并且在拔罐的同时，每天都可以进行不低于 40 分钟的有氧运动，且采用低能量饮食，减少或不吃高热量食物，增加新鲜水果和蔬菜的摄入，它就有效。但是不同的机构，不同的穴位能不能产生同样的效果，目前还缺乏足够的证据。

有效减重的条件

❶ 无饥饿感　❷ 有氧运动　❸ 低能量饮食

❹ 高热量食物　❺ 新鲜 水果&蔬菜

针灸减重

针灸疗法是我国传统中医中一种很有效的方式，它以经络学说为理论基础。已有临床数据表明，针灸的确有一定的减重效果，但单纯靠针灸治疗肥胖是不现实的，减重效果也很有限。控制饮食并做适当的有氧运动，才能充分发挥针灸疗法的减重功效，减脂效果也才会比较明显。除此之外，针灸作为一种治疗肥胖的手段和方法，副作用也无法避免，因此需要有经验的医师在行针刺的过程中通过穴位配伍，尽可能避免针灸疗法的禁忌证，进而减少针灸疗法带来的副作用和不良反应。

局部按摩减重

单纯通过局部按摩进行减重，非常不可取也根本没用。因为皮下脂肪在全身都是自由流动的，它固定长在什么地方与激素的分泌有关，按摩只能对局部脂肪形成小小的动员。

而肥胖的本质是体内脂肪大量蓄积，过多的内脏脂肪会严重威胁我们的健康。所以真正的减重，肯定是全身均匀地减脂肪，因为只有动员全身脂肪之后，才能够有效地动员内脏脂肪。

减重强调的是长期的生活管理，关键在于在每天的生活中用什么样的理念去减重。不论你通过什么方式进行局部按摩，实际上都需要科学的指导。医学减重，其实是为你提供一种正确的生活管理方式。

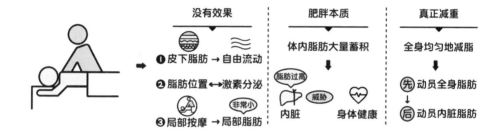

11 刷舌苔 vs 吃完抠吐，能减少吸收和降低食欲吗？

刷舌苔可以影响食欲并减重吗？

舌苔，主要是由脱落的上皮细胞、渗出的白细胞、食物残渣、细菌和唾液构成。正常情况下，由于人体的新陈代谢，老化的上皮细胞会渐渐脱落，而新生的上皮细胞则渐渐成熟，这种新老交替处于平衡的状态。当舌苔过厚的时候，是需要刷一刷的，但前提是轻柔地刷，避免损伤舌头上的舌乳头，刺激味蕾，使味觉功能减退。健康的舌头，应该是粉红色且覆盖一层淡淡的白色舌苔。

经常吃重口味的食物，例如烟酒、咖啡、烧烤和辛辣食物，舌苔就会变厚。因此，建议减重者在日常生活中清淡、均衡饮食，尽量少吃垃圾食品，让自己的舌苔能够慢慢地缓解，而不是去刷舌苔，让自己吃更多。

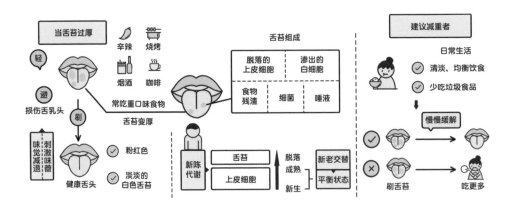

不管从哪个角度来看，吃完饭就通过抠喉咙催吐来减重，都是百害而无一利的事情。

由于催吐是一种人为导致的呕吐，手指对喉咙的刺激可能会引起十分剧烈的呕吐，这样很容易造成对食道的撕裂。另外，这种长期的催吐行为，会对下丘脑产生很强的一个反应，渐渐不知道饱和饿，只知道吃了就必须吐，形成一种习惯性的呕吐。长此以往会导致营养不良及身体异常：肝功能偏高、糖尿病、血糖增高等，对身心健康的影响非常大。

一般胃腔内 pH 值为 2，属于强盐酸环境，胃腔内有碳酸氢盐的黏液保护层，能够避免强酸对机体黏膜的损伤。进行催吐时，胃腔的大量胃酸会进入食道，而食道中 pH 值为 7，基本上是中性，当 pH 值为 2 的强酸性胃液经过食道时，会引起食道损伤，时间久了就会引起反流性食管炎，甚至成为牙齿脱落、食管癌的元凶。

12 越胖越笨，有科学道理吗？

　　肥胖对儿童来说是一个很大的健康威胁，不但威胁到孩子的心理，还会影响孩子的智力。虽然肥胖不会对智商造成本质上的影响，但是如果肥胖导致孩子社会交往减少，那么与孩子社交相关的智力发展就会受到一定的影响，这一点值得家长们关注。

　　目前，肥胖儿童智力偏低的原因尚不清楚。在某些肥胖儿童中，可能由于肥胖导致的呼吸困难、血液黏稠度增高以及红细胞携氧能力下降，脑细胞可能出现不同程度的缺氧，造成患儿嗜睡、记忆力减退、对外界刺激的反应迟钝，进而影响智力发育。另有研究发现，超重者的脑白质是有所损伤的，这也就意味着肥胖人群的认知功能相对较差，反应也较慢。所以说，胖会使人变笨是有一定科学道理的。不过，这并不是说越瘦的人就越聪明，而是应将体重控制在健康的范围内。

13 在生理期减重，效果会倍增吗？

从临床实践看，在生理期减重并不可完全采纳。因为月经是一个生理活动，不需要人为干扰，而是应该在月经周期那几天适当减少运动，并适当减少进食。因为女性生理期是一个抵抗力比较低，并且非常容易发生感染的一个时期。如果在这个时候减重，一方面容易因摄入不足出现贫血，或者是免疫力低下，另一方面因为运动受限，经期如果进行减重，可能会加重身体的虚弱感。

有研究显示，经期饮食结构合理、睡眠充足，会大大降低接下来一个月的糖皮质激素和胰岛素等这些拖慢代谢的激素水平。另外，由于月经代谢、水肿消退，体重下降 1 公斤左右很正常。其次，因为月经后雄激素等各种促进代谢的激素开始增加，在月经后的一周开始增加运动，这样或许更适合女性减重。

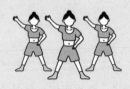

　　俗话说，"图功易，成功难；成功易，守功难，"计划减重、达到减重目标、维持减重效果是一个循序渐进的过程。就像战争年代要去攻打一个山头，所有人只为一个共同的心愿，或拿枪或扛炮，只等冲锋号一响，向前冲锋就是。然而，等到山头拿下来，减重目标初步达到，才发现诱惑多多，如群狼环立，如何守住减重成果，确实需要坚定的意志力、始终不变的初心、灵活的生活技巧以及科学创新的技术。坚持！坚持！再坚持！坚持六年以上，才能真正到达维持减重效果的终点！

第七章

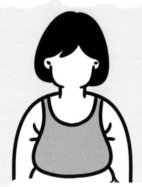

医学减重不反弹

在《中国超重／肥胖医学营养治疗指南 (2021)》中明确指出，减重的维持与减重目标同等重要。目前，对于减重后体重维持的定义尚不统一，比较多的表述是"比初始体重下降10%以上并且维持至少1年"或者"比初始体重下降5%以上并且维持至少2年"。但是，我们的目标则更高：减重 10%~15%，维持 5~6 年乃至终生。

之所以提出这样的高要求，是因为人体太喜欢自己的"高体重"了。人体内存在多种机制可调控能量平衡来维持自身体重的相对稳定，通常减重计划结束后1年，大部分人会恢复已减掉体重的 30%~35%，而 4~5 年内则基本恢复到减重前水平。为了更形象地表述这一现象，人们称之为"体重循环"或者"溜溜球效应"。

原本我们认为"溜溜球效应"就是源于肥胖者不愿意改变生活方式、过于贪恋熬夜和喝饮料的生活、无法控制自己的行为等，但最新的研究显示，减重后复重的发生同时也受生理性机制的影响。人们发现减肥后的脂肪细胞收缩可能引起脂肪细胞内外压力的变化，进而通过炎症反应和分泌脂肪细胞因子等机制引发体重的反弹。因此，体重维持实在是减肥过程中需要真正面对的一大挑战和难题。

1993 年，美国的詹姆斯·希尔（James Hill）和瑞纳·温（Rena Wing）博士建立了美国国家体重控制登记中心（NWCR），并建立了长期管理体重并自愿接受随诊管理肥胖者的数据库，旨在收集减肥成功者的数据并希望研究成功减重的长久维持之道。该数据库要求减肥者体重减轻必须保持至少一年，才能被登记收入数据库，并且录入的成员每年还要填写一次调查问卷，以确保减肥效果得到良好保持。

在建成数据库的 30 年时间里，只有近 10 000 名成功减肥者登记，从这也可以看到真正成功减肥是多么困难的一件事。但是也有令人惊喜的成果，那就是长期减重不反弹是可以实现的，并且随着时间的延长（超过 6 年），就会习惯成自然，肥胖患者维持体重就会变得更简单。当然在这个过程中，需要医生、患者、家人、社会的共同努力，并长期改变行为和生活方式，这样才能让梦想成为现实。

在已有研究成果的基础上，谁能长期保持、谁会快速反弹的场景正缓缓显现。

（1）减重后容易长期成功维持者的画像

- 已经初步实现了减重目标者；

- 初始体重相对较大者；

- 在体重维持阶段能够继续坚持身体活动和运动锻炼者；

- 能规律饮食，坚持吃早餐者；

- 坚持低能量饮食、少吃高脂肪、多吃健康食品者；
- 能减少吃零食的次数者；
- 掌握灵活控制饮食而不苛刻要求自己的饮食者；
- 能持续每天进行自我体重监控者；
- 具备良好的面对和处理压力、负面情绪的能力，不会因为情绪而进食和暴食者；
- 有坚定的减肥动机，能主动减重，相信自己通过努力一定可以拥有理想体重者；
- 拥有稳定的生活状态者；
- 能与医生保持密切联系，能坚持密切随访者。

（2）减重后容易复重（反弹）者的画像

- 迫于家人和健康压力而被动减重者；
- 不理解减重维持期应进行积极的行为改变者；
- 没有形成规律性运动习惯，久坐不动者；
- 不能坚持称体重或监测者；
- 通过完全断食或不吃晚餐来维持体重者；
- 通过饥饿减肥法、盲目节食来维持体重者；
- 通过反复减肥再反弹并容易情绪化进食和压力性进食者；
- 缺乏家人和社会坚定的减肥支持者；
- 性格被动，处理问题不积极者；
- 解决问题的能力较低者；
- 缺乏自信者。

好了，掌握这些信息，以减重后体重成功维持者为榜样，不断鼓励和支持，远离减重后容易复重（反弹）的习惯，在饮食、运动、行为管理、情感认知方面进行多维度干预，就能在更大程度上实现减重后的长期维持。

当然，减重的长期维持并非单纯依靠意志力就能实现，成功维持减重原本就是在一个又一个平台期中动态守恒的。很多胖友经常抱怨说，认真执行方案、天天坚持锻炼，真没有多吃，可是连续 7 天体重纹丝不动，导致直接"破防"失去信心！而我的回答则是，减重这件事儿从来不是直线下降，而一定是螺旋式下降的，坚守减重的初心与信心，坚持就是胜利，最后苗条身形才能真正属于你！

1 体重好久不变了，我是遇到平台期了吗？

减肥平台期即减肥停滞期。当我们为了减肥而减少能量摄取一段时间后，身体就会产生适应性，将所摄取的食物能量充分吸收并有效利用，同时降低基础代谢率，减少能量的消耗，于是能量又达到一个新的平衡状态，体重就不再下降了，这种情况就被称作减肥平台期。

如何判断自己是否处于减肥平台期

想知道自己是不是面临减肥平台期，有以下几种方法。如果发现符合你目前的减重情况，就需要尽快修正减肥计划，使停滞期快快过去。

（1）减重计划仍在认真施行，但体重停滞已达一个月甚至两个月以上。

（2）每天确实吃得很少，但体重毫无变化。

（3）有良好的运动习惯，每天都进行一小时的有效运动，体重却毫无变化。

正确面对减肥平台期

平台期是减肥过程中的常见现象，每个人在减肥过程中都会出现平台期，只是时间长短不同而已，有的人只有一周，有的人却长达几个月。但只要把减肥坚持到底，突破平台期，体重仍会继续下降。

首先，我们需要先评估自己采用的减肥方法是否科学。

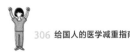

很多人采用网络上流行的速效减肥法，它们属于极低能量的极端减肥方法。这些方法本质上都是极大地削减饮食能量，使肌肉分解，水分流失，体内脂肪减少，从而使体重快速下降，这种减肥方法进入平台期会非常快。此时，建议用阶梯式能量递增的方式增加能量摄入，逐渐达到自己的基础代谢值，再选择科学的方法减重。

其次，需要重新评估自己的饮食和运动。

研究发现，短期内饮食上的能量波动、聚餐过节、情绪进阶等都是进入平台期的重要因素。建议咨询营养医师等专业人士的帮助，进行重新评估，因为很多时候非专业人士很难发现自己饮食与运动方面存在的问题，错误地认为自己的操作很符合标准。

2 遇到平台期时，应如何安排饮食？

想要突破平台期，就要给身体新的刺激，及时调整饮食和运动方式，用新的刺激撼动稳定的体重！

坚持科学饮食方法

要突破减肥平台期，饮食要均衡，不要偏食。

如果目前能量摄取就比较少，那么应在现有饮食能量不变的基础上，增加肉、蛋、奶，大豆制品等富含蛋白质的食物比例，适当减少主食、水果等碳水化合物的比例。如果是素食者可以通过豆类食品来增加蛋白质的摄入量。如果从来不吃主食，这时候可以适当增加一点儿主食、水果，而减少肉类食物摄入。总而言之，要学会变化！也可以增加膳食纤维、维生素 B 的摄入，加速体内新陈代谢，尽快走出减肥平台期。

改变运动方式

改变运动方式也能打破身体僵持的平衡，突破减肥平台期大有希望。

在减肥期间，减肥者一般都会选择一种或两种运动方式辅助减肥。无论你是选择固定健身训练，还是居家瘦身小动作，当身体适应某几种运动方式后，体能提升的消耗量也会逐渐下降，瘦身效果自然会打折扣。

如果你是习惯跑步、骑车、力量训练等运动，不妨改改方式，可以练习韧性要求高的瑜伽、平板支撑等。

3 一旦决定减肥就一定要坚持 3 个月！

人体的脂肪细胞更新周期为90~180天

我们身体细胞更新一次的周期为 90~180 天，每天都有新的细胞自然产生，同时也有细胞自然消亡。脂肪是人体组织不可缺少的一部分，身体每年都在产生新脂肪细胞以取代那些自然死亡的细胞，说明我们的身体在严格控制脂肪细胞数量。所以，脂肪就是身体组织的一部分，不会因为外力的作用或者被动的运动而消失，坚持 3 个月，才可以让身体的脂肪细胞焕然一新。

身体也会有"记忆"

身体对体形也是有记忆的，在身体的脂肪细胞快速下降时，身体会自动启动保护系统防止脂肪快速流失，它会降低身体非正常消耗脂肪的速度，这就是为什么很多人每天吃得少却瘦不下来，甚至会出现当你有几天多吃了一点的时候，身体形成的脂肪会首先堆积在原本减去的部位，这是我们一不小心就会复胖的原因。

再花3个月的时间让身体记住你的体形

在减到标准体重以后，我们还需要再花 3 个月巩固，让你的身体记住你现在的体形。很多使用过减肥药的人、节食者或者身体患有疾病者，在减肥的第一个月非常难以瘦下来。如果没有 90~180 天的减肥计划，你是很难减下来的。更重要的是，只有这个减肥过程形成了身体脂肪细胞记忆的基础，体重才不容易反弹。因此，如果你打算瘦身，请先给自己制订一个 90~180 天的中长期计划。

4 防止体重反弹十妙招

养成每天量体重的好习惯

虽然看到秤上的指针与之前相比毫无变化很叫人沮丧，但它的确能起到提醒与警惕作用。体重只要稍有上升，就能及时提醒你节制、调整饮食生活。研究显示，每天都称体重者的减肥成效，是不常称体重者的两倍。

学会计算食物的能量

一般发胖的原因是能量摄入高于能量消耗。了解食物的能量，计算、记录每天摄入的食物及能量，不但能作为追踪消耗量的依据，进食时亦能自我节制或选择性地摄入，还能养成健康的饮食习惯。

称量食物分量，做到心中有数

买个食物秤，在家时多使用它称量食物。如此不但能避免摄入超量，而且在外用餐时，亦能目测估计食物分量，不多吃。

提前计划好三餐饮食

每天或每周规划一下自己的三餐，用一个固定能量指标当作"尺子"，人可以犯错，但是重要的是不重复犯错，不犯糊涂错。虽然有时能量摄入难免超过计划，但也不至于太离谱。

少吃自助餐

尽量少吃自助餐，尤其是标榜无限量吃到饱的餐厅。若无法避免，盘子里尽量多放蔬菜水果，稍吃些瘦肉或去皮鸡肉及全谷物，避开油炸食物。

拒绝零食诱惑

减肥最忌零食、点心及含糖饮料。外出用餐前先做好饮食控制，比如计划好要点的菜，或出门前先喝杯水，或饭前先喝汤，填个半饱，以减少进食量。少逛面包店，拒绝诱惑。用完餐立即离开餐桌，也不宜边看电视边用餐，以免不知不觉中吃过量。

多吃易饱腹食物对抗饥饿

美国匹兹堡大学的调查显示，成功控制体重者，基本都是持续摄入易有饱腹感食物的饮食者。各类蔬果、全谷物、豆腐、瘦肉蛋白、低脂奶制品等均能产生饱腹感，从而减少进食量。

适当延长运动时间

建议每周至少运动 5 天，每次最少 40 分钟，同时要多种运动方式组合以尽量持之以恒。

多多塑造肌肉

采用重量训练（即抗阻训练）能增加肌肉，而肌肉代谢量为脂肪的 8 倍，即肌肉组织越多，越能消耗更多的能量。

早餐不可不吃

　　许多减肥者误认为不吃早餐能减肥。然而近期英国的研究显示，不吃早餐会改变大脑对食物的反应，认为可能需要高能量食物，进而易促进增加高能量食物摄取概率。如此不但不利于减肥，还会造成体重增加。

　　坚守自己的初心。即便一时放纵自己，比如多吃块蛋糕或偶尔吃一顿大餐等也不要紧，但许多人会借故放弃，又回到原来不健康的饮食习惯。其实，犯个错没什么大不了，就算重蹈覆辙也不是世界末日，还是能随时回到正轨继续下去的，不要轻易放弃。为了健康，为了保持来之不易的轻盈体态，请将维持体重视为生活的一部分，轻松愉快地去实践。时间久了，自然会获得惊人效果。

5 为何总是差一个减肥理由？

惰性几乎是每一个肥胖者的通病。肥胖者一般比较懒散，平时要么坐着，要么躺着，有时干脆呼呼大睡，即使活动一会儿，也会气喘吁吁。最难的是，很多人不知道"为何要减肥"，经常会用各种各样的理由让自己心安理得地"躺平"。这一切都源于肥胖者的"惰性"。

要想克服惰性心理，肥胖者首先要认识到，"多吃少动"是导致肥胖的真正根源。如果没有减肥的决心，就永远不可能远离肥胖。同时，也应多了解肥胖造成的危害，树立为了远离疾病而减肥的健康观。如何克服惰性？不妨试试以下四招。

"习惯"对每个人来说是自发的、不需要思考就可以完成的行为或思维方式，有时候几乎已经是条件反射了。在近几十年里，科学家们也在竭尽所能地探究习惯养成的机制。我们应当铭记，有一些基本原则在支配着人们的认知和行为。

利用"三分钟热度"，营造养成习惯的环境

原本计划每天进行高强度锻炼，然而才开始没多久，一开始迸发出来的精力和冲劲就已戛然而止。其实可以利用这样的"三分钟热度"来塑造一个有利于培养习惯的减肥环境：

- 一次性将冰箱里的火腿和可乐等食品统统撤走，只留蔬菜或其他健康食品；
- 把所有甜食藏在踮脚也够不着的柜子里，最好加把锁；
- 在家里门口旁的墙上弄一个挂钩，把水瓶挂在上面，平时出门时就能顺手带上。

总而言之，想要养成习惯，首先要让这种行为在环境中受到的阻力最小。通过改变环境，我们可以使健康生活变得简单。

梦想太抽象，请把目标细分为具体计划

人们会很容易高估自己掌握的信息。比如，我们可以幻想自己精力充沛、坚持锻炼的样子，但这对我们实现目标并无实际意义。无论是想象还是规划，总是过于抽象，而我们真正需要做的是把目标细分为一个一个具体的行动。

人们常说，要养成"健康饮食"或"多运动"的习惯，与其把这些话常挂在嘴边，不如多行动。比如，明确地计划该怎么吃得更健康，把油醋汁沙拉当午餐。同理，想着"每天晚饭后在家附近散步 5000 步"要比想着"多运动"好得多。吃沙拉和散步才是我们需要想象和规划的具体行为，这些行为将变成我们的习惯。

请为自己贴上显眼的警示牌

繁忙的生活常常令我们身不由己，很难想起自己到底想要什么，又应该如何去做。于是，在家里或者工作场所设置一些关于目标的提示变得极其重要。

如果你想要每天多喝点水，就确保你打开冰箱的第一眼能看到水瓶，或者把你的保温杯放在办公室的桌子上。

如果从明天起就要去健身房，把你的训练鞋放在家门口。

如果你想要晨跑，在你的日程应用里面设置早上 7∶00"跑步"，然后让闹钟在 6∶30 把你吵醒。

不要在琐碎的日常生活中遗忘自己的目标。

健康的身体是养成健康习惯的基础

懒惰不仅是为我们节省能量的生理机制，也是身体向我们传达重要信息的一种途径。懒，可能是因为你睡得不够，可能是因为你摄取的蛋白质不足，又或是因为有不良饮食习惯。健康习惯的养成是一个艰辛的过程，需要以健康的身体为基础。我们要先解决根本的问题再开始锦上添花。比如在打算每天跑 10 千米之前，先确保睡眠充足和营养均衡。

6 寻找互助互利的"队友"

改变生活方式知易行难。饮食、运动、生活、心理调节涉及太多琐碎的细节,这时候同伴的支持和经验分享对减肥新兵来说特别有帮助。

寻找一位与自己经历相似的减肥伙伴并肩战斗

减肥伙伴可以使减肥过程变得更加愉快,不感到单调乏味,尤其是运动锻炼,如果有伙伴,就能够互相鼓励、互相监督、互相促进。

保持有效沟通

如果减肥者已经选好了自己的减肥伙伴,就需要两个人有效沟通,仔细讨论将要执行的减肥计划,尽量罗列出可能遇到的困难以及解决的方法,以及两个人如何密切协作。

彼此关照,互相鼓励

在计划执行中,两人应彼此关注对方,在饮食、运动上互相找出优缺点,对症下药。在改正过程中,为取得的成绩而相互鼓励,增强自信心;就出现的困难寻找原因,尽量改正,对控制不住的放纵吃喝要及时制止。

积极帮助胖友

很多人在成功减重后,却仍然留在一些"减肥群"里帮助新人,这样不仅获得了帮助人的乐趣,而且能时刻提醒自己维持健康体重。

如果找到这样的好队友,你的减重成功指数将增加 1 倍。

7 记减重日记可防止体重反弹！

能够记饮食日记，坚持规律饮食和不常吃外卖的减肥者往往能减去更多体重。

饮食日记是记录你每天吃什么的最简单方法。如果你记下来，它看上去就更加真实；如果你不这么做，很容易假装自己吃得不多。

记录在哪里并不重要，电脑上、手机上、便条上都可以。一旦把你吃的什么写下来，你的饮食就会变得不一样。

当人们被要求去回忆吃了什么的时候，很多减肥者会说"我从来不吃零食"或者"我晚饭只吃了鸡肉"。但是如果他们对自己诚实一点，开始记减重日记，就会注意到自己吃了更多的零食，晚餐的盘子里也不是只有鸡肉。

在减肥的过程中，当我们真实记录自己的饮食和运动细节时，不仅有助于自己和营养医师准确评估，及时发现问题，适当调整饮食和运动方案，而且通过一段时间的记录，还能帮助我们养成良好的习惯。

如何记录饮食运动日记？

以下为饮食运动日记样表，大家可以参考。

日期：　年　月　日			星期：　第　天	体重：　千克		腰围：　厘米

餐次	时间	地点	食物名称	食材	重量	备注
早餐	7:30		牛奶	牛奶	250毫升	
			鸡蛋	水煮蛋或煎鸡蛋	各50克	
			全麦面包	全麦面包（标出烹调方式）	25克	
加餐	10:30		零食			
午餐						
加餐						
晚餐						
加餐						
其他						

运动记录					
运动项目	跑步	游泳	拉伸运动	行走总步数	
运动时间	30分钟	20分钟	5分钟		
运动心率					

其他评分

饱腹感：___分（0～10分，0分代表无饱腹感，10分表示极度饱腹感）
疲劳感：___分（0～10分，0分代表无疲劳感，10分表示非常疲劳）
心　情：___分（0～10分，0分代表心情低沉，10分表示心情很好）

😊　　　　　　　　　　　　　　　　　　　☹
0　　　　　　　　　　　　　　　　　　　　10

将每天每餐进食的时间、具体的食物种类和重量详细记录在饮食日记中，如早餐时间 7:30，牛奶 250 毫升，煮鸡蛋 60 克，全麦面包 25 克。零食的时间和量也要记录。

　　如果记录的食物是烹调后的，要记得标出食物的烹调方式，如煎鸡蛋 50 克或水煮蛋 50 克。

　　记录饮食日记的初期，建议每次都把食物用食物秤称量一下，如果不能做到每次都称量，至少每周要有两天把每餐的食物都称量一下，以免因估计错误而造成和既定方案有偏差。

　　在不方便称量的时候，可以借助盘子或碗等标准量具、手掌来估计食物的重量。

　　将每天具体的运动方式和时长详细记录在运动日记中，如跑步 30 分钟，游泳 20 分钟，拉伸运动 5 分钟。

　　也可以借用一些工具来辅助记录，如手机、计步器等计步工具，记录每天行走步数。

 # 这世界原本就没有欺骗餐！

在减肥或维持理想体重期间，最困难的就是周末总有朋友聚餐、家庭聚会或者婚礼喜宴等，很难避免大鱼大肉、山珍海味、甜品糕点，因此仅一个周末，就有可能让减重计划破产。有胖友这样安慰自己，"苦哈哈少吃多动1个月，稍微放松一顿也没啥"，其实，从你有这个念头的那一刻起，好的减重成果已经开始离你远去了，因为这个世界从来没有"欺骗餐"！要把减肥当作一种生活，努力享受减肥生活的乐趣。

走出家门，享受周末

周末宅在家，很容易就随手拿起一袋零食开吃。所以，你需要趁周末出去走走或者逛逛街，好好享受周末的同时更让自己拥有快乐的心情！

制定更有弹性的饮食方案

平时的饮食控制太严格也是周末萌生"补偿"想法的主要原因，制订更有弹性的饮食瘦身计划，有利于长期坚持。

发掘好吃又低卡的蛋白质食物

蛋白质食物能增加饱腹感，而其中动物蛋白在这方面的功效更明显。宜挑选脂肪较少的精瘦肉或鸡胸肉，烹调的时候避免使用过多的食用油，最好是蒸煮，同时注意控制摄入的分量，这样就不会积聚多余的脂肪了。

多吃富含膳食纤维的食物

富含膳食纤维的食物，不仅能帮助扫除肠道中的"垃圾"，而且饱腹感更持久，缩短空腹的时间，还能帮你改掉经常吃零食的坏习惯。

常备矿泉水

尽量少喝饮料，避免钠元素摄入过量，多喝水促进体内循环，并及时排走体内水分，如果想更方便，不妨在家里常备矿泉水。

适度摄入碳水化合物

碳水化合物是我们人体必需的营养素之一，日常生活中一定要摄入，但由于平时很容易摄入过多，它成为导致肥胖的原因之一。因此，建议每天三餐的主要食物以蔬菜为主，并且按照早、中、晚的顺序来递减碳水化合物的摄入量。

9 生理防反弹，抗炎来帮忙！

现代科学研究表明，造成体重反弹的原因可大致概括为两个方面。一方面是生理机制，其生理变化表现为与食欲相关的激素水平异常波动，促使肥胖者食欲显著增加。这种机制是由脂肪组织中脂肪细胞和免疫细胞数量增加引起的促炎因子释放增加所致。这些由脂肪等代谢细胞对过多能量摄入产生的慢性低度炎症变化，被称为代谢性炎症。另一方面则是行为机制，与个人的习惯及动机有关。近期几项干预性临床研究表明，代谢性炎症是一个潜在的可改变的风险因素，调节炎症会带来稳定的减重效果。

饮食因素可通过多种机制，如调节肠道微生物群、氧化应激和能量平衡来达到防止体重反弹的目的。比如水果、蔬菜、深海鱼、家禽肉类、特级初榨橄榄油和全谷物等食物与全身炎症标志物水平降低有关，如 CRP（C 反应蛋白）、IL-6（白细胞介素 -6）。此外，ω-3 脂肪酸、膳食纤维、益生菌、发酵类食物和多酚类化合物等也被认为具有抗炎特性。而较少摄入水果和蔬菜与较多摄入高能量加工食品的膳食模式，则与炎症标志物水平增加明显相关。

可用计算膳食炎症指数（CDII）的方法了解什么膳食模式最有利于长期减肥。

膳食炎症指数是由美国南卡罗来纳大学研究人员开发的，是基于已经发表的文献衍生而来的一种膳食评价工具，用来评估个人饮食的炎症评分。这个评估工具共由 45 种膳食成分组成，每一种成分都会增加或减少个人的总体炎症评分。如果一种食物能显著提高 IL-1β（白细胞介素 -1β）、IL-6、TNF-α（肿瘤坏死因子 -α）和 CRP 等炎症水平或降低 IL-4（白细胞介素 -4）和 IL-10（白细胞介素 -10）的保护水平，则赋予"+1"评分，相反则赋予"-1"评分。如果膳食成分没有使机体炎症标志物发生变化，则认为膳食成分不具有炎性特征，赋予"0"评分。最终评价饮食结构中总体炎症指数，正值代表膳食的促炎倾向，负值代表膳食的抗炎倾向，0 代表既不促炎也不抗炎。

新鲜的水果、蔬菜

新鲜果蔬富含膳食纤维以及维生素C、
β－胡萝卜素、多酚、锌、镁等，大部分都
是抗氧化的好帮手，也有助于减轻身体的
炎症反应。蔬菜最好以深色菜、叶菜为主，
水果可以选择应季的苹果、橙子、香蕉、梨等。

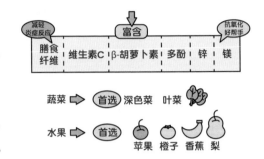

全谷物

全谷物，如小麦、大麦、大米、燕麦、
黑麦、玉米、高粱、小米等是膳食纤维以
及B族维生素的良好来源，有助于保持肠
道上皮细胞完整性，保持肠道益生菌的优
势，最终降低整体的炎症水平。

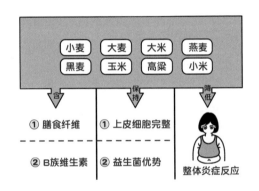

深海鱼类

经常选食一些深海鱼类，如鲑鱼、沙丁鱼和鲭鱼，这些鱼类富含具有抗炎作用的 ω-3
脂肪酸，同时减少饱和脂肪酸和反式脂肪酸的摄入。

多喝茶

茶中的茶多酚含量丰富，也是一种抗氧化、抗炎的物质。咖啡中含有的绿原酸也有
助于抗炎减肥。

一些调味品

咖喱、生姜、大蒜、辣椒、肉桂、迷迭香和百里香等食物含有大量天然的抗炎物质，如姜黄素。其中，咖喱和生姜的抗炎效果不错。

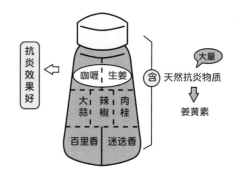

健康烹饪方式

抗炎饮食的烹调方式应尽量健康。肉类经高温烹调或烧炸可产生杂环胺和多环芳烃，并产生晚期糖基化终末产物，具有促炎性。健康的烹饪方式应以蒸、煮、烩、炒为主，少用煎、炸、烤等方式，减少油脂、盐、酱油、味精等的用量。

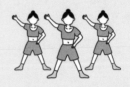

　　有人说"懒"是科技发展的最大动力，但减肥生活讲究"勤能补拙"。其实二者并不矛盾，前者说的是"懒动勤思"，用睿思带动新科技的发展，为减肥打开新思路，让减肥之路更精准、不受苦；后者说的则是，用有效而持久的运动、积极的生活方式弥补易胖体质的不足。俗话说，少吃多动，远离肥胖！但是在英国进行的 660 名同卵双胞胎的肥胖防治研究却发现，在这些有同样遗传背景的双胞胎中，即便吃同样的食物，进食后的代谢也存在极大的差异，有些人甘油三酯快速升高，有些人则不容易升高。其实自古就有"一母生九子，九子各不同"的说法，现代研究也不断验证了古人的论断。随着智能信息技术、遗传学等现代科技的发展，通过收集个体基因、环境、生活习惯等信息数据进行分析整合，实现真正意义上的个体化、动态化的精准减肥正在成为现实。越来越多的高科技、"黑科技"正帮助肥胖者实现安全、有效、可长期维持的瘦身！

第八章

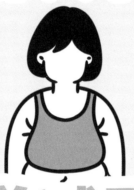

医学减重的
未来之路

1 精准减肥，分而治之

世界卫生组织早在 50 年前已经将肥胖定义为一种疾病，但是对于其治疗则仍然以生活方式调整为主，要靠"管住嘴，迈开腿"，可绝大多数胖友依旧希望有更新、更好、更持久、更省事儿的方法让自己比较轻松地变瘦。近年来，多项科学研究通过个体化人体检测、生化代谢数据、身体活动等独特的身体状况，再参考不同基因信息对食物产生不同反应等因素给予个体化的营养建议，从而使胖友更加精准地获得减重效果。

面对一个个肥胖患者，我们可以按照病因、表型、代谢差异、菌群差异等进行精准分类，每个类别都有独特的干预方向和手段，分而治之，就能事半功倍。

比如在同样肥胖程度（BMI=32）的人中，有人是篮球运动员，肌肉发达，体脂率极低，即便肥胖也不必减肥，这属于健康型肥胖，只需要维持能量平衡、保持运动量；有人是苹果形体形，四肢纤细，大腹便便，严重影响血糖血压的控制，这属于向心性肥胖，需要尽早采用高蛋白限能量膳食配合体育锻炼，快速减脂增肌；有人则是全身都胖，上下同粗，属于梨形体形，他们需要采用"5+2"轻断食的方式，在长期间歇性断食生活中逐步获得健康体重，而不必操之过急；有人的体脂率达 50% 以上，肌肉则少得可怜，属于典型的"泡芙型"肌少症性肥胖，他们则需要补蛋白质、钙、维生素 D 并配合积极的抗阻训练才能重获理想体重。所以，减重方案应该因人而异。

同时，肥胖还是一种代谢性疾病，按照国内数据采用人工智能的方式把中国肥胖者分为四个代谢亚型:（1）代谢健康型肥胖，慢性病发生率最低;（2）高代谢高尿酸血症肥胖，以高尿酸为常见表现，需要采用部分降尿酸的治疗配合减肥;（3）高代谢高胰岛素血症肥胖，表现为代偿性胰岛素分泌过多和多囊卵巢综合征的发病率大幅增加，需要减少脂肪，配合双胍类药物减少胰岛素抵抗而减少饥饿感;（4）低代谢高血糖型肥胖，表现为早期高血糖，胰岛素分泌失代偿，糖脂代谢紊乱严重，需要早期管理，严防糖尿病。肥胖患者找到自己的代谢特点，有利于早期实施更精准的预防、诊断和治疗。

都说人的"胖"源于"饿"，都属饥饿，原因却各不相同。为此，近期有学者按照饥饿的原因进行分类，将肥胖分为以下几种：一是大脑饥饿型，常常表现为食欲异常，为了"吃饱"，比其他人要多摄入 62% 的能量，这些人需要控制进食的欲望，尤其注意要做到只吃七八分饱；二是情绪饥饿型，常常表现为一不高兴就想吃，只有吃才能更高兴，这种进食异常一般与情绪焦虑相关，他们出现焦虑状态的概率是普通人的 2.8 倍，这些人需要放松心情、配合正念治疗，甚至不惜用药物调节情绪，获得对食物的正常认知，才能有机会获得理想体重；三是胃肠饥饿型，常常表现饱腹感异常，俗称"大胃王"，总觉得没有吃饱，刚吃完又感觉饿，他们的胃排空速度较普通人快 31%，总有胃肠空虚感，他们可以在餐前服用膳食纤维粉延缓胃的排空，让食物在胃中多待一会儿，就能饿得晚一些；四是低代谢型，常常表现为吃得确实不多，但是静息代谢率比较低，比普通人低 12%，就是自称喝凉水都长肉的胖人，对他们来说提高代谢率是重中之重，单纯靠少吃很难减重，应采用强化增肌运动，减掉过多的内脏脂肪，从而更好保持减重的效果。

为此，可以看到，未来的减肥一定是精准化、个性化的，每个人都有自己的特点，找到适合自己的减肥之路才是不二法门。

2 "便便" 在减肥中光明无限

2013 年，美国华盛顿大学的杰弗里·戈登（Jeffrey Gordon）教授所主持的课题组在《科学》杂志上发表了一项重要的研究成果，讲述了一对"双胞胎姊妹"的故事，同卵双胎却有胖有瘦。他们将胖丫头的肠道菌群（下称胖菌）转移到无菌小鼠体内，将瘦丫头的肠道菌群（下称瘦菌）也转移到无菌小鼠体内，然后，将两组小鼠分开饲养，但是喂养同样健康的食物。一段时间后，注入胖菌的小鼠竟然都胖了，而注入瘦菌的小鼠却依然还是瘦子。随后，研究瘦鼠的肠道菌群发现，它们的有益菌比例远远高于胖鼠。这就给人们带来希望，肠道菌群能否在肥胖治疗中发挥作用？

在进一步的研究中，人们发现相较于体形正常的人，肥胖者的肠道菌群结构更不合理，有益菌更少，能够过量吸收脂肪和糖的有害菌更多。通过合理地补充益生菌，调节肠道菌群的种类和数量，使其对食物中能量的吸收恢复正常，或许能从源头上改善易胖体质问题。再配合一定的运动，就可以达到控制体重、健康减肥的目标。然而道理虽然简单，临床实施起来却仍有很多障碍，吃什么菌最适合自己，吃多少，吃多久，能否长期有效等问题都亟待解决。

2020 年 8 月，以色列科学家在《胃肠病学》（*Gastroenterology*）杂志上发表一项研究，提出一个石破天惊的思想，用便便来减肥。在试验中，研究人员将 90 名向心性肥胖或血脂异常的肥胖者随机分为 3 组，分别接受 6 个月的饮食干预：正常饮食、传统地中海饮食、绿色地中海饮食（摄入更多的植物类食物，并减少食用红肉）。在饮食干预结束 2 个月后，受试者分别接受粪菌移植或安慰剂，再持续治疗 6 个月。结果发现，与其他两组相比，接受绿色地中海饮食干预受试者的肠道菌群发生显著改变，且经过粪菌移植后，可显著抑制体重、腰围及胰岛素水平的反弹。这说明，以素食为主的高膳食纤维饮食模式可能更能在粪菌移植治疗中获益。为此，研究者推荐代谢水平比较低和毅力不佳，或者担心节食减肥会反弹的胖友，试试规范的粪菌移植技术，它可能成为一种减肥新技术并逐步应用到临床实践中。

　　当然，很多朋友对粪菌移植的过程经常产生"恐惧感"，所以望而却步。其实现代肠道菌群的研究告诉我们，以拟杆菌属为主的肠道菌群常常与饮食中高动物蛋白和饱和脂肪酸的摄入有关；而以普雷沃氏菌属为主的肠道菌群则与大量摄入碳水化合物和蔬菜纤维有关，在农业社会和素食者中居多；以瘤胃球菌属为主的肠道菌群与长期食用水果和蔬菜有关。根据这些特点，有计划地补充更容易带来良好饮食模式的益生菌，慢慢改变肠道的菌群环境，也许同样能够起到粪菌移植般的奇效。

　　在这里我们强调，益生菌减肥并不是智商税，虽然它并不是"超级英雄"，并不能达到无所不能的境界，但我们相信科技的进步会逐渐帮助我们从菌种菌株、菌种数量、活性、减少胃肠液杀伤等方面获得适合自己的益生菌，让减肥变得更轻松。

　　写一本适合国人、好读又好用的减肥实践指南，是我写本书的愿念。在写本书后记时已经是 2023 年兔年的春节了，在与家人聚餐庆新年之余，在临近除夕的抖音视频中，最多的提醒就是千万别"每逢佳节胖三斤"。"肥胖"与"减重"已经逐渐成为我们生活中的主题。为此，我在本书中最想表达的就是"减重的力量"。

　　之所以称其为"力量"，是因为减重成功这件事儿需要减重者拥有强大的勇气、坚定的信念、行之有效且便于实践的安全方法，以及"长相厮守"的维持方案才能获得最后的成功。

　　电影《流浪地球2》中有一句话很流行，"我相信人类的勇气可以跨越时间，跨越当下，跨越未来"。无论什么原因让你产生减肥的动机，只要你有足够的勇气面对，永不言弃，就迈出了走向成功的第一步。理想的健康指标、好看的小裙子、漂亮的婚纱、久违的 6 块腹肌，都足够让你产生减重的勇气。

　　坚定的信念是维持减重的原动力，我经常和胖友们说，做最坏的打算享受比较好的结果，只要能够坚持，就能经历不一样的人生。本书提供的健康生活方式，能够让你精力更充沛、身心更健康，甚至改变你的人生并获得更多的机遇。

　　有效的减重方案则是本书最大的亮点，我推荐的每一种减肥方法都被大量循证医学证据证明有效并已列入中国的减重指南中。无论你属于哪一种肥胖者、在人生的哪一个阶段，总能找到适合自己的减肥方案，剩下的就是去执行和坚持，我将陪伴你一步步成功实现减重大计。

体重的维持则是减肥成功的最重要标志。我总是给成功减重设立一个时间上限——6年！但事实上，一个良好且可以坚持终生的生活方式才是成功减重的保障。我们正在进行的"循环体重"临床试验中，就是针对那些"屡战屡败"者，寻找其体重反弹的生理因素和诱发因素，试图逐个击破，让健康体重长期相随！

最后，希望这一本老少皆宜、图文兼备、易懂实用的减肥图书，能够成为伴随你左右的指导书、工具书、趣味书，在你有勇气面对减肥时，随时能给你帮助，并且不断通过新媒体的方式提供最新的减肥方法，让它成为一本长期能用的可扩展的书。这才是它的"力量"所在，也愿这股"减重的力量"为全国所有胖友带来健康与快乐！

减肥道路千万条，安全健康第一条，饿减躺瘦不规范，储脂反弹两行泪！

在开启减肥生活之前，先记录一下自己当前的身体数据吧！

我的体重：_____ 我的身高：_____ 我的 BMI：_____

我的腰围：_____ 我的臀围：_____ 我的体脂率：_____

接下来，你只需要按照书里第 82—87 页的食谱安排一日三餐，每天总能量摄入约 1100 千卡，适合大多数减重的女性长期使用。如果你吃完第一周，还是会为吃什么而发愁，不妨试试跟着手册里附带的 21 天减重食谱来吃，相信 21 天后，你会认识新的自己！

如果你已经准备好了，就先给自己定个小目标吧！

21 天后，我要：

减重 _____ 公斤！BMI 达到 _____，腰围 _____，臀围 _____！体脂率达到 _____！

陈医生贴心提示：

①记得对照书里第 82 页的蛋白粉用量表，确认自己应该喝多少克哦！

②有舍得有，减重期间有些食物不吃也罢！在手册的"医学减重工具 3：饮食原则"中，你可以速查这 21 天里不能碰的食物，离成功更进一步！

③回顾书里第 81 页的高蛋白膳食减重计划，午餐晚餐都要好好吃！

④别忘了根据书里第 53 页的方法定制适合自己的运动方案，保证运动量，每一天都要动一动！

有氧运动：每周运动 7 次，每次 40 分钟，心率达到130～140次每分钟。

抗阻运动：每周运动 7 次，每次 20 分钟。

"享瘦"健康，安全提示：

启动该减重方案（高蛋白方案）前，务必再回顾一下自身是否适合该方案！我并不推荐右侧这几类人采用该方案实施减重。

1. 孕期、哺乳期妇女
2. 儿童青少年
3. 正值更年期者
4. 高龄老人（超过 70 岁）
5. 正值临床治疗的肿瘤患者
6. 无法控制进食情绪者
7. 正在应用激素治疗者
8. 已经存在临床肾脏病诊断者
9. 严重心、肺功能异常者

你还在等什么？第一天开始了，快一起行动起来吧！

7:30 　起床称体重，注意要空腹、排空小便、只着内衣！

今日体重：_____公斤

喝白开水，记得分成10口慢慢喝。

300毫升

8:00 　准备300～500毫升清水，把25～35克（纯度>85%）+乳清蛋白粉（根据体重实际情况选定）、10克纤维粉都放入清水中搅拌后，小口慢饮。另口服一粒复合维生素和一粒鱼油胶囊。

300～500毫升

10:00 　该喝水啦！记得要小口慢喝！

300毫升

12:00 　记得吃午餐，吃饱了才能瘦！

主食：米饭（25～50克生重的大米，熟重65～130克）。

青菜：生重250克，白菜、油菜、菠菜、莜麦菜、生菜等青菜均可。建议水煮或用少量油烹调即可。

肉：清蒸鱼，100克鱼肉，不吃皮，也不能另加油。

选择三文鱼/鳕鱼等深海鱼，或者草鱼、黑鱼，洗净放入锅里蒸，根据个人口味加入适量酱油或蒸鱼豉油或少量盐即可食用

14:00 　喝水小小口，慢慢喝，减重更健康！

300～500毫升

16:00 　准备300～500毫升清水，把25～35克（纯度>85%）+乳清蛋白粉（根据体重实际情况选定）、10克纤维粉都放入清水中搅拌后，小口慢饮，减重加速！

300～500毫升

如果你太饿了，也可以吃点小零食，只能吃一点哦！

在你选择的零食下面画个钩吧！（限100千卡）

全麦粗粮饼干　　巧克力　　无盐牛肉干　　全谷物饼干　　坚果

18:30 主食：玉米（拳头大小）。

青菜：生重250克、白菜、油菜、菠菜、油麦菜、生菜等青菜均可。
建议水煮或用少量油烹调即可。

肉：瘦牛排，生重100克；用少量黑胡椒和少量盐调味腌制，抹上
橄榄油烤熟，调味即可食用。

18:30后 晚餐后，请你尽量不要进食，如果感觉非常饥饿，也可以吃点水果，但是只能
吃一点哦！

在你选择的水果下面画个钩吧！（限200克）

火龙果　　　苹果　　　番茄　　　黄瓜　　　胡萝卜

饿了就喝点水吧，这样肯定不会胖的！

300～500毫升

19:30
|
20:30

有氧运动40分钟，抗阻运动20分钟，在你选择的运动下面画个钩吧！

有氧运动　　　　　　　　　　抗阻运动

喝口水，歇一会儿！

300～500毫升

22:00
|
23:00

恭喜你！第一天打卡完成，现在你该睡觉啦，记得不要熬夜啊！

花一分钟时间，深呼吸，总结一下今天的得失吧，千里之行始于足下！减重生
活的第一周最关键，会有一些小饥饿和小无措，放松心情，迎接第二天到来！

时间 \ 安排		第一周减4斤！							
		举例	第1天	第2天	第3天	第4天	第5天	第6天	第7天
7:30	起床称体重	73.1千克							
	喝一杯水	⌣							
	1粒多种维生素、1粒(1000mg)深海鱼油	⌣							
8:00	记得吃早餐	⌣							
10:00	补充一杯水	⌣							
12:00	按时吃午餐	⌣							
14:00	补充一杯水	⌣							
16:00	加餐	⌣							
18:30	按时吃晚餐	⌣							
18:30后	如果很饿，可以吃一个水果（尽量不吃）	⌣							
	补充一杯水	⌣							
19:30—20:30	有氧运动40分钟	⌣							
	抗阻运动20分钟	⌣							
	补充一杯水	⌣							
22:00—23:00	1粒多种维生素、1粒(1000mg)深海鱼油	⌣							
	早睡觉，不熬夜	⌣							

艰难的第一周，也是充满希望的第一周！很多经历过的胖友都会反映，这一周的生活就是饿喜两重天，确实是饿，因为吃的的确不多，仅相当于平常一半的量，但是喜的是这一周体重常常"跳崖式下降"。我希望你每天的生活极致简单化，就是2次蛋白餐、2次正餐和1小时锻炼，早睡觉、少吃盐、不吃零食！剩下的时间就可以工作了。

尽你所能不要应酬！不要聚餐！认真执行减重事业才是正途！不过还要提醒你，这一周减得最多的还是水分，要想减脂，下周见，下周还要减2斤。加油！

别忘了每天打卡，本周目标减 2 斤！

时间 安排		第二周减2斤!						
		第8天	第9天	第10天	第11天	第12天	第13天	第14天
7:30	起床称体重							
	喝一杯水							
	1粒多种维生素、1粒(1000mg)深海鱼油							
8:00	记得吃早餐							
10:00	补充一杯水							
12:00	按时吃午餐							
14:00	补充一杯水							
16:00	加餐							
18:30	按时吃晚餐							
18:30后	如果很饿，可以吃一个水果（尽量不吃）							
	补充一杯水							
19:30—20:30	有氧运动40分钟							
	抗阻运动20分钟							
	补充一杯水							
22:00—23:00	1粒多种维生素、1粒(1000mg)深海鱼油							
	早睡觉，不熬夜							

如果说第一周充满了新鲜感与快乐，那么第二周就是忐忑与焦灼，减重过程不会一帆风顺，人生也总有小的波折。第二周的体重一般不是持续下降，而是多数呈螺旋式下降。连续三四天体重纹丝不动，增加了运动量体重反倒还涨了，这都是常事儿，你所要做的就是坚持！再坚持！每天把自己能做的和需要做的逐条完成，稳定的体重就会突然下降，惊喜和胜利就在前面！最后1周，高歌猛进，还有2斤！

继续坚持！每天打卡，本周目标减 2 斤！

时间 \ 安排		第三周减2斤！						
		第15天	第16天	第17天	第18天	第19天	第20天	第21天
7:30	起床称体重							
	喝一杯水							
	1粒多种维生素、1粒(1000mg)深海鱼油							
8:00	记得吃早餐							
10:00	补充一杯水							
12:00	按时吃午餐							
14:00	补充一杯水							
16:00	加餐							
18:30	按时吃晚餐							
18:30后	如果很饿，可以吃一个水果（尽量不吃）							
	补充一杯水							
19:30—20:30	有氧运动40分钟							
	抗阻运动20分钟							
	补充一杯水							
22:00—23:00	1粒多种维生素、1粒(1000mg)深海鱼油							
	早睡觉，不熬夜							

祝贺你，第三个7天你已经顺利走过！经过21天，现在的你：

体重_____公斤！BMI达到_____，腰围_____，臀围_____！体脂率达到_____！

写到这里，我猜很多读者都会有一个疑问：为什么你说的是21天减8斤，不是28天也不是14天？这是因为科学研究表明，我们的大脑形成一条新的神经通路需要21天的时间，换句话说，人的行为改变至少需要21天，经过21天的重复生活就容易养成习惯。

从最初7天的"强迫"到后面14天的"接受"，21天就能够成为"自然"。这种自然的习惯养成过程，对你的减肥计划大有帮助，一旦接下来的时间里形成良性循环，即便运动减量也仍会带来体重下降。然而，如果你的体重还没有达到自己的预期目标，就需要继续坚持。这就是心理学上的皮格马利翁效应，当你持续不断地给自己传递积极信息时，就更容易进步，发展得更好。

我需要你用一个又一个21天执行减重计划，直到6~9个循环后达成减重的终极目标。然后我再为你奉上维持体重的限能量膳食安排，助你长期维持理想体重！继续努力吧，我在幸福的终点站等候你的到来！

陈医生的减重小锦囊

- 减重期间应按时、按量吃饭，吃饭时细嚼慢咽
- 控盐、控油、限糖，植物油每天15克（1汤匙）以内，盐每天5克（1啤酒瓶盖）以内
- 食物重量均为生重，例如50克大米做成米饭后约为130克
- 在规定的范围内，选你喜欢吃的
- 不同食物之间可以进行替换，例如50克大米可以换成200克玉米
- 女生主食按25克大米吃，男生主食按50克大米吃
- 肉类吃纯瘦的、去皮的，50克纯瘦肉可以换成100克鱼肉（鱼肉含水多）或1个鸡蛋（60克）或100克北豆腐或150克南豆腐
- 蔬菜不限，叶菜类、瓜类、根茎类都可以吃，但是红薯、土豆、芋头、莲子之类的高淀粉食物应该与主食进行置换
- 水果不限，咖啡杯容量范围内都可以吃，每日一杯，饿的时候吃
- 每日饮水只喝白开水、黑咖啡或纯茶水
- 减少在外就餐次数，少食辛辣食物
- 减重期间不能吃的食物：所有饮料（包括无糖饮料、所有含酒精的饮料），所有甜点（包括点心、蛋糕、面包、巧克力、饼干、糖块、艾窝窝、粽子、汤圆等），全脂奶，各种坚果（包括花生、瓜子、核桃、杏仁、开心果、芝麻、栗子、干红枣等），包装食品，油炸食品，各种酱（包括沙拉酱、蛋黄酱、千岛酱、芝麻酱、花生酱等），各种高脂肉（包括内脏、荤油、肥肉、肉皮、排骨、鸡爪、猪蹄、火腿、香肠等），各种浓肉汤，比萨，汉堡，烧烤，麻辣烫，火锅

21天减重食谱

第一周

天数	午餐	晚餐
第一天	米饭（25～50克生重的大米，约鸡蛋大小） 蒜蓉炒西蓝花：西蓝花250克，西蓝花游成小块洗净控水，蒜剁成酱，锅烧热刷一点油，放一半的蒜蓉翻炒出香味后下西蓝花翻炒，炒至变软加入少许盐调味，倒入另一半蒜翻炒即可 牛排：菲力牛排100克，用少量黑胡椒和盐调味腌制，抹上橄榄油烤熟，调味即可食用	玉米（约拳头大小） 白灼生菜：生菜250克，生菜洗净，沸水焯一下，加少量生抽，3克蚝油，加少量水煮开，直接倒在生菜上 清蒸鱼：鳕鱼150克，洗净放入锅里蒸，根据个人口味加入适量的酱油，蒸鱼豉油，极少量盐即可，不吃皮，也不能再另加油
第二天	红薯（100～200克，约拳头大小） 牛肉炒西蓝花：瘦牛肉100克，西蓝花250克，将牛肉切丝或片，用少许酱油、料酒腌制，然后将西蓝花焯熟，锅内放少许油，放入牛肉翻炒，色之后放入西蓝花，根据个人口味放入黑胡椒调味即可	杂粮馒头（25～50克生重的面粉） 香菇炒菜：油菜5棵，香菇5朵，蒜切末，香菇切片，锅烧热倒入适量的油，炒香蒜末，再倒入香菇炒至软，加入香菇菜翻炒至变色，加入3克蚝油调味 蒜蒸鸡胸肉：鸡胸肉100克，洗净横刀切成两部分，用刀背利一下，加入生抽、白胡椒粉和少许蒜末腌制10分钟，用少许油蒸煎制至两面金黄
第三天	二米饭（25～50克生重的大米和小米） 清炒时蔬：杏鲍菇30克，圆白菜100克，胡萝卜50克，木耳5朵，圆白菜、胡萝卜木耳、杏鲍菇切丝，木耳焯水，依次放入杏鲍菇、胡萝卜、圆白菜、木耳，加适量的盐炒熟 水煮虾：大虾100克，水煮开后，葱姜段、姜片和花椒粒，煮熟即可	紫薯（100～200克，约拳头大小） 青椒炒鸡胸肉：鸡胸肉100克，青椒150克，洋葱100克，将鸡胸肉、青椒、洋葱切丝或片，放少量油，先将鸡胸肉炒至八成熟后，放入洋葱、青椒炒熟，根据个人口味放入稀释酱油调味即可
第四天	水饺（素馅）：韭菜胡萝卜鸡蛋魔芋丝馅8个 蔬菜鸡胸肉饼：鸡胸肉100克，西蓝花50克，胡萝卜50克，西蓝花和胡萝卜沸水煮2分钟后切碎，鸡胸肉搅碎，将肉糜和西蓝花碎、胡萝卜碎放在一起，加入少许淀粉，盐、黑胡椒，揉成一个个小肉丸，煎制时顺一个方向搅拌，揉成小饼，煎出时按扁	土豆（100～200克，约拳头大小） 番茄肉末豆腐汤：番茄200克，豆腐100克，肉末50克，热锅放油，葱姜末爆香，放入肉末炒散，将番茄切小块，豆腐切块，锅内放少许油，先煸炒番茄至变软时，再加适量水煮出茄汁，然后放入豆腐和肉末煮2～3分钟，加少许盐即可
第五天	黑椒牛柳荞麦面：牛柳100克，洋葱20克，青椒20克，红彩椒20克，荞麦面50克，牛柳分次加入少量的水抓揉后加入料酒、黑彩椒，生抽及少量淀粉腌制30分钟，洋葱、青椒、红彩椒切丝，荞麦面入沸水煮2分钟，捞出过凉水，锅内热油，放入洋葱炒后加入青椒和红彩椒，放适量的盐拨至一边，下腌好的牛柳，迅速翻炒待变色后倒入炒熟的青椒混合炒匀即可	金枪鱼三明治：全麦吐司80克，水煮蛋1个捣碎，金枪鱼罐头（水浸）20克，番茄30克，生菜20克，夹在一起即可 金枪鱼蔬菜沙拉：将流蔬菜200克洗净切丝，加入金枪鱼30克拌匀，再加入能量比较低的油醋汁调味

天数	午餐	晚餐
第六天	杂粮饭（25~50克生重的黑米、红米、糙米） 柠檬鸡丝：鸡菜100克，黄瓜150克，鸡胸肉100克，鸡胸肉横切一刀，加入葱姜末和料酒煮熟后过冷水，沿着纹理手撕成丝，黄瓜切丝，柠檬切片，挤入柠檬汁制成调味汁，最后将鸡丝、黄瓜丝、油菜、少许香菜和柠檬汁加入调味汁拌匀	芋头（100~200克，约拳头大小） 拌三鲜：虫草花、秀珍菇、黄瓜共250克，将黄瓜切丝备用，虫草花和秀珍菇焯烫2分钟，取出冲凉沥干，在黄瓜、虫草花和秀珍菇中加入少许生抽，醋和香油或花椒油拌匀 烤三文鱼：三文鱼100克，解冻后用厨房纸巾轻按去水，放入适量黑胡椒，两片柠檬 蒜片、料酒，腌制30分钟，烤箱预热150度，烤盘放锡纸，摆上蒜片和柠檬片，放入腌制好的三文鱼烤制20分钟
第七天	西葫芦香葱蛋饼：面粉25克，西葫芦50克，鸡蛋1个，西葫芦洗净切丝，加适量香葱、面粉，鸡蛋拌匀，在平底锅内刷薄薄一层油，倒入锅内糊摊平，用中火加热井盖盖，待面饼中间微微隆起，面饼可晃动时翻面，盖上锅盖翻转小火焖3分钟即可 虾仁时蔬沙拉：虾仁50克，圆生菜和彩椒共180克，锅内放少许油，再倒入虾仁，虾仁煸炒至颜色泛红，圆生菜和彩椒切丝与虾仁混合，加入油醋汁拌匀	海苔折叠饭团：寿司海苔1片，紫米饭50克，金枪鱼罐头（水浸）50克，煎鸡蛋1个，生菜20克，铺一层鲜膜，平铺上紫米饭，在中线1/2处剪开一刀，铺上紫米饭、金枪鱼、煎蛋和生菜，按顺时针折叠蘸起，用保鲜膜包紧，对角切开，还可以一次多做几个冻起来，微波炉加热后即可食用
第二周		
天数	午餐	晚餐
第八天	香菇牛肉焖饭：瘦牛肉40克，香菇和彩椒各20克，洋葱10克，将牛肉、香菇、彩椒、洋葱切丁，热锅刷薄薄一层油，加入上述食材一起煸炒，出锅将煸炒好的牛肉和蔬菜加入洗净的生米，加水，米和水的比例为1:1，按一般程序煮饭，食用前可加入黑胡椒 香菇西葫芦炒虾仁：虾仁60克，西葫芦、香菇共200克，将虾仁解冻，沥干水分，加入白胡椒粉、料酒刷薄薄一层油，加入西葫芦和香菇淀粉抓匀，腌制10分钟，取西葫芦和香菇切片，在锅内刷薄薄一层油，倒入虾仁翻炒至泛红，弯曲，加入葱花，姜末、蒜切片，在锅内焖煮，加5克酱油，混匀上色后即可出锅	杂粮饭（25~50克生重的藜麦、黑米、大米） 溜炒鱼片：巴沙鱼150克，发好的木耳10克，西葫芦和彩椒共40克，将巴沙鱼切斜成鱼片，加入2克盐，适量白胡椒，腌制10分钟，彩椒切成八块，加入葱花，在锅内刷油，倒入腌好的淀粉状鱼片，将蔬菜煸炒至半透明状盛出备用，放入葱花，倒入洗净切好的菜鱼片煸炒至鱼片变白变色微卷起，加入事先炒好的蔬菜混匀，煸炒1分钟即可出锅 尖椒炒菜花：菜花200克，在锅内刷油，加入葱花，放入洗净切好的菜花，再分次加入少量的水，将菜花煸炒至半透明状，放入切好的青椒丝，加入3克酱油，混匀上色后即可出锅

第九天	杂粮饭（25～50克生重的黎麦、筱麦/燕麦、大米） 金针菇炒牛柳：瘦牛肉100克，金针菇50克，1小勺料酒和适量的湿淀粉抓匀，腌制10分钟，将牛肉切成牛柳，加5克酱油、2克盐，将洗净的金针菇在锅内焯水至半透明，盛出备用，在锅内刷油，放入葱花、姜末炝锅，加入腌制好的牛柳爆炒至颜色变白，上色后滴酱油混合 炝炒圆白菜：圆白菜200克，将圆白菜洗净切块，在锅内刷油，放入蒜片、干辣椒炝锅，将圆白菜放入锅中，加入酱油、淋入葱花儿，半透明后淋儿滴醋即可	黎麦海鲜饭：黎麦25～50克重，虾150克，西蓝花、香菇、彩椒共250克，将黎麦洗净，煮10分钟，盛出备用，加入食用油和切好的胡萝卜焖熟，把锅烧热，加入蒜末和虾油以及其他切好的蔬菜炒2分钟，然后加入黎麦，倒入适量热水，半没过食材即可，最后加入虾仁、黑胡椒粉，盖上锅盖在锅中火焖5分钟
第十天	杂粮饭（25～50克生重的黑米、红米、大米） 猪肉炒萝卜：里脊肉150克，青萝卜50克，放入蒜片爆香，加入切好的萝卜丝炒香，里脊肉切丝，加入淀粉、生抽拌匀，热锅加少量油，丝炒萝卜丝稍微变软，倒入切好的盐调味即可 拌菠菜豆腐丝：菠菜100克，豆腐50克，将干豆腐切丝，在热水中烫10秒钟捞出控干，菠菜洗净控水，蒜切碎，将豆腐丝和菠菜加入蒜末、生抽、醋和盐拌匀	小米绿豆粥（10克绿豆、15克小米） 蒸紫薯（紫薯100克） 清蒸鲈鱼：鲈鱼150克，洗净放入锅蒸，根据个人口味加入适量的酱油 蒸鱼豉油：少量盐即可，不吃皮，也不能再另加油 凉拌双花：西蓝花和菜花共250克掰成小块，焯水后盛出，将蒜末、生抽、醋、盐放入调味即可
第十一天	香菇滑鸡饭：鸡腿肉（去皮）100克，香菇、青椒、洋葱共250克，鸡肉洗净，放入大碗内加生抽、老抽、料酒、葱丝、姜丝、胡椒粉、糖，入姜和青椒炝香，下入鸡肉爆炒一点点儿，香菇、洋葱和青椒块翻炒，大米（25～50克）放在煲内加水大火大火烧开，盖上盖子小火煮5分钟，看到水有点干了就把鸡腿和香菇铺在米饭的上面，用小火烘7～8分钟即可	燕麦大米南瓜粥（燕麦、大米共25克，南瓜100克） 香煎龙利鱼：龙利鱼解冻，用厨房纸吸净水分，加入橄榄油、酱油、黑胡椒粉、柠檬汁腌制30分钟，平底锅热油，将龙利鱼切段，将龙利鱼放入锅中煎至两面金黄即可 清炒空心菜：空心菜250克，焯水后盛出，热锅中放少许油，加入蒜末和葱末炝香，大火倒入空心菜快炒，加入适量盐即可
第十二天	玉米（100～200克，约拳头大小） 西蓝花炒虾仁：虾仁100克，西蓝花250克，将虾仁解冻，料酒和适量淀粉抓匀，白胡椒粉，腌制10分钟，然后将西蓝花焯熟，锅内放少许油，放入虾仁翻炒，虾仁变色之后放入西蓝花，根据个人口味加入盐和黑胡椒盐调味即可	杂粮饭（25～50克生重的黑米、青豆、红米、糙米） 五彩鸡丁：鸡胸肉100克，青豆、玉米粒和胡萝卜丁共100克，将鸡胸肉切成小丁加入盐、淀粉、少许香油抓匀，腌制15分钟，热锅倒入橄榄油，下入腌好的鸡丁炒至变色盛出，倒入青椒、玉米粒和胡萝卜丁翻炒至成熟，倒入鸡丁炒匀后加入适量的盐 凉拌香芹：香芹150克，香芹洗净切段，沸水焯一下，放入适量生抽、醋、香油调味

（续表）

天数	午餐	晚餐
第十三天	荞麦蒸饺3个（荞麦和普通面粉对半，共25~50克，牛肉馅75克）清炒豆芽：豆芽250克，豆芽洗净沥干，蒜苗切小段，蒜苗洗净切碎，放入蒜苗末，爆香蒜末，热锅加豆芽快速翻炒，适量盐和醋调味	菠菜胡萝卜蛋饼：菠菜100克，胡萝卜50克，鸡蛋1个，面粉50克，胡萝卜切丝，锅中放少许油，下入胡萝卜和葱花炒软，放入沸水中快速焯一下，调入盐、香油和胡椒粉拌匀，倒入面粉和适量水搅匀，平底锅放油，倒入面糊，小火煎熟黄豆芽炒香干：黄豆芽100克，香干50克，黄豆芽洗净备用，香干切段，黄豆芽洗净去炒一下，开水焯一下，热锅放少许油，放点蒜，先把香干放进去炒一下，再倒入黄豆芽，加一点水炒熟出锅
第十四天	糙米蔬菜鸡肉饭团：糙米（25~50克），鸡胸肉50克，鸡蛋1个，菠菜150克，甜椒50克，洋葱50克，拌入适量香油和盐备用，鸡胸肉切小丁，放入生抽、黑胡椒，鸡蛋打散煎成鸡蛋饼切碎备用，甜椒切小丁备用，切碎备用，菠菜焯水，挤干水分，鸡胸肉切成小丁，热锅，煎熟鸡胸肉，把米饭和所有食材拌好后食材拌好捏成团	藜麦饭（藜麦和大米25~50克）番茄龙利鱼：龙利鱼100克，番茄100克，龙利鱼解冻后切成小块，放入姜丝、料酒，白胡椒粉腌制20分钟，番茄切丁，热锅放少许油，放入蒜末炒香，倒入番茄丁翻炒出汁，加入盐和生抽调味，加入龙利鱼大火煮几分钟，最后放入葱花蒜蓉蒸娃娃菜：娃娃菜150克，娃娃菜清洗干净，切成条，蒜头切碎，蒜末加入生油和一勺蚝油拌匀，将蒜蓉酱倒入娃娃菜上蒸15分钟，蒸好取出撒上葱花

第三周

天数	午餐	晚餐
第十五天	蔬菜团子：面粉和玉米面（1:1比例，25~50克），萝卜、菠菜、西蓝花共250克，把萝卜切丝和菠菜、西蓝花晾凉焯一下，上锅蒸15分钟拌入面粉和玉米面团，放入生姜和葱清蒸海白虾：海白虾100克，将海白虾洗净挑出虾线，蒸屉中汆净虾线，蒸10分钟，将海白虾把虾放在姜丝和葱段上大火蒸10分钟，蒸锅加热上汽后放在姜丝后放入蒸段，用生抽调成蘸料香醋和少量芥末调成蘸料	蒸红薯（100~200克，约拳头大小）麦白毛豆炒鸡丁：鸡胸肉100克，麦白和毛豆共250克，鸡肉切丁，加入料酒、盐和淀粉抓拌均匀，腌制10分钟，麦白去掉老硬外皮，洗净切小丁，毛豆放入水中浸断生，倒入少量油，放入姜丝爆香，锅烧热，倒入鸡丁滚至变色盛出，锅中重新加一点油，倒入毛豆丁和麦白丁翻炒，然后下鸡丁炒至断生，加入葱花炒均匀
第十六天	藜麦饭（藜麦和大米25~50克）莴笋木耳炒肉：里脊肉100克，莴笋和木耳共250克，莴笋去皮切成片，里脊肉切片，加入少许淀粉抓匀，热锅放油，蒜爆香，放入莴笋和木耳翻炒2分钟，然后加入炒好的肉片炒匀，加入适量的盐，生油和葱花调味即可	荞麦馒头（25~50克荞麦面粉）三色炒虾仁：虾仁100克，黄瓜、玉米粒各100克，虾仁清洗干净，玉米粒去除杂质，加入1小勺盐、白胡椒粉、淀粉和料酒拌匀腌制10分钟，锅中放入少量油，热油下入虾仁炒至变色，另起锅将切好的黄瓜丁、玉米粒炒至断生，加入炒好的虾仁，翻炒均匀菠菜拌金针菇：菠菜和金针菇洗净焯水后放凉，加入适量的盐、白糖、米醋和香油调味即可

日期	内容一	内容二
第十七天	红米饭（红米和糙米25~50克） 烤酱豆腐丸子：里脊肉50克，豆腐50克，胡萝卜和香菇50克，豆腐切开，用少量盐腌制10分钟，里脊肉绞碎与香菇一起捣碎，和匀，放入胡萝卜、香菇、淀粉，少量酱油和盐和匀，捏成丸子，烤箱油和盐和匀，烤箱175度烤20分钟 蒜蓉炒奶白菜：奶白菜200克，奶白菜洗净控水，蒜蓉炒成酱，锅烧热刷加入少许生油，放一半的蒜蓉炒出香味后奶白菜倒下勺翻炒，炒至半透明状加入少许生抽和盐调味，倒入另一半蒜蓉翻炒即可	蒸玉米（100~200克，约拳头大小） 清蒸整鱼片：黑鱼片（150克），加入料酒、盐和白胡椒，盐和淀粉腌制10分钟，蒸锅烧热水上汽后放入姜丝葱丝蒸10分钟后淋入蒸鱼豉油再蒸2分钟 番茄炒菜花：番茄和菜花共250克，菜花洗净焯成小朵，番茄洗净切块，热锅凉油煸香葱姜末，下番茄块翻炒出汁，倒入焯水后的菜花，翻炒均匀后加入少许盐调味，再用水淀粉勾薄芡即可
第十八天	黑米饭（黑米和糙米25~50克） 白菜炖大虾：大虾150克，白菜250克，大虾洗净去虾线，白菜洗净手撕成段，锅中烧热油，加入大虾炒出红油后加入葱姜爆香，放入白菜翻炒均匀后放入盐调味，还可以放蒜苗或蒜苗炒即可	二米饭（25~50克生重的大米和小米） 洋葱炒牛里脊：牛里脊肉150克，牛里脊、洋葱、胡萝卜切条，腌制10分钟，洋葱炒出胡萝卜切丝，牛里脊加入少许料酒，盐和酱油腌制10分钟，放入洋葱、胡萝卜和木耳翻炒均匀至变色后盛出备用，热锅凉油炒香葱姜，放入牛里脊肉片炒至变色后加入切好的牛里脊翻炒，最后加入盐和酱油调味，最后加入黑木耳翻炒均匀即可 凉拌黄瓜：黄瓜100克，黄瓜洗干净，冲过凉开水，擦干切片，加盐抓匀，腌10分钟，挤干水分，加点醋和葱末，加蒜末和葱末拌匀即可，再加少许糖和麻油拌匀即可
第十九天	蒸荞麦（100~200克，约拳头大小） 红烧鸡块：鸡腿肉（去皮）100克，香菇50克，鸡腿肉和香菇切块，热锅倒油，加入鸡块炒匀，倒入葱姜蒜爆香，加入老抽、八角、花椒和少量冰糖翻炒，倒入小勺开水，炖半小时，大火收汁，最后加入盐，小白菜洗净切段，放入小白菜大火快炒，调入适量菜味	杂粮饭（25~50克生重的藜麦、荞麦、大米） 芦笋炒虾仁：虾仁100克，芦笋250克，将虾仁解冻，料酒和适量淀粉抓匀，然后将芦笋焯熟，腌制10分钟，锅内放少许油，放入虾仁翻炒，虾仁变色之后放入芦笋，根据个人口味加入少许盐调味即可
第二十天	糙米饭（25~50克糙米和大米） 西芹炒牛肉：牛里脊和红彩椒共250克，西芹和红彩椒100克，牛里脊肉切片，盐和酱油腌制10分钟，彩椒切丝，牛里脊条加入少许料酒，热锅烧油，放入牛里脊肉至变色后盛出备用，葱姜末爆香，放入西芹和彩椒翻炒均匀后加入盐和酱油调味，炒至牛柳好的牛柳继续翻炒，最后加入盐和酱油调味即可	豆腐菠菜马蹄虾饼：面粉100克，虾仁50克，豆腐50克，菠菜、胡萝卜、口磨波菜马蹄切碎，虾仁抓碎，虾仁切丁，豆腐抓碎，马蹄切碎，将上述食材混合加入面粉和一个蛋清搅拌均匀，加入盐和胡椒粉和盐调味，生抽调味，平底锅刷少许油，舀一勺摊成小饼状
第二十一天	全麦墨西哥卷饼：全麦墨西哥卷饼一张，煎鸡胸肉100克，生菜、番茄、紫甘蓝、黄彩椒，牛油果250克，牛油果切片，将上述食材切碎，卷入食材饼中，可加入少量热量低的沙拉调味	

医学减重工具1：
食品标签

认识食品营养声称，明智选择适宜食品

每当购买食品时，我们常常会注意到一些关键词，如"低脂""高钙""无糖"等。这些关键词其实是营养声称，通过它们可以了解食品的营养特性，以便选择适合自己的食品。但是，我们是否真正理解这些营养声称的含义呢？又应该如何根据这些声称来合理制订饮食计划呢？

首先，我们需要知道，我国预包装食品的营养标签有明确的规定和标准，具体的规范可以参考《预包装食品营养标签通则》（GB 28050-2011）。这个标准详细规定了营养标签上可以包含的营养成分、营养声称以及营养成分功能声称的种类、顺序、含量和表达方式等要求。营养标签必须标示出能量和核心营养素（蛋白质、脂肪、碳水化合物和钠）的含量，并注明它们占日营养素参考值的百分比（即NRV%）。如果声称或强调其他营养成分，也必须标出其含量及其NRV%。NRV%是用于比较食品营养成分含量的参考标准，对于消费者选择食品非常有帮助。

其次，我们需要了解营养声称可以分为两种类型：含量声称和比较声称。含量声称是描述食品中能量或营养成分含量水

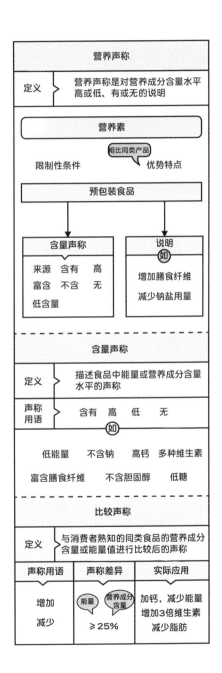

平的声称，比如"高""低""无"等。而比较声称是与消费者熟知的同类食品的能量或营养成分含量进行比较后的声称，比如"增加"或"减少"等。每种声称类型都有相应的含量要求和限制性条件，不能随意使用。例如，要声称食品富含钙，必须满足每 100 克中至少含有 240 毫克钙，或每 100 毫升中至少含有 120 毫克钙，或每 420 千焦中至少含有 80 毫克钙。而要声称食品减少糖分，至少要相对于基准食品减少 25% 的糖分。

最后，我们需要注意，营养声称并不等同于健康声称。健康声称是指描述或暗示食品与健康之间关系的任何陈述、文字、图片、图形或符号。健康声称包括功能性健康声称（描述某一种食物或其成分对人体生理功能具有调节作用）和降低疾病危险性的健康声称（描述某一种食物或其成分与降低某一种疾病发生的危险性之间的关系）。目前，我国尚未正式颁布健康声称的管理办法和使用规范，因此，在购买食品时我们要谨慎对待那些涉及健康效果的宣传语，不可轻信。

总之，当我们阅读和解读营养声称时，应该结合自身实际情况和需求，参考 NRV% 和其他相关信息，科学合理地选择适合自己的食品，并注意多样化和均衡地摄入各种营养素。同时，我们也要关注国家相关部门对于预包装食品营养标签管理和监督的政策和措施，以维护自身的合法权益。

谨慎理解食品功能声称，合理满足个人需求

每当我们购买食品时，包装上常常会标有"降低血压""增强免疫力""改善肠道功能"等引人注目的字样。这些所谓的食品功能声称，旨在告诉消费者该食品对人体生理功能具有调节作用，以吸引消费者的关注。然而，我们是否应该相信这些声称呢？又该如何根据这些声称来选择适合自己的食品呢？

首先，前文中提到的《预包装食品营养标签通则》中明确规定了预包装食品功能声称的使用条件、标准用语和限制性条件等要求。功能声称仅限于针对营养成分，例如能量、蛋白质、脂肪、胆固醇、碳水化合物、膳食纤维、钠、维生素等。只有当某种营养成分的含量符合规定的要求和条件时，才能使用标准用语中列出的功能声称。此外，在使用功能声称时，不得随意修改、添加或合并语句，必须严格遵守规定。

其次，我们需要明确的是，食品功能声称并不能代表食品的质量和安全性。食品功能声称仅仅反映了某种营养成分对人体生理功能的影响，但不意味着该食品适合所有人群，也不能替代药物或医学治疗。在选择食品时，我们需要考虑个人的实际情况和需求，参考其他相关信息，例如配料表、保质期等。

总而言之，我们需要具备科学的思维和判断能力，不被夸大或虚假的宣传迷惑，也不要过分依赖某种食品或营养成分来改善健康状况。应根据个人状况和医生的建议选择适合自己的食品，并保持良好的生活习惯和饮食结构。只有这样，我们才能更好地满足个人需求，并保持健康的生活方式。

如何读懂食品营养标签，做出更健康的选择！

营养标签是食品包装上的重要标识，它为我们提供了食品的营养信息和特点，帮助我们做出科学的食品选择。然而，要真正理解营养标签并从中获取有用的信息，我们需要掌握一些基本要素和技巧。下面我将介绍一些读懂营养标签的要点，让我们一起来看看吧。

1. 了解营养标签的组成

营养标签通常由两部分组成：上部分是产品特定的信息，包括每份食品的重量、能量、营养素含量和营养素参考值（NRV%）；下部分是一个脚注，解释营养素参考值的含义和一般营养建议。我们应着重关注这些不同部分的内容，以获取全面的营养信息。

2. 注意每份食品的重量

每份食品的重量指的是食品包装中最小销售单元的重量，一般用克或毫升表示。这个重量反映了人们通常吃或喝的量，而不是建议的摄入量。要注意，所有的营养信息，包括能量，都是以每份食品的含量为基准。如果我们摄入多于一份的食品，就需要相应地增加营养信息和每日参考摄入量的百分比。这样我们才能更准确地评估自己摄入的营养素数量。

3. 研究每份食品的能量

能量是食品提供给身体的热量，通常用千焦（kJ）表示。了解食品的能量对我们控制摄入总量、维持身体功能至关重要。在营养标签中，能量信息能够帮助我们判断食品的热量水平，从而进行合理的摄入量控制。根据个人的年龄、性别、身高、体重、活动水平等因素，确定每天需要摄入多少能量十分重要。只有掌握了这些信息，我们才能更好地掌握自己的饮食节奏，保持身体健康。

4. 关注营养素含量和每日参考摄入量的百分比

营养素是食品中对人体有益或必需的成分，如蛋白质、脂肪、碳水化合物、钠、维生素、矿物质等。了解食品中各种营养素的含量对我们制订合理的饮食计划至关重要。在营养标签中，我们可以查看每份食品中各种营养素的具体含量，并了解其营养素参考值。这有助于我们快速判断食品中某种营养素的含量高低，并与其他食品进行比较。通过这些信息，我们可以更好地选择适合自己的食品，保持均衡的饮食结构。

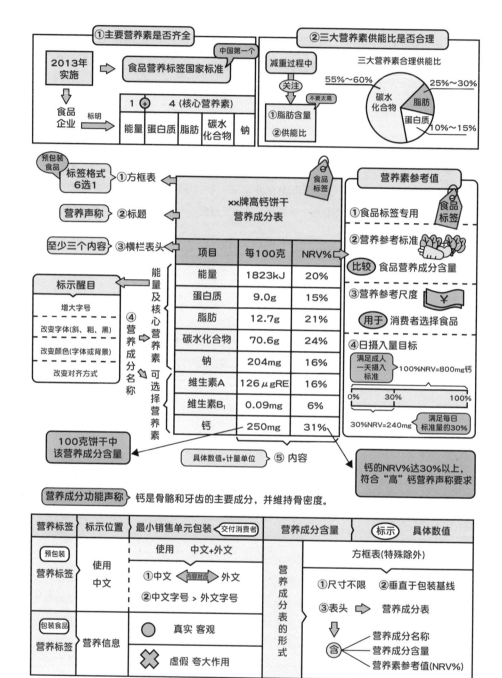

①主要营养素是否齐全

2013年实施 ➡ 食品营养标签国家标准 （中国第一个）

⬇

食品企业 —标明→ 1 ➕ 4 (核心营养素)

| 能量 | 蛋白质 | 脂肪 | 碳水化合物 | 钠 |

②三大营养素供能比是否合理

减重过程中 ⬇ 关注 （不要太高）
①脂肪含量
②供能比

三大营养素合理供能比

55%~60% 碳水化合物
25%~30% 脂肪
10%~15% 蛋白质

（预包装食品）标签格式6选1 ➤ ①方框表

营养声称 ➤ ②标题

至少三个内容 ➤ ③横栏表头

食品标签

xx牌高钙饼干营养成分表

标示醒目
增大字号
改变字体(斜、粗、黑)
改变颜色(字体或背景)
改变对齐方式

④营养成分名称

能量及核心营养素 / 可选择营养素

项目	每100克	NRV%
能量	1823kJ	20%
蛋白质	9.0g	15%
脂肪	12.7g	21%
碳水化合物	70.6g	24%
钠	204mg	16%
维生素A	126μgRE	16%
维生素B₁	0.09mg	6%
钙	250mg	31%

营养素参考值

①食品标签专用
②营养参考标准

比较 食品营养成分含量

③营养参考尺度 ¥
用于 消费者选择食品

④日摄入量目标
满足成人一天摄入标准 100%NRV=800mg钙
0% —— 30% —— 100%
30%NRV=240mg 满足每日标准量的30%

100克饼干中该营养成分含量

具体数值+计量单位 ➤ ⑤ 内容

钙的NRV%达30%以上，符合"高"钙营养声称要求

营养成分功能声称 ➤ 钙是骨骼和牙齿的主要成分，并维持骨密度。

营养标签	标示位置	最小销售单元包装 (交付消费者)		营养成分含量 (标示)	具体数值
预包装营养标签	使用中文	使用 中文+外文	营养成分表的形式	方框表(特殊除外)	
		①中文 （内容对应）外文		①尺寸不限	②垂直于包装基线
		②中文字号 > 外文字号		③表头 ➡ 营养成分表	
包装食品营养标签	营养信息	● 真实 客观		含 → 营养成分名称 / 营养成分含量 / 营养素参考值(NRV%)	
		✖ 虚假 夸大作用			

16

5. 其他可选内容的重要性

除了基本的营养信息，营养标签上可能还包含其他可选内容，如营养声称、营养成分功能声称、食品配料表、保质期、生产日期、生产许可证号和储存条件等。这些信息对于我们更全面地了解食品的特点、安全性和适用范围非常重要。在购买食品时，我们可以根据自己的需求和偏好，结合这些信息进行选择。

通过以上解读，相信你已经对如何读懂营养标签有了更清晰的认识。希望这些信息能帮助你做出更加健康、明智的食品选择。

认清食品真面目，减重事半功倍

在减重期间，因为需要控制摄入的总能量，并且增加摄入食物的种类，所以我们通常会要求减重者在集中减重期间，尽量避免选择高能量的包装类食物。

一般情况下，包装食品的外包装上都会有"食品标签"，包括食品配料、净含量、适用人群和食用方法、营养成分表及相关的营养信息等。其中，营养标签是预包装食品标签中最重要的组成部分，包括营养成分表、营养声称和营养成分功能声称。听起来很复杂，但其实只要跟着陈医生的这三步来做，就会变得非常简单！

1. 看生产日期：这是必须把关的关键内容，尽量选择比较新鲜的食品。

2. 看懂配料表：配料表是了解食品的主要原料、鉴别食品组成的最重要途径，通俗地说，配料表告诉消费者食品是由哪些原料制成的。按照"用料量递减"原则，配料（表）按配料用量高低依次列出食品原料、辅料、食品添加剂等。

3. 看懂营养成分表：看懂食品营养标签，就能掌握很多信息，可以帮助我们选择更加营养、适合自己的产品，避免被误导和掉入陷阱，同时也让我们有意识地去挑选有营养的食品。

按照以下 4 个标准检查你手中食品的营养成分表，选择更健康的食物。

（1）了解标签中主要营养素是否齐全。

2013 年开始，我国第一个食品营养标签国家标准正式实施，强制要求食品企业必须标明产品的能量、蛋白质、脂肪、碳水化合物和钠这五个项目，也就是业界所说的"1+4"。其中，1 是指能量，4 是指核心营养元素。

（2）判断三大产能营养素供能比是否合理。

减重过程中尤其要关注脂肪的含量和功能比不要太高：碳水化合物占总能量的比例应为 55%~60%。脂肪占总能量的比例应为 25%~30%。蛋白质占总能量的比例应为10%~15%。

（3）钠和胆固醇含量是否过高，是否含有微量营养素铁、维生素 A、碘、钙、锌等营养素。具体可以参考下表中的数值。

中国食品标签营养素参考值					
营养素	NRV%	营养素	NRV%	营养素	NRV%
能量	2000Kcal	维生素B$_2$	1.4mg	钾	2000mg
蛋白质	60g	维生素B$_6$	1.4mg	镁	300mg
总脂肪	<60g	维生素B$_{12}$	2.4ug	铁	15mg
饱和脂肪酸	<20g	维生素C	100ug	锌	15mg
胆固醇	<300mg	烟酸	14mg	碘	150ug
碳水化合物	300g	叶酸	400ugDFE	硒	50ug
膳食纤维	25g	泛酸	5mg	铜	1.5ug
维生素A	800ugRE	生物素	30ug	氟	lug
维生素D	5ug	胆碱	450mg	锰	3mg
维生素E	14mgα-TE	钙	800mg	钼	30ug
维生素K	80ug	磷	700mg	铬	50ug
维生素B$_1$	1.4mg	钠	2000mg	—	—

（4）功能声称、营养声称、比较声称是否达到要求。

营养声称是对营养成分含量水平高或低、有或无的说明。如果食品中某营养素达到了一定的限制性条件，预包装食品做某营养素来源或含有、高或富含、低含量、无或不含的含量声称，如高钙、低脂、无糖等；或与同类食品相比的优势特点，比如增加了膳食纤维，或减少了盐用量等。

含量声称：描述食品中能量或营养成分含量水平的声称。声称用语包括"含有"、"高"、"低"或"无"等，如低能量、不含胆固醇、富含膳食纤维、高钙、不含钠、低糖等。

比较声称：与消费者熟知的同类食品的营养成分含量或能量值进行比较后的声称。声称用语包括"增加"和"减少"等，实际应用如加钙、减少能量、增加 3 倍维生素、减少脂肪等。所声称的能量或营养成分含量差异必须 ≥ 25%。

营养素营养声称主要几个级别标准术语的 "多""少""零"等量化定义							
标准术语		**营养素含量水平或比较值**					
		能量	糖	脂肪	饱和脂肪酸	胆固醇	钠
含量 声称	无	≤17kJ	≤0.5g	≤0.5g	≤0.lg	≤5mg	≤5mg
	低	≤170kJ	≤5g	≤3g	≤1.5g	≤20mg	≤120mg
	极低	—	—	—	—	—	≤40mg
比较声称	减少	25%以上	25%以上	25%以上	25%以上	25%以上	25%以上

标准术语		**营养素含量水平或比较值**		
		蛋白质NRV%	维生素和矿物质NRV%	膳食纤维
含量 声称	含有/来源	≥10%	≥15%	≥3g
	高/富含	≥20%	≥30%	≥6g
比较声称	增加	25%以上	25%以上	25%以上

医学减重工具2：
身体成分及代谢表

很多人常常会有疑问，拿到一份身体成分测试结果报告到底应该如何解读？一份报告有如此多的检测项目，忙碌的医生无法细致讲解每一个选项，而单靠自己的力量又难以读懂，在此陈医生将教你详细解读身体成分表！

如何阅读和解读身体成分检测指标

身体成分检测报告中可能包含以下一些指标，读懂这些指标让你轻松了解自己的身体。

个人信息， 受测者的基本信息，如姓名、身高、体重、年龄、性别和测试时间。

身体成分分析， 提供了关于身体水分、肌肉量、去脂体重和体脂肪等重要指标的信息。通过分析细胞内水分和细胞外水分，我们可以评估身体水分平衡状态及其分布情况。肌肉量的评估帮助我们了解身体肌肉的组成情况，对身体功能和代谢至关重要。去脂体重指除去体脂肪后的身体重量，了解瘦体重情况，对健康状况和体力水平的评估非常重要。体脂肪是身体中的脂肪组织量，通过评估其含量，我们可以判断肥胖状况和健康风险。此外，根据标准体重的评估，可以将个体的体脂肪含量和肌肉质量与低标准、正常和高标准进行比较，以了解身体构成水平，并进行个体化的健康评估和改善计划的制订。

阻抗， 是指电流通过身体时遇到的阻力。阻抗越大说明身体内含水量越少，反之则说明含水量越多。

肥胖分析， 显示受测者的身体质量指标，包括体重指数、体脂率、去脂体重、脂肪质量、内脏脂肪面积和腰臀比。这些指标可以反映受测者是否超重或肥胖以及脂肪在身体中的分布情况。

肌少症性肥胖分析， 显示受测者是否属于肌少症性肥胖，即同时存在低肌肉量和高脂肪量的情况。肌少症性肥胖会增加慢性疾病风险，并影响日常生活能力。

节段肌肉量分析， 显示受测者各个部位去脂的百分比，包括左右手臂、左右腿部和躯干部位。这些数据可以帮助受测者了解自己身体各部位是否平衡发展，并根据需要进行针对性锻炼。

水肿评价， 显示受测者细胞外水分与身体总水分之比。这个比值可以反映受测者是否存在水肿现象。正常状态下，该比值应在 0.36~0.39 之间，如果超过 0.4 但低于 0.415 则说明存在

如何解读身体成分检测试结果(举例)

| ID | 身高 | 年龄 | 性别 | 测试日期/时间 |

身体成分分析

①

测量值	身体总水分	肌肉量	去脂体重	体重
身体总水分(L)				
蛋白质 (kg)				
无机盐 (kg)				
体脂肪 (kg)				

肌肉脂肪分析

②

	低标准	标准	超标准
体重 (kg)			
骨骼肌 (kg)			
体脂肪 (kg)			

肥胖分析

③

	低标准	标准	超标准
BMI(kg/m²)			
体脂率 (%)			

肌肉均衡

④

根据理想体重　　　　根据标准体重

	低标准	标准	超标准	细胞外水分百分比分析
右上肢				
左上肢				
躯干				
右下肢				
左下肢				

细胞外水分百分比分析

⑤

	低标准	标准	超标准
细胞外水分百分比			

身体成分测试历史记录

⑥

体重 (kg)	
骨骼肌 (kg)	
体脂率 (%)	
细胞外水分百分比	

☐ 最近　☐ 全部

身体成分测试结果评分 **⑦**

总得分反映身体成分的评估值，
肌肉发达的人可能超过100分。

内脏脂肪面积 **⑧**

内脏脂肪面积
200
150
100
50

20　40　60　80　年龄

体重控制 **⑨**

目标体重
体重控制
脂肪控制
肌肉控制

节段水分分析 **⑩**

右上肢
左上肢
躯干
右下肢
左下肢

研究项目 **⑪**

细胞内水分
细胞外水分
基础代谢率
腰臀比
身体细胞量

全身相位角 **⑫**

ф(·)50 khz

生物电阻抗 **⑬**

Z(Ω)1khz
5khz
50khz
250khz
500khz
1000khz

(接触式电极 仰卧)

轻微水肿，如果超过 0.415 则说明存在明显水肿。

细胞外水分百分比分析，显示受测者细胞外水分占去脂体重的百分比。这个比值可以反映受测者是否存在营养不良或代谢紊乱等问题。正常状态下，该比值应在 0.25~0.28 之间，如果低于 0.25 则说明存在营养不良或肌肉萎缩等问题，如果高于 0.28 则说明存在水肿或炎症等问题。

相位角，显示受测者的相位角值。相位角是指电流通过身体时的相位差，反映了细胞膜的完整性和功能性。一般来说，相位角越高，说明细胞膜越健康，身体细胞量越高；相位角越低，说明细胞膜受损，细胞功能性不良。相位角的正常范围因人而异，但通常在 5~10 度之间。

人体能量消耗，显示受测者计算所得的基础代谢率、基础代谢率与预测值之比、呼吸熵以及三大营养素的供能比例。这些指标可以反映受测者的能量代谢水平和营养状态。基础代谢率是指人体在清醒又非常安静，不受肌肉活动、环境温度、食物及精神紧张等因素影响的能量代谢；呼吸熵是指每分钟二氧化碳产生量与氧气消耗量之比，反映了人体主要利用哪种营养素作为能源。

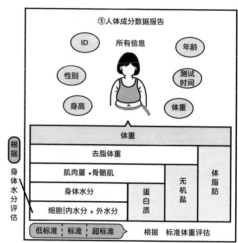

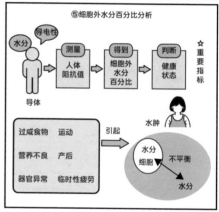

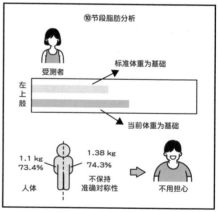

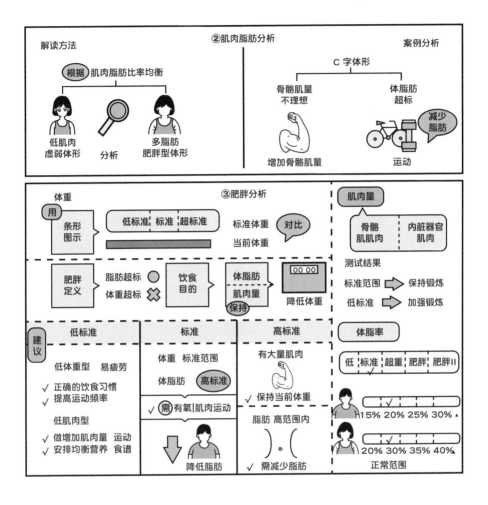

什么是低标准？

低体重型：这种类型的人常常感到疲劳。我建议保持正确的饮食习惯，并增加运动频率。

低肌肉型：我建议进行一些增加肌肉量的运动。

什么是标准？

如果你的体重处于标准范围内，但体脂肪超过了"高标准"，那么你需要通过有氧运动和肌肉锻炼来减少体脂肪。

什么是高标准？

如果你拥有较多的肌肉，我建议你保持当前的体重。换句话说，如果你的脂肪超过了"高标准"，你需要减少体脂肪的含量。

此外，肌肉量也是一个重要指标，包括骨骼肌和内脏器官的肌肉。如果你的肌肉量处于标准范围内，我建议你保持并继续锻炼肌肉。如果测试结果显示你的肌肉量处于"低标准"范围内，那么你需要加强锻炼。

肥胖类型分析

在身体成分分析报告中，肥胖类型通常可以分为两种。

皮下脂肪型：指在皮肤下堆积的脂肪多。在青少年的生长期，体重增加通常是由皮下脂肪引起的，而超过 30 岁的成年人通常会有内脏脂肪的存在，20 多岁的女性也常常会属于这种肥胖类型。皮下脂肪主要分布在臀部、大腿、前臂等部位。

内脏脂肪型：指在内脏器官之间蓄积的脂肪多。内脏脂肪的增加可能与慢性疾病，如糖尿病、高血压、高血脂等有关。内脏脂肪细胞之间的转移很容易发生，因此这种脂肪类型可能导致各种并发症，如脑卒中等。

了解不同类型的肥胖对于我们认识自己的身体状况非常重要。通过身体成分分析报告，我们可以得知自己是否有过多的皮下脂肪或内脏脂肪蓄积。这有助于我们采取相应的措施来改善健康状况，如合理的饮食和适当的运动。因此，了解肥胖类型对于预防相关疾病和维持健康至关重要。通过科学的分析和评估，我们可以更好地了解自己的身体构成，以便采取适当的措施来保持健康。

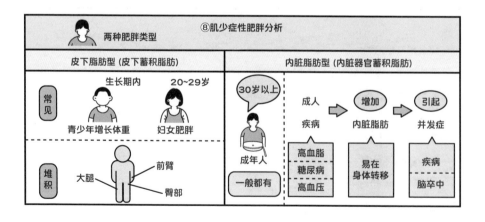

全身相位角分析是一项重要指标，用于评估身体健康和细胞功能的情况。相位角的数值通常越高越好，表示身体细胞的功能良好。如果相位角的数值较低，这可能提示细胞膜受损或细胞功能不良。细胞膜的受损可能与营养不良、炎症或其他健康问题相关。

随着年龄增长，相位角的数值会下降。这是因为随着年龄的增加，身体的细胞功能可能会受到影响，导致相位角降低。因此，相位角的数值可以作为评估身体衰老程度的指标之一。

需要注意的是，相位角的"正常范围"存在个体差异，因为每个人的身体构成和细胞功能都是独特的。在身体成分分析报告中，医生会参考各种因素来确定相位角是否在正常范围内。

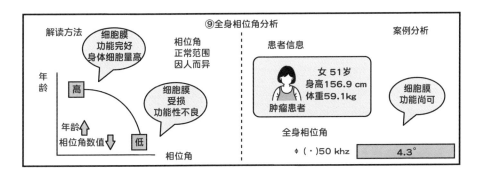

饮食原则

有舍有得，减重期间有些食物不吃也罢

食物，其实没有"不能吃"一说。但是减肥期间有些食物不建议吃，就像不同的衣服适合不同的场合，有些食物适合天天吃、经常吃，有些只适合偶尔品尝。

- 加工食品：高盐、高脂肪、高能量，必须警惕

薯片及方便面等在制作时都经过油炸，能量、脂肪含量都很高。1 小包薯条约含有220 千卡能量和 12 克脂肪。

- 含糖饮料：高糖，让你甜蜜地胖起来

果汁等含糖饮料在加工过程中会导致部分营养流失，而且还添加了大量的精制糖，而精制糖正是引发肥胖的主要原因之一。

- 高脂酱料：即使是拌蔬菜，也会让你"胖"起来

酱料的高能量，常常被减肥者忽略，每 2 小匙沙拉酱约含有 137 千卡能量，脂肪含量高达约 14.2 克。拌蔬菜沙拉时，可选择油醋汁或者低卡沙拉汁。

- 坚果类：控制不好量，先舍掉

坚果是非常有营养的食物，缺点就是油脂多、能量高，减肥期间不建议过多食用。正常体重者或者处于减肥维持期时，可以少量食用。

- 酒精类：让你不知不觉就吃多了

其实啤酒本身能量并不算高，但喝啤酒时会摄入较多的其他食物，使你不知不觉摄入过多能量。所以，减肥期间不建议饮酒。

- 其他：高脂肪、高胆固醇食物

很多人知道不吃肥肉，但是不知道带筋膜的排骨能量也很高，肉皮、肥肉等食物中的动物性脂肪含量较高，且是对人体无益的饱和脂肪酸，容易造成人体脂肪过量堆积，加重肥胖。

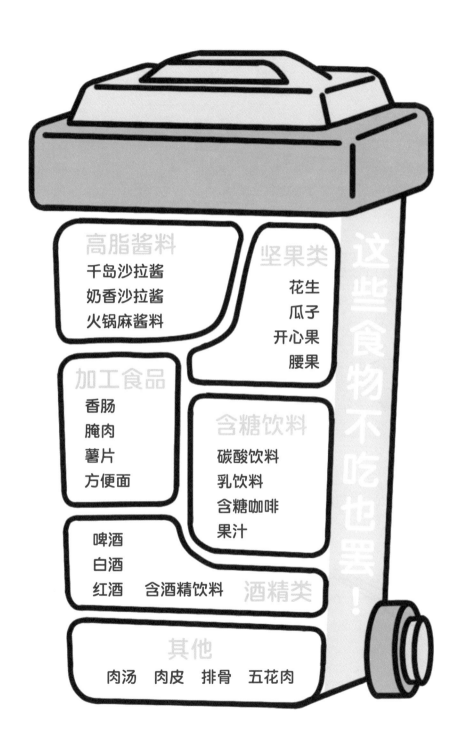

这些食物不吃也罢！

高脂酱料
千岛沙拉酱
奶香沙拉酱
火锅麻酱料

坚果类
花生
瓜子
开心果
腰果

加工食品
香肠
腌肉
薯片
方便面

含糖饮料
碳酸饮料
乳饮料
含糖咖啡
果汁

啤酒
白酒
红酒　含酒精饮料　**酒精类**

其他
肉汤　肉皮　排骨　五花肉

医学减重工具4：
分量评估原则

减重期间更要"食"中有数

食物量是实施限能量膳食的关键。当没有称量器械的时候，可以用餐具或双手来估计食物重量。比如将家中常用的小碗、瓷勺、高玻璃杯、乒乓球等来作为"标准量具"，来估计一份食物的大小。还可以结合自己的拳头、手掌心、手捧等手势来估算食物的分量，这样不仅方便记忆和使用，还容易"量化"食物。

● 标准量具的定义和用途：

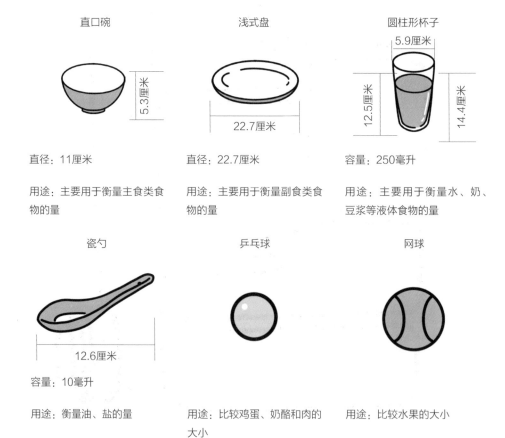

直口碗

5.3厘米

直径：11厘米

用途：主要用于衡量主食类食物的量

浅式盘

22.7厘米

直径：22.7厘米

用途：主要用于衡量副食类食物的量

圆柱形杯子

5.9厘米

12.5厘米   14.4厘米

容量：250毫升

用途：主要用于衡量水、奶、豆浆等液体食物的量

瓷勺

12.6厘米

容量：10毫升

用途：衡量油、盐的量

乒乓球

用途：比较鸡蛋、奶酪和肉的大小

网球

用途：比较水果的大小

● 参考手势的定义和用途：

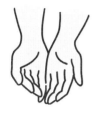

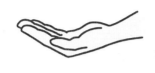

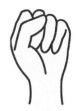

规格与尺寸：两手并拢，一捧可以托起的量

用途：双手捧，衡量蔬菜类食物的量

规格与尺寸：一只手可以捧起的量

用途：单手捧，衡量大豆、坚果等颗粒状食物的量

规格与尺寸：五指向内弯曲握拢的拳头大小的量

用途：衡量球形、块状等食物的大小

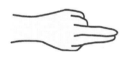

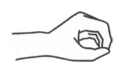

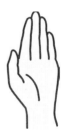

规格与尺寸：两指并拢的长和宽

用途：两指，衡量肉类、奶酪等

规格和尺寸：食指与拇指弯曲接触可拿起的量

用途：一把衡量叶茎类蔬菜的量，一手抓起或握起，衡量水果的量

规格和尺寸：一个掌心大小的量

用途：衡量片状食物的大小

注：图中的手为中等身材成年女性的手。

29

● 食物标准重量示意图：

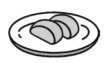 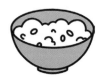

谷类50~60g①

80g馒头　　　　　　　130g米饭
（50g面粉）　　　　　　（50g大米）

注：130g米饭约为半碗米饭(3.3寸直径碗口)。

薯类85~100g

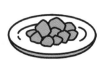

85g红薯　　　　　　　　85g红薯

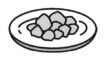

100g土豆　　　　100g土豆　　　　100g土豆

① 为直观起见，此部分单位克用g表示。

蔬菜100g

100g菠菜

100g菠菜

100g菠菜 熟

100g油菜
2颗（手长）

100g油菜
5颗（手中指长）

100g油菜 熟

100g芹菜

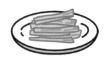

100g芹菜

100g芹菜

水果100g

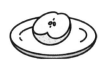

1份，130g生重
（100g，可食部）

2份，260g生重
（200g，可食部）

1份，135g生重
（100g，可食部）

2份，270g生重
（200g，可食部）

肉类40~50g

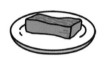 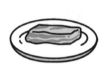

50g瘦肉
脂肪（5%~10%）

50g瘦肉
脂肪（5%~10%）

25g五花肉
脂肪（40%~58%）

25g五花肉
脂肪（40%~58%）

注：50g瘦肉=中等身材成年女性的手掌心大小。

鱼类40~50g，可食部

  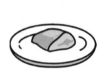 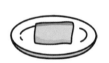

50g三文鱼

50g三文鱼

90g草鱼
（可食部，50g）

65g带鱼段
（可食部，50g）

65g带鱼段
（可食部，50g）

虾40~50g

85g草虾
（可食部，50g）

50g小银鱼

豆类：20~25g大豆

20g大豆

60g北豆腐

45g豆干

150g内酯豆腐

注：20g大豆=中等身材成年女性的手掌心=1杯豆浆。

奶类200~250ml

200ml牛奶

25g奶酪

一份酸奶
（125ml×2）

坚果类

10g瓜子仁

24g瓜子

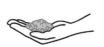

20g花生米(2份)

28g花生

油类10ml

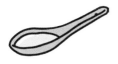

10g=1个家用瓷勺

蛋类40~50g

52g   60g   70g   87g

注：50g的鸡蛋（小鸡蛋）约等于1个乒乓球大小。

医学减重工具5：
食物红绿灯

绿灯减重吃，黄灯谨慎吃，红灯不要吃

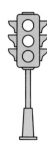

谷薯类：荞麦、燕麦、麦麸、青稞、黑米、薏米、莜麦、小米

蔬菜类：苦瓜、黄瓜、冬瓜、青椒、茄子、魔芋、大蒜、番茄、西葫芦、芹菜、芥蓝、菠菜、香菜、苋菜、荠菜、蕨菜、莼菜、豆芽、豌豆苗、空心菜、裙带菜、石花菜、马齿苋、大白菜、圆白菜、紫甘蓝、菜花、西蓝花、莴笋、竹笋、芦笋、芦荟、生菜、扁豆、丝瓜

水果类：西瓜、橙子、柚子、柠檬、桃子、杏、猕猴桃、枇杷、菠萝、草莓、樱桃、火龙果

禽畜类：猪里脊、猪蹄筋、牛里脊、牛蹄筋（泡发）、羊里脊、兔肉、鸡胸肉、火鸡腿、鸽肉、鹌鹑、乌鸡、鸭肉

水产类：海参、鲢鱼、青鱼、鲤鱼、带鱼、鳗鱼、鳝鱼、三文鱼、鳕鱼、鱿鱼、扇贝、金枪鱼、蛤、平鱼

菌藻类：紫菜、香菇、平菇、草菇、口蘑、松茸、鸡腿菇、金针菇、木耳、绿豆、黑豆、红小豆、黄豆、豆浆、豆腐、豆汁

蛋乳类：鸡蛋、牛奶

其他：枸杞、低盐白瓜子、低盐开心果、低盐大杏仁、绿茶、红茶

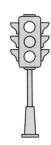

谷薯类：小麦、稻米、玉米、红薯、土豆

蔬菜类：胡萝卜、洋葱、韭菜、蒜薹、山药、莲藕、菊芋、荸荠、白萝卜、辣椒

水果类：石榴、橘子、李子、苹果、牛油果、木瓜、椰子、番石榴、芦梨、橄榄、桃子、杨桃、山楂

禽畜类：猪血、猪耳、牛舌、羊肉（肥瘦）、鸡腿、鸡翅、鸡爪、鸭掌、鸭血

水产类：鲫鱼、牡蛎、虾、甲鱼、螃蟹、鱼丸

菌藻类：海带、蚕豆、毛豆（青豆）、豆腐干（卤）

蛋乳类：松花蛋、鸭蛋、鹌鹑蛋、无糖酸奶

其他：莲子、板栗、榛子、花生、腰果、核桃、胡桃、芝麻

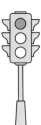

谷薯类：糯米、炸薯条、西谷米、米粉、糖心番薯、牛油蛋糕、爆谷（玉米花）、饼干、面包、油饼（油条）、粉丝

水果类：无花果干、杧果、柿子、柿饼、荔枝、桂圆、大枣、香蕉、榴莲

禽畜类：猪蹄、猪肝、叉烧肉、鸡爪、肉松、香肠、肉皮、火腿、快餐炸鸡、鸡肝、烤鸭、鹅肝

水产类：鲮鱼罐头、鱼片、鱿鱼丝

菌藻类：开花豆（炸蚕豆）、油豆腐、腐竹、豆沙馅

蛋乳类：奶油、甜炼乳

其他：蜂蜜、酒、甜甜圈、可乐汽水、葡萄干、雪糕（冰激凌）、各种酱类、甜巧克力、果酱、果汁、羊油、辣条

维生素

合理补充，科学配比，减重过程更安全

维生素是人和动物为维持正常的生理功能而必须从食物中获得的一类微量有机化合物，在人体生长、代谢、发育过程中发挥着重要的作用。

各种维生素的来源与功能

	名称	性质	生理功能	缺乏症	食物来源	需要量
1	维生素A（又称抗干眼病维生素）	脂溶性	1. 维持视力。促进视觉细胞内感光色素的形成 2. 促进生长发育，维生素A他具有相当于类固醇激素的作用，可促进糖蛋白的合成、促进生长发育，强壮骨骼、促进头发、牙齿和牙床的健康 3. 维持上皮细胞的完整与健全。维持上皮组织的正常形态与功能。保持皮肤湿润，防止皮肤黏膜干燥角质化，让其不易受细菌伤害 4. 加强免疫能力。有助于维持免疫系统功能正常，能加强对传染病特别是呼吸道感染及寄生虫感染的抵抗力 5. 清除自由基	夜盲症，角膜干燥症，皮肤干燥，脱屑	多存在于动物肝脏、蛋类、奶油、鱼肝油、乳制品、胡萝卜、南瓜、香蕉、橘子和一些绿叶蔬菜中	男性（RNI）为800μgRE；女性为700μg RE，UL为3000μg RE
2	维生素B₁（又称硫胺素、抗脚气病因子、抗神经炎因子）	水溶性	1. 增进食欲 2. 维持神经正常活动	神经性皮炎、脚气病、食欲缺乏、消化不良、生长迟缓	多存在于葵花籽、花生、大豆、猪肉、谷类、酵母、动物肝脏、肉类、米糠、蛋黄、牛奶、番茄中	成年男女（RNI）分别为1.4mg/d和1.3mg/d

	名称	性质	生理功能	缺乏症	食物来源	需要量
3	维生素B₂（又称核黄素）	水溶性	1. 具有可逆的氧化还原特性，在体内可作为多种黄酶的辅酶参与生物氧化 2. 在能量代谢中起着氧传递体的作用 3. 与蛋白质、脂肪、碳水化合物的代谢均有密切联系	脂溢性皮炎、口腔溃疡、口角炎、舌炎、唇裂症、角膜炎、脂溢性脱发、微血管增生症	多存在于酵母、肝脏、蔬菜、蛋类、谷物、牛乳和鱼类中	男性（RNI）1.4 mg/d 女性为1.2 mg/d
4	维生素B₃	水溶性	1. 维持消化系统健康 2. 促进素合成不可缺少的物质 3. 葡萄糖耐量因子的组成成分 4. 保护心血管	前驱症状：如体重减轻、疲劳、乏力、记忆力差、失眠等；严重：癞皮病"3D"症状；神经营养障碍、对称性皮炎	多存在于酵母、谷物、肝脏、米糠中	成年男女（RNI）分别为14mgNE与13mgNE
5	维生素B₄	水溶性	1. 促进脑发育和提高记忆能力 2. 保证信息传递 3. 调控细胞凋亡 4. 构成生物膜的重要组成成分 5. 促进脂肪代谢。临床上应用胆碱治疗肝硬化、肝炎和其他肝疾病，效果良好 6. 促进体内转甲基代谢 7. 降低血清胆固醇水平	肝、肾、胰腺病变记忆紊乱和生长障碍	多存在于肝脏、蛋黄、乳制品、大豆中	成人（AI值）500mg/d
6	维生素B₅（又称泛酸）	水溶性	1. 制造及更新身体组织 2. 帮助伤口愈合 3. 制造抗体，抵抗传染病 4. 防止疲劳，帮助抗压 5. 缓和多种抗生素副作用及毒素 6. 缓解恶心症状	低血糖症、血液及皮肤异常、疲倦、忧郁、失眠、食欲缺乏、消化不良、易患十二指肠溃疡	多存在于酵母、谷物、肝脏、蔬菜中	成人10mg/d
7	维生素B₆（又称吡哆素）	水溶性	维持神经系统功能、抑制呕吐、促进发育	常见：呕吐、抽筋等症状；严重：脂溢性皮炎、小细胞性贫血、癫痫样惊厥，以及忧郁样精神错乱	多存在于酵母、谷物、肝脏、蛋类、乳制品中	18岁～、50岁～分别为1.2mg/d与1.5mg/d

	名称	性质	生理功能	缺乏症	食物来源	需要量
8	维生素B$_7$（又称生物素，也被称为维生素H或辅酶R）	水溶性	1. 合成维生素C的必要物质 2. 是脂肪和蛋白质代谢不可或缺的物质，帮助人体细胞把碳水化合物、脂肪和蛋白质转换成它们可以使用的能量	以皮肤症状为主，可见毛发变细、失去光泽、皮肤干燥、鳞片状皮炎、红色皮疹，严重者的皮疹可延伸到眼睛、鼻子和嘴周围	多存在于蛋、肝脏、牛奶、蘑菇、坚果、酵母、谷物中	成人30μg/d
9	维生素B$_9$（又称叶酸）	水溶性	1. 参与细胞增生、生殖、血红素合成等，对血球的分化成熟、胎儿的发育（血球增生与胎儿神经发育）有重大的影响 2. 避免同型半胱氨酸堆积以保护心脏血管，还可能减少阿尔茨海默病的发生	巨幼红细胞贫血	多存在于菜叶，肝脏中	成人（RNI）为400μgDFE$_2$/d
10	维生素B$_{12}$（又称钴胺素，抗恶性贫血维生素）	水溶性	含有金属元素钴，是唯一含有金属元素的一种维生素。1. 抗脂肪肝，促进生长发育和机体代谢 2. 促进细胞发育成熟和机体	高同型半胱氨酸血症	多存在于猪牛羊肉、鱼、禽、贝壳类、蛋类中	成人（AI值）为2.4μg/d
11	维生素B$_{13}$（又称乳清酸）	水溶性	可预防肝病及未老先衰，有助于对多种硬化症的治疗	尚无	多存在于根茎类蔬菜，乳浆、酸奶或炼乳的液态部分	尚无
12	维生素B$_{15}$（又称潘氨酸）	水溶性	主要用于预防脂肪肝，提高组织的氧气代谢率，有时用来治疗冠心病和慢性酒精中毒	与腺体和神经的障碍、心脏病、肝脏组织抗氧化功能的衰退有关	多存在于啤酒、酵母、全麦、糙米、南瓜子、芝麻中	尚无
13	肌醇（又称环己六醇）	水溶性	可促进细胞新陈代谢，促进生长发育，增进食欲，用于治疗肝脂肪过多症、肝硬化症	湿疹	动物肝脏、啤酒、酵母、白花豆、牛脑和牛心、葡萄柚、葡萄干、麦芽、花生、甘蓝中	尚无

	名称	性质	生理功能	缺乏症	食物来源	需要量
14	维生素C（又称抗坏血酸）	水溶性	1. 帮助人体完成氧化还原反应 2. 提高人体灭菌能力和解毒能力 3. 在促进脑细胞结构的坚固、防止脑细胞结构松弛与紧缩方面起着相当大的作用 4. 防止输送养料的神经细胞堵塞、变细、弛缓	坏血病、牙龈出血、抵抗力下降	多存在于新鲜蔬菜、水果、辣椒、茼蒿、苦瓜、豆角、菠菜、土豆，韭菜等蔬菜中含量丰富；酸枣、鲜枣、草莓、柑橘、柠檬等水果中含量最多	成人（RNI）为100mg/d
15	维生素D	脂溶性	1. 促进肠道对钙、磷的吸收 2. 对骨骼钙的动员 3. 促进肾脏重吸收钙、磷	儿童缺乏容易出现佝偻病，孕妇缺乏容易出现骨质软化症	外源：多存在于鱼肝油、蛋黄、乳制品、酵母、牛奶、金枪鱼中 内源：人体中维生素D的合成跟晒太阳有关	成人（RNI）为5μg/d
16	维生素E（又称生育酚）	脂溶性	在加强肌肉细胞营养、保持细胞的完整性方面起着重要作用。1. 抗氧化 2. 抗动脉粥样硬化 3. 对免疫功能的作用 4. 对胚胎发育和生殖的作用 5. 对神经系统和骨骼肌的保护作用	不育症、先兆流产、肌肉性萎缩、各种智能障碍或情绪障碍	多存在于小麦胚芽油、鸡蛋、肝脏、鱼类、植物油中	成人14mg/d
17	维生素K（又称凝血维生素）	脂溶性	1. 调节凝血蛋白质合成 2. 钙化	低凝血酶原血症和出血、平滑肌张力及收缩减弱	多存在于菠菜、苜蓿、白菜等绿叶蔬菜以及肝脏中	成人（AI值）为120μg/d

注：RNI，膳食营养素推荐摄入量。AI值，正常人适宜摄入量的营养素量。mgRE，维生素A单位，又称视黄醇当量。mgNE，烟酸当量。DFE，膳食叶酸当量。

视黄醇当量(Retinol Equivalent, RE)换算：

1μg RE=1μg视黄醇=6μgβ-胡萝卜素=12μg其他类胡萝卜素的维生素A活性=10 IU来自视黄醇的维生素A活性=3.33 IU来自β-胡萝卜素的维生素A活性。

烟酸当量(mgNE)=烟酸(mg)+1／60色氨酸(mg)。

矿物质

医学减重过程中不容忽视的必要因素

矿物质（又称无机盐），是人体内无机物的总称，是地壳中自然存在的化合物或天然元素。矿物质和维生素一样，是人体必需的元素，矿物质是无法自身产生、合成的，每天矿物质的摄取量也是基本确定的，但根据年龄、性别、身体状况、环境、工作状况等有所不同。

人体必需的矿物质

	名称	分类	生理功能	缺乏症	食物来源	需要量
1	钙	常量元素	1. 构成牙齿和骨骼的主要成分 2. 钙、镁、钾、钠保持一定比例是促进肌肉收缩、维持神经和肌肉应激性所必需的 3. 维持细胞膜通透性、保持细胞膜的正常功能 4. 凝血作用 5. 是体内许多酶和激素的激活剂	主要表现为骨骼的病变，即儿童时期的佝偻病、成年人的骨质疏松症	奶和奶制品、豆类、坚果类，可连骨吃的小鱼小虾及一些绿色蔬菜类	成人（AI值）为800mg/d
2	磷	常量元素	1. 构成骨骼和牙齿的重要成分，构成承担负重作用的机体支架，并作为磷的储存库 2. 组成生命体的重要物质。磷是组成核酸、磷蛋白、磷脂、环腺苷酸(cAMP)、环鸟苷酸(cGMP)、多种酶的成分。 3. 参与能量代谢 4. 参与酸碱平衡的调节，磷酸盐缓冲体系接近中性，构成体内缓冲体系	一般不会缺乏，早产儿可能发生磷缺乏，出现佝偻病样骨骼异常	瘦肉、蛋、奶、动物的肝肾中含量都很高，海带、紫菜、芝麻酱、花生、干豆类、坚果粗杂粮也比较丰富	成人（AI值）为700mg/d

	名称	分类	生理功能	缺乏症	食物来源	需要量
3	镁	常量元素	1. 激活多种酶的活性 2. 维护骨骼生长和神经肌肉的兴奋性 3. 维护胃肠道和激素的功能	镁缺乏可致血清钙下降、神经肌肉兴奋性亢进；对血管功能可能有潜在的影响，房颤、半数会血压升高；镁缺乏可能是绝经后骨质疏松症的一种危险因素，少数研究表明镁缺乏可能导致胰岛素抵抗	绿叶蔬菜富含镁，粗粮、坚果也含有丰富的镁，肉类、淀粉类主食物及牛奶中也含一定的镁	成人(AI值)为350mg/d
4	钾	常量元素	1. 参与碳水化合物、蛋白质的代谢 2. 维持细胞内正常渗透压 3. 维持神经肌肉的应激性和正常功能 4. 维持心肌的正常功能 5. 维持细胞内外正常的酸碱平衡	肌肉无力或瘫痪、心律失常、横纹肌裂解症及肾功能障碍等	蔬菜和水果是最好的来源，如紫菜、黄豆、冬菇、赤豆等	成人(AI值)为2000mg/d
5	钠	常量元素	1. 调节体内水分与渗透压 2. 维持酸碱平衡 3. 增强神经肌肉兴奋性	早期症状不明显，倦怠、淡漠、无神甚至起立时晕倒。失钠达0.5g/kg以上时，可出现恶心、呕吐、血压下降、痛性肌肉痉挛。失钠达0.75～1.2g/kg时，可出现恶心、呕吐、视力模糊、心率加速、脉搏细弱、血压下降、肌肉痉挛、疼痛反射消失，甚至淡漠、木僵、昏迷、外周循环衰竭、休克，终因急性肾功能不全而死亡	存在于食盐(钠)、酱油、盐渍或腌制肉或烟熏豆类、酱咸菜类、发酵豆制品、咸味休闲食品等中	
6	氯	常量元素	1. 维持细胞外液的容量与渗透压 2. 维持体液酸碱平衡 3. 参与血液二氧化碳的运输 4. 其他氯离子还参与胃液中胃酸的形成	低氯性代谢性碱中毒、常可发生肌肉痉挛、消化功能受损，且可影响生长发育	主要存在于食盐及腌渍食品中	成人(AI值)为2800mg/d
7	铁	微量元素（必需）	1. 铁为血红蛋白与红细胞色素A、细胞色素A以及一些呼吸酶的成分，参与体内氧与二氧化碳的转运、交换和组织呼吸过程 2. 催化促进β-胡萝卜素转化为维生素A、嘌呤与胶原的合成，抗体的产生，脂类从血液中转运以及药物在肝脏的解毒等	缺铁性贫血、渗出性肠病变及吸收不良综合征等，缺铁的儿童易烦躁，对周围不感兴趣，成人则冷漠呆板	主要存在于动物肝脏、动物全血、畜禽肉类、鱼类等中	男性(AI值)为15mg/d；女性为20mg/d

（续表）

名称	分类	生理功能	缺乏症	食物来源	需要量
8 碘	微量元素（必需）	1. 参与能量代谢 2. 促进代谢和生长发育 3. 促进神经系统发育 4. 垂体激素作用	胎儿期： 1. 流产、死胎、先天畸形、围生期死亡率增高、婴幼儿期死亡率增高 2. 地方性克汀病，神经型：智力落后、聋哑、斜视、痉挛性瘫痪、不同程度的步态和姿态异常；黏肿型：黏液性水肿、侏儒、智力落后 3. 神经运动功能发育落后 4. 胎儿甲状腺功能减退 新生儿期： 甲状腺功能减退、新生儿甲状腺肿 儿童期和青春期： 甲状腺肿、青春期甲状腺功能减退、亚临床型克汀病、智力发育障碍、体格发育障碍、单纯聋哑 成人期： 甲状腺肿及其并发症、甲状腺功能减退、智力障碍、碘致性甲状腺功能亢进症	海洋生物含碘量很高，如海带、紫菜、鲜海鱼、蚌干、蛤干、干贝、淡菜、海参、海蜇、龙虾等。陆地食品中蛋、奶含碘量相对较高，其次为肉类	成人（RNI）为150μg/d
9 锌	微量元素（必需）	1. 催化功能 2. 结构功能 3. 调节功能	生长缓慢、皮肤伤口愈合不良、味觉障碍、胃肠道疾患、免疫功能低下等	贝壳类海产品、红色肉类、动物内脏类都是锌的极好来源；干果类、谷类胚芽和麦麸也含锌；干酪、虾、燕麦、花生酱、花生、玉米等为锌的良好来源	成人（RNI）为15.5mg/d
10 硒	微量元素（必需）	1. 构成含硒蛋白与含硒酶的成分 2. 抗氧化作用 3. 对甲状腺激素有调节作用 4. 维持正常免疫功能 5. 预防与硒缺乏相关的地方病 6. 抗肿瘤作用 7. 抗衰病作用 8. 维持正常生育功能	克山病和大骨节病	食物中硒含量测定值变化很大，影响食物中硒含量的主要因素是栽种土壤中的硒和可被吸收利用的量	成人（RNI）为50μg/d

	名称	分类	生理功能	缺乏症	食物来源	需要量
11	铜	微量元素（必需）	1. 构成含铜酶与铜结合蛋白的成分 2. 维持正常造血功能 3. 促进结缔组织形成 4. 维护中枢神经系统的健康 5. 促进正常黑色素形成及维护毛发正常结构 6. 保护机体细胞免受超氧阴离子的损伤	贫血、腹泻、运动失调	牡蛎、贝类海产品以及坚果类是铜的良好来源，其次是动物的肝肾、谷类胚芽部分、豆类等	成人（AI值）为2mg/d
12	钼	微量元素（必需）	钼作为3种组金属酶的辅基而发挥其生理功能，钼酸盐可保护肾上腺皮质激素受体，使之保留活性	"获得性缺乏"综合征	动物肝肾中含量最丰富，谷类、奶制品和大豆类是良好来源	成人（AI值）为60μg/d
13	铬	微量元素（必需）	1. 加强胰岛素的作用 2. 预防动脉粥样硬化 3. 促进蛋白质代谢和生长发育	不明原因的体重下降、周围神经炎、血浆对葡萄糖的清除受损	谷类、肉类及鱼贝类	成人（AI值）为50μg/d
14	钴	微量元素（必需）	钴是维生素B₁₂的组成成分，无机钴对刺激红细胞生成和有重要的作用	目前尚无钴缺乏症的病例	蘑菇、甜菜、卷心菜、洋葱、萝卜、菠菜、番茄、无花果、荞麦和谷类等	成人（AI值）为60μg/d
15	氟	微量元素（必需）	1. 牙齿的重要成分 2. 骨盐的组成成分	龋齿 高氟会造成氟斑牙和氟骨症	动物性食物高于植物性食物，海洋动物高于淡水及陆地食品，也存在于鲜鱼和茶中	成人（AI值）为1.5mg/d
16	锰	微量元素（可能必需）	锰在体内一部分是金属酶的组成成分，一部分作为酶的激活剂起作用	在骨质疏松、糖尿病、动脉粥样硬化、癫痫、创伤会不良的患者中存在膳食锰摄入少，血锰、组织锰低的问题	谷类、坚果、叶菜类富含锰，茶叶中锰含量最丰富	成人（AI值）为3.5mg/d

加工过程中矿物质的损失

（1）食品加工前的修整可能直接造成矿物质的损失。如水果蔬菜在加工过程中往往要去皮处理，有些蔬菜还要进行去叶处理等。由于靠近皮的部分、外层叶片和所有的绿叶往往正是植物矿物质含量最多的地方，这些处理可能会导致矿物质损失。

（2）谷物在精致研磨的过程中会造成很大损失。与维生素一样，矿物质主要存在于谷物的外层。

（3）溶水损失是加工过程中矿物质损失的重要原因。动植物组织的汁液的流失都是使矿物质损失的因素。清洗、泡发以及热烫等处理也带来了损失。例如，海带原本是碘的丰富来源，由于烹调前要进行长时间的浸泡，导致碘元素损失较多。还有蔬菜进行的漂烫处理，使大量的钾元素溶入水中，造成浪费。

（4）食品的不当烹调使矿物质生物利用率降低。如含有草酸的食物不经过焯水就与含钙丰富的食品烹调，会造成部分钙无法被人体吸收等。

矿物质对头发的美容保健作用

头发是人体很重要的一部分。从某种意义上来说，它是男性威武雄壮、女性优雅美丽的标志。因此，每个成年人必须重视头发的健康，采用合理的健发饮食。除了注意营养均衡，还要注意进食富含蛋白质、维生素和矿物质的美发食物。

（1）矿物质以铁、钙、镁、锌元素最重要，它具有改善头发组织、增强头发弹性和光泽的功用。"美发食品"有水果、干果、豆制品、乳类及动物内脏等。

（2）头发具有光泽是由于甲状腺激素的分泌作用，如果常吃含有丰富碘的海藻类食品，能使头发得到充分滋润。碘是水溶性元素。在海水中生长的海藻类含有极为丰富的碘，多吃海带能增加头发的光泽。用雨水洗头发会使头发变更黑亮。普通地下水是碱性的，含有使头发枯干的矿物质，无论怎么用力抓洗，都无法使头发发光亮。雨水是酸性的，能柔润发质，使头发光亮。空气无污染地区的干净雨水适合用于洗头，有工业污染的雨水对头发不但无益反而有害。

44